U0197358

创伤麻醉精要
Essentials of Trauma Anesthesia

（第 2 版）

原　　著　Albert J. Varon
　　　　　Charles E. Smith
主　　译　卞金俊　薄禄龙
副 主 译　马　宇　余喜亚
主　　审　邓小明

北京大学医学出版社

CHUANGSHANG MAZUI JINGYAO
图书在版编目（CIP）数据

创伤麻醉精要：第 2 版 /（美）艾伯特·瓦伦
（Albert J. Varon），（美）查理 E. 史密斯
（Charles E. Smith）原著；卞金俊，薄禄龙主译 . —
北京：北京大学医学出版社，2020.4
 书名原文：Essentials of Trauma Anesthesia
 ISBN 978-7-5659-2171-1

 Ⅰ . ①创…　Ⅱ . ①艾…　②查…　③卞…　④薄…　Ⅲ .
①创伤外科学－麻醉　Ⅳ . ① R64

中国版本图书馆 CIP 数据核字（2020）第 040059 号

北京市版权局著作权合同登记号：图字：01–2019–6369

Essentials of Trauma Anesthesia Second edition（ISBN 978-1-316-63671-8）by Albert J. Varon，Charles E. Smith first published by Cambridge University Press 2018
All rights reserved.
This simplified Chinese edition for the People's Republic of China is published by arrangement with the Press Syndicate of the University of Cambridge，Cambridge，United Kingdom.
© Cambridge University Press & Peking University Medical Press 2020

This book is in copyright. No reproduction of any part may take place without the written permission of Cambridge University Press or Peking University Medical Press.
This edition is for sale in the mainland of China only，excluding Hong Kong SAR，Macao SAR and Taiwan，and may not be bought for export therefrom.
此版本仅限中华人民共和国境内销售，不包括香港、澳门特别行政区及中国台湾。不得出口。

Copies of this book sold without a Cambridge University Press sticker on the cover are unauthorized and illegal.
本书封面贴有 Cambridge University Press 防伪标签，无标签者不得销售。

创伤麻醉精要（第 2 版）

主　　译：卞金俊　薄禄龙
出版发行：北京大学医学出版社
地　　址：（100191）北京市海淀区学院路 38 号　北京大学医学部院内
电　　话：发行部 010-82802230；图书邮购 010-82802495
网　　址：http://www.pumpress.com.cn
E－mail：booksale@bjmu.edu.cn
印　　刷：北京瑞达方舟印务有限公司
经　　销：新华书店
责任编辑：王智敏　　责任校对：靳新强　　责任印制：李　啸
开　　本：880 mm×1230 mm　1/32　印张：12.875　字数：370 千字
版　　次：2020 年 4 月第 1 版　2020 年 4 月第 1 次印刷
书　　号：ISBN 978-7-5659-2171-1
定　　价：90.00 元
版权所有，违者必究
（凡属质量问题请与本社发行部联系退换）

译者名单

主　译　卞金俊　薄禄龙

副主译　马　宇　余喜亚

主　审　邓小明

译　者（以姓氏笔画排序）

王昌理　王家强　阮林星　纪文焘　严姝姝

杨心月　李荣岩　吴　倩　汪　婷　陈　芳

金培培　孟庆元　赵景昕　姚　寒　钱晓春

倪丽亚　徐　冰　徐业好　郭　玉　郭品豪

黄　捷　常永青　潘　科

原著名单

John M. Albert
Fellow, Cardiothoracic Anesthesia,
Weill Medical College of Cornell
University; New York–Presbyterian
Hospital, New York, NY

Shawn E. Banks
Associate Professor and Residency
Program Director, Department of
Anesthesiology, University of Miami Miller
School of Medicine; Attending
Anesthesiologist, Ryder Trauma Center at
Jackson Memorial Hospital, Miami, FL

Michael D. Bassett
Assistant Professor, Case Western Reserve
University School of Medicine; Attending
Anesthesiologist, MetroHealth Medical
Center, Cleveland, OH

Rachel Budithi
Assistant Professor, Department of
Anesthesiology, Medical College of
Wisconsin; Froedtert Memorial Lutheran
Hospital Milwaukee, WI

John J. Como
Professor of Surgery, Case Western Reserve
University School of Medicine; Associate
Trauma Medical Director, Division of
Trauma, Critical Care, Burns, and Acute
Care Surgery, MetroHealth Medical Center,
Cleveland, OH

Armagan Dagal
Associate Professor, Department of
Anesthesiology & Pain Medicine, Adjunct
Associate Professor, Department of
Neurological Surgery, Medical Co-
Director, Enhanced Perioperative Recovery
Program, Division Head of Spine and
Orthopedic Anesthesia Services,

Harborview Medical Center,
University of Washington,
Seattle, WA

Christian Diez
Associate Professor and Vice Chair for
Clinical Affairs, Department of
Anesthesiology, University of Miami
Miller School of Medicine; Attending
Anesthesiologist, Ryder Trauma
Center at Jackson Memorial Hospital,
Miami, FL

Roman Dudaryk
Assistant Professor, Department of
Anesthesiology, University of Miami Miller
School of Medicine; Attending
Anesthesiologist and Intensivist, Ryder
Trauma Center at Jackson Memorial
Hospital, Miami, FL

Monique Espinosa
Assistant Professor of Anesthesiology,
University of Miami Miller School of
Medicine; Attending Anesthesiologist,
Ryder Trauma Center at Jackson Memorial
Hospital, Miami, FL

Ashraf Fayad
Associate Professor, Department of
Anesthesiology and Pain Medicine and
Director, Perioperative Echocardiography
for Non-cardiac Surgery Program,
University of Ottawa, Ottawa, Ontario,
Canada

L. Yvette Fouche
Assistant Professor of Anesthesiology,
University of Maryland School of
Medicine; Division Head, Trauma
Anesthesiology, R Adams Cowley Shock
Trauma Center, Baltimore, MD

Michael T. Ganter
Professor of Anesthesiology and Critical Care Medicine and Chair, Institute of Anesthesiology – Emergency Medical Service, Perioperative Medicine, Pain Therapy, Kantonsspital Winterthur, Winterthur, Switzerland

Suneeta Gollapudy
Associate Professor, Department of Anesthesiology, Medical College of Wisconsin; Director, Division of Neuroanesthesia and Director, Division of Post Anesthesia Care Unit, Froedtert Memorial Lutheran Hospital, Milwaukee, WI

Thomas E. Grissom
Associate Professor of Anesthesiology, University of Maryland School of Medicine; Attending Anesthesiologist, R Adams Cowley Shock Trauma Center, Baltimore, MD

Craig S. Jabaley
Assistant Professor of Anesthesiology, Emory University School of Medicine; Department of Anesthesiology, Division of Critical Care Medicine, Emory University Hospital, Atlanta, GA

Olga Kaslow
Associate Professor, Department of Anesthesiology, Medical College of Wisconsin; Director, Trauma Anesthesiology Service, Froedtert Memorial Lutheran Hospital, Milwaukee, WI

Michelle E. Kim
Assistant Professor of Anesthesiology, University of Maryland School of Medicine; Attending Anesthesiologist, R Adams Cowley Shock Trauma Center, Baltimore, MD

Jack Louro
Assistant Professor of Anesthesiology, University of Miami Miller School of Medicine; Attending Anesthesiologist, Ryder Trauma Center at Jackson Memorial Hospital, Miami, FL

Jessica A. Lovich-Sapola
Associate Professor, Case Western Reserve University School of Medicine; Attending Anesthesiologist, Department of Anesthesiology, MetroHealth Medical Center, Cleveland, OH

K. H. Kevin Luk
Assistant Professor, Divisions of Neuroanesthesiology & Perioperative Neurosciences, and Critical Care Medicine, Department of Anesthesiology & Pain Medicine, Harborview Medical Center, University of Washington, Seattle, WA

Richard McNeer
Associate Professor of Anesthesiology and Biomedical Engineering, University of Miami Miller School of Medicine; Attending Anesthesiologist, Ryder Trauma Center at Jackson Memorial Hospital, Miami, FL

Daria M. Moaveni
Assistant Professor of Anesthesiology, University of Miami Miller School of Medicine; Director, Obstetric Anesthesiology Fellowship Program, Jackson Memorial Hospital, Miami, FL

Hernando Olivar
Clinical Associate Professor, Department of Anesthesiology & Pain Medicine, Harborview Medical Center/University of Washington, Seattle, WA

Marie-Jo Plamondon
Assistant Professor, Department of Anesthesiology and Pain Medicine;

Director Trauma and Vascular
Anesthesiology, University of Ottawa,
Ottawa, Ontario, Canada

Ramesh Ramaiah
Assistant Professor, Department of
Anesthesiology & Pain Medicine,
Harborview Medical Center/University of
Washington, Seattle, WA

Sripad Rao
Assistant Professor of Anesthesiology,
University of Miami Miller School of
Medicine; Attending Anesthesiologist,
Ryder Trauma Center at Jackson Memorial
Hospital, Miami, FL

Sam R. Sharar
Professor, Department of Anesthesiology &
Pain Medicine, Harborview Medical
Center/University of Washington,
Seattle, WA

Robert Sikorski
Assistant Professor, Department of
Anesthesiology and Critical Care Medicine,
The Johns Hopkins School of Medicine;

Director of Trauma Anesthesiology, The
Johns Hopkins Hospital, Baltimore,
Maryland

Charles E. Smith
Professor, Case Western Reserve University
School of Medicine; Attending
Anesthesiologist and Director of
Anesthesia Research, Department of
Anesthesiology, MetroHealth Medical
Center, Cleveland, OH

Marc P. Steurer
Associate Professor of Anesthesiology,
Department of Anesthesia and
Perioperative Care, University of California
San Francisco; Director of Trauma
Anesthesiology, San Francisco General
Hospital, San Francisco, CA

Albert J. Varon
Miller Professor and Vice Chair for
Education, Department of Anesthesiology,
University of Miami Miller School of
Medicine; Chief of Anesthesiology, Ryder
Trauma Center at Jackson Memorial
Hospital, Miami, FL

译者前言

　　创伤是指人体受到外界物理性、化学性、生物性致伤因素作用后引起的组织结构完整性被破坏和（或）功能障碍，病理生理变化急剧且易危及生命。随着科技和医学的进步，许多疾病得到有效的控制，但创伤发生率在中国不降反升，因交通、建筑工程高处坠落、自然灾害等事故导致的创伤患者数量增多，且城市化、工业化、机动化导致的高能量创伤日趋常见。包括战伤、烧伤在内的各类创伤，大多具有突发性、复杂性、危重性等特点，创伤患者的麻醉及围术期救治面临着巨大挑战。

　　为进一步更新创伤麻醉的新知识、新理念，我们组织团队翻译了本书。全书共分三部分、22个章节，涵盖创伤麻醉的主要原则、麻醉管理要点和特殊创伤人群的麻醉管理。与大部分麻醉"大部头"专著相比，本书以创伤麻醉的最新临床证据为指导，内容简洁清晰，实用参考价值高，以"精要"的形式囊括了创伤患者的评估、监测及围术期管理，对不同类型、不同部位创伤的麻醉相关问题，如创伤性脑损伤、颌面部创伤、胸腹部创伤等，予以了集中深入的阐述。本书第三部分聚焦于特殊创伤人群的麻醉管理，包括烧伤患者、小儿、老年及孕妇。

　　该书条理清晰，易于阅读，包含大量的表格、流程图及照片，涵盖了创伤麻醉管理的所有重要方面。该书形式新颖，在每个章节的末尾，均以要点的形式对该章内容予以总结，更便于读者领会创伤麻醉的"精要"内容。期望本书能弥补国内麻醉学专著中的相关空白，使广大麻醉科医师对创伤患者的围术期管理更得心应手，进一步提升创伤麻醉管理的理论和技术水平，促进创伤麻醉的学术发展。

　　由于学术水平有限，加上中美临床诊疗存在一定差异，以及麻醉学日新月异的发展，我们可能无法将全部内容准确无误地用中文体现。在专业词汇和问题的理解上可能有不妥之处，肯请读者批评指正，不吝赐教。

　　本书的引进、翻译及出版，得到了北京大学医学出版社的大力支持。特别感谢王智敏编审严谨、求实、细致的工作，使本书能顺利出版。

卞金俊

2019 年 10 月

原著前言

每年有超过 500 万人死于创伤。还有上百万人遭受创伤所造成的生理和心理影响，这些都对患者、家人及社会造成重大影响。在美国，创伤是所有年龄段的第三大死因，也是 46 岁及以下人群的第一大死因。多年以来，创伤也是造成死亡的最大原因。

虽然很少有麻醉科医师专门为创伤患者提供救治，但大多数麻醉科医师会在临床工作中治疗创伤患者。这些突发情况可能发生在一天结束或午夜，并要求临床医生在患者信息不完整的情况下迅速处理多个系统的紊乱病情。

麻醉科医师积极参与严重创伤患者的救治，为改善其预后提供了最佳机会。我们认为麻醉科医师不仅应该参与麻醉管理，还应参与对患者的初步评估、复苏和围术期救治。然而，目前的培训并没有使受训人员接触到创伤治疗的全部范围。虽然有不少关于创伤麻醉的教材，但是这些书的内容非常广泛，主要是用作参考书，不适合从头到尾逐项阅读。

我们编写《创伤麻醉精要》（第 1 版）的目的是，为麻醉科实习和执业医师提供严重创伤患者的麻醉管理简明要点，强调麻醉科医师全流程参与创伤救治中的作用：从创伤即刻到离开院内重症诊疗区域。《创伤麻醉精要》（第 2 版）继续围绕上述宗旨，并综述了创伤救治领域内近期多项进展，包括出血和凝血病的治疗模式进展、新型神经肌肉阻滞剂、抗凝逆转药物及临床实践指南更新。

与第 1 版一样，我们在三个部分中提出了创伤麻醉救护的基本要素。第一部分为创伤麻醉的主要原则，包括流行病学、损伤机制和院前救治、初步评估和处理、气道管理、休克、复苏和液体治疗、血管置管、血液成分治疗、创伤患者的全身和区域麻醉、监测、超声心动图、创伤患者的术后管理。第一部分增加了关于出血创伤患者凝血功能监测的章节。第二部分按解剖区域阐述创伤性损伤的麻醉注意事项，章节内容包括创伤性脑损伤、脊髓创伤、眼和颌面创伤、胸、腹部创伤和肌肉骨骼创伤。最后一部分讨论特殊创伤人群的麻醉管理，包括烧伤、小儿、老年和妊娠这4类患者。虽然我们保持了前一版的结构、风格和格式，但所有章节都经过了全面的修改，以确保内容更新。

　　本书的主编均为从事创伤的学术型麻醉科医师，每位均有救治创伤患者达30年的工作经验。我们很有幸地邀请到美国和加拿大顶级创伤中心从事临床工作的专家。每一章节的作者致力于书写易于阅读、与临床相关的最新创伤管理的综述。作为主编，我们与每章作者紧密合作，以达到书写风格一致，以连贯和具有逻辑性的方式涵盖主题，防止不必要的重复，并在章节之间提供交叉引用。要点和表格的广泛使用便于读者汲取重点，有助于迅速了解创伤治疗的精髓。

　　我们希望本书第2版可以为将要救治创伤患者的麻醉科实习医师和执业医师提供实用的参考指南。我们希望所有的麻醉从业人员，从初学者到资深执业医师，都能从这本书中受益，更重要的是，这将改善创伤患者的救治。

　　感谢美国创伤与突发事件预防麻醉医师协会 (COTEP) 的成员们，以及都市健康医疗中心和莱德创伤中心的创伤麻醉同事们帮助我们选择本书的编写主题。还感谢每一章节的作者，尽管他们的临床工作负担已经很重，但仍然为本书的编写付出良多。本书的大部分作者都是创伤麻醉学协会 (TAS) 的成员，他们热情地支持和认可本书的创作。最后，感谢 Sarah Payne、Jade Scard 以及剑桥大学出版社全体工作人员对《创伤麻醉精要》的准备工作和及时出版的支持。

Albert J. Varon, MD, MHPE, FCCM
Charles E. Smith, MD

致　　谢

致我的孙女和孙子——Lisa 和 Jack，感谢他们走进我们的生活，带给我们如此多的快乐。

——AJV

致遭受钝性伤和穿透伤的患者，以及所有长期从事转运、稳定、诊断、治疗和康复患者的工作人员。致我的孩子——Adrienne、Emily 和 Rebecca，我的孙女——Jane 和 Lucy，以及我的父母 Thelma 和 David，感谢他们对我的爱。

——CES

缩略词

AANS	美国神经外科医师协会
ABA	美国烧伤协会
ABG	动脉血气分析
ABSI	简化烧伤严重程度指数
ACE	血管紧张素转化酶
ACES	休克患者腹部心脏超声评估
ACL	前十字交叉韧带
ACLS	高级心脏生命支持
ACS	美国外科医师学院
ACT	活化凝血时间
ADH	抗利尿激素
AEC	气道交换导管
AI	主动脉瓣关闭不全
AIS	美国脊柱损伤协会损伤量表
AKI	急性肾损伤
aPTT	活化部分凝血活酶时间
ARBs	血管紧张素受体阻滞药
ARDS	急性呼吸窘迫综合征
ASA	美国麻醉医师协会
ASD	房间隔缺损
ASE	美国超声心动图学会
ASIA	美国脊柱损伤协会
ASRA	美国区域麻醉和疼痛医学会
ATC	急性创伤凝血病
ATLS	高级创伤生命支持
AVDO$_2$	动静脉氧含量差
AVN	缺血性坏死
AX	腋窝
BAI	主动脉钝性损伤

BIS	脑电双频指数
BP	血压
bpm	次 / 分
BSA	体表面积
$BtpO_2$	脑组织氧分压
BVM	皮球-活瓣-面罩
CBC	全血细胞计数
CBF	脑血流量
CDC	疾病控制和预防中心
CFD	彩色血流多普勒
CMAP	复合肌肉动作电位
$CMRO_2$	脑氧代谢率
CNS	中枢神经系统
CO	心排血量
COHb	碳氧血红蛋白
COPD	慢性阻塞性肺疾病
COT	创伤委员会
CP	环状软骨压迫
CPB	心肺分流术
CPDA	柠檬酸磷酸葡萄糖腺嘌呤
CPP	脑灌注压
CPR	心肺复苏
CR	凝血速率
CRASH-2	抗纤溶药物治疗大出血的随机临床研究 -2
CRM	危机资源管理
CSF	脑脊液
CSF_P	脑脊液压力
C-spine	颈椎
CT	计算机断层扫描
CTA	计算机断层扫描血管造影术
CVC	中心静脉导管
CVP	中心静脉压
CXR	胸部 X 线检查
DC	去骨瓣减压术
DIC	弥散性血管内凝血

DLT	双腔气管导管
DOACs	直接口服抗凝药
DPL	诊断性腹腔灌洗
DVT	深静脉血栓
EACA	6-氨基己酸
ECG	心电图
ED	急诊室
eFAST	扩展的创伤超声重点评估
EMG	肌电图
EMS	急诊医疗服务
EMT-A	急救医护人员—救护车
EPCR	内皮蛋白 C 受体
EtCO$_2$	呼气末二氧化碳
Ex fix	外固定
EXT	外部
FAST	创伤超声重点评估
FB	可弯曲支气管镜 / 支气管镜 / 支气管镜检
FC	浓缩纤维蛋白原
FDA	食品和药品监督管理局
FES	脂肪栓塞综合征
FFP	新鲜冰冻血浆
FOCUS	心脏重点超声
FS	短轴缩短率
GABA	γ-氨基丁酸
GCS	格拉斯哥昏迷量表
GSW	枪伤
Hb	血红蛋白
HTS	高渗生理盐水
ICH	颅内压增高
ICP	颅内压
ICU	重症加强医疗病房
IJ	颈内静脉
INR	国际标准化比值
INT	内部
IO	骨内

IOP	眼内压
IV	静脉内
IVC	下腔静脉
LA	左心房
LAX	长轴
LMA	喉罩
LTA	喉管
LV	左心室
MA	最大振幅
MAC	最低肺泡浓度
MAP	平均动脉压
MATTERs	氨甲环酸在创伤急救复苏研究中的军事应用
MCF	最大血栓硬度
MEP	运动诱发电位
MILS	保持中线手法固定
MR	二尖瓣反流
MRI	磁共振成像
MTP	大量输血方案
MVC	机动车碰撞
N_2O	一氧化二氮
nACHRs	烟碱型乙酰胆碱受体
NBR	国家烧伤知识库
NG	鼻胃管
NHTSA	国家高速公路交通安全管理局
NIH	国立卫生研究院
NMBD	神经肌肉阻滞剂
NMDA	N- 甲基 -D- 天冬氨酸
NSAIDs	非甾体抗炎药
OCR	眼心反射
OLV	单肺通气
OR	手术室
ORIF	切开复位内固定术
PA	肺动脉
$PaCO_2$	动脉二氧化碳分压
PACU	术后麻醉恢复室

PaO$_2$	动脉氧分压
PAOP	肺动脉堵塞压
PAR1	蛋白酶激活受体 1
PBW	预测体重
PCA	患者自控镇痛
PCC	凝血酶原复合物
PE	肺栓塞
PEEP	呼气末正压
Perc	经皮
PFO	卵圆孔未闭
POC	床旁
Pplat	平台压
ppm	百万分之
PPV	脉压变异度
PRBCs	压缩红细胞
PROPPR	实用、随机、最优的血小板和血浆比率
PT	凝血酶原时间
P$_v$CO$_2$	混合静脉血二氧化碳分压
P$_v$O$_2$	混合静脉血氧分压
RA	右心房
RBC	红细胞
RCTs	随机对照试验
REBOA	复苏性主动脉内球囊阻断术
rFVIIa	重组因子Ⅶa
Rh(D)	猕猴抗原 D
ROTEM	旋转血栓弹力图
RR	呼吸频率
RSI	快速序贯诱导
RUSH	用于休克和低血压的快速超声检查
RV	右心室
RWMA	区域室壁运动异常
SAX	短轴
SBP	收缩压
SCA	心血管麻醉医师学会
SCCP	脊髓灌注压

SCI	脊髓损伤
SCIWORA	影像学无异常的脊髓损伤
SCM	胸锁乳突肌
SCV	锁骨下静脉
$ScvO_2$	中心静脉血氧饱和度
SGA	声门上气道装置
$SjvO_2$	颈静脉氧饱和度
SpO_2	脉搏氧饱和度仪测得的氧饱和度
SPV	收缩压变异度
SSEP	躯体感觉诱发电位
START	简单伤员分类和快速评估
STE	斑点追踪超声心电图
SV	每搏量
SvO_2	混合静脉血氧饱和度
SVR	体循环阻力
SVV	每搏量变异度
TAFI	凝血酶激活的纤溶抑制剂
TBI	创伤性脑损伤
TBSA	体表总面积
TCPA	创伤性心搏呼吸骤停
TEE	经食管超声心动图
TEG	血栓弹力描记图
TEVAR	胸主动脉腔内修复术
TF	组织因子
TIG	破伤风免疫球蛋白
TIVA	全凭静脉麻醉
TOF	四个成串
TT	气管导管
TTE	经胸超声心动图
TXA	氨甲环酸
VHA	黏弹性止血试验
VL	视频喉镜检查 / 视频喉镜
VWF	血管假性血友病因子

目　录

第一部分　创伤麻醉的主要原则

1. 创伤的流行病学、损伤机制和院前救治 …………………………… 1

2. 初步评估和处理 …………………………………………………… 19

3. 气道管理 …………………………………………………………… 35

4. 休克、复苏和液体治疗 …………………………………………… 54

5. 血管置管 …………………………………………………………… 69

6. 血液成分治疗和创伤凝血病 ……………………………………… 84

7. 创伤患者的全身麻醉 ……………………………………………… 101

8. 创伤患者的区域麻醉 ……………………………………………… 124

9. 创伤患者的监测 …………………………………………………… 151

10. 创伤患者的超声心动图检查 …………………………………… 169

11. 创伤出血患者的凝血监测 ……………………………………… 188

12. 创伤患者的术后管理 …………………………………………… 202

第二部分　创伤麻醉的管理要点

13. 成人创伤性脑损伤的麻醉管理要点 …………………………… 213

14. 脊髓创伤患者的麻醉管理要点 ………………………………… 231

15. 眼创伤和颌面部创伤的麻醉管理要点 ………………………… 247

16. 胸部创伤的麻醉管理要点 ……………………………………… 262

17. 腹部创伤的麻醉管理要点 ……………………………………… 285

18. 肌肉骨骼创伤的麻醉管理要点 ………………………………… 302

第三部分　特殊创伤人群的麻醉管理

19. 烧伤患者的麻醉管理……………………………………………… 320

20. 小儿创伤患者的麻醉管理………………………………………… 336

21. 老年创伤患者的麻醉管理………………………………………… 354

22. 妊娠创伤患者的麻醉管理………………………………………… 372

创伤的流行病学、损伤机制和院前救治

John J. Como，Charles E. Smith

创伤的流行病学

创伤（trauma）被定义为由于机械、化学、高温、电流或其他超过身体能耐受的能量对身体造成的物理损伤。虽然创伤通常被认为是一系列不可避免的意外事故，但实际上它是一种已知危险因素的疾病。像癌症和心脏病等其他疾病一样，创伤危险因素是可以改变的，可以在发生之前避免伤害。创伤有三期：

1. 创伤前期
2. 创伤期
3. 创伤后期

创伤前期包括创伤前事件，并受药物、酒精中毒、医疗和环境条件以及行为因素等风险因素的影响。创伤期是通过与钝性伤、穿透伤、挤压伤、爆炸和旋转伤机制相关的一系列创伤将能量转移至受害者身体。一旦能量转移完成，则开始进入创伤后期。由于大约50% 的创伤死亡是在受伤瞬间发生的灾难性事件（重大颅脑损伤，高位脊髓、心脏和大血管创伤），使用预防策略是避免这些事件的唯一方法。因此，如果我们希望减轻这种疾病的社会负担，就必须了解创伤损伤的基本流行病学。

减少创伤死亡率最有效的方法是通过宣教、立法和研究来改变风险因素和预防伤害。预防机动车创伤的措施举例如下：

- 关于饮酒的立法，
- 正确约束车内儿童乘员，
- 前后座安全带，
- 安全气囊，
- 控制限速，
- 夹层挡风玻璃，
- 防撞燃油系统，
- 吸能方向盘。

在美国，创伤伤害的问题是巨大的。在美国，创伤（包括意外伤害、凶杀和自杀）是 2014 年各年龄段人群死亡的第三大原因，仅次于心脏病和恶性肿瘤；它也是导致儿童和 44 岁以下成人死亡的主要原因（见图 1.1）。

在美国，每三分钟约有一个人因为创伤而死亡。由于大多数致命伤害发生在年轻人身上，创伤造成的 65 岁前潜在寿命损失超过其他任何疾病，占所有造成丧失生命原因的 31.7%（见图 1.2）。造成伤害死亡的两个主要原因是车祸伤和枪械伤，这些伤害共占大约一半的致命伤害（见图 1.3）。

除了死亡，非致命伤害的问题也令人震惊。2014 年，美国共有 2690 万人遭受了非致命伤害，需要接受治疗。其中，250 万人需要住院治疗，对经济的影响巨大。2013 年，美国因工伤和暴力需要终身医疗的费用达 6710 亿美元，其中与非致命伤害相关的费用达 4570 亿美元。图 1.4 列出了 2013 年美国按年龄分层的非致命伤害的 10 大主要原因。几乎在每个年龄组中，非致命性创伤入院的主要原因是跌倒。

创伤造成了巨大的社会成本，包括：

- 急救医疗服务。
- 住院医疗。
- 康复。
- 工资和生产力的损失。
- 财产和物资的损坏。
- 雇主的成本，例如必须雇用和培训新员工。
- 管理成本。

2014年美国按年龄组别划分的十大主要死亡原因

排序	<1	1~4	5~9	10~14	15~24	25~34	35~44	45~54	55~64	65+	合计
1	先天畸形 4746	意外伤害 1216	意外伤害 730	意外伤害 750	意外伤害 11 636	意外伤害 17 357	意外伤害 16 048	恶性肿瘤 44 834	恶性肿瘤 115 282	心脏病 489 722	心脏病 614 348
2	妊娠期短 4173	先天畸形 399	恶性肿瘤 436	自杀 425	自杀 5079	自杀 6569	恶性肿瘤 11 267	心脏病 34 791	心脏病 74 473	恶性肿瘤 413 885	恶性肿瘤 591 699
3	孕产妇 1574	凶杀 364	先天畸形 192	恶性肿瘤 416	凶杀 4144	凶杀 4159	心脏病 10 368	意外伤害 20 610	意外伤害 18 030	慢性下呼吸道疾病 124 693	慢性下呼吸道疾病 147 101
4	婴儿猝死综合征 1545	恶性肿瘤 321	凶杀 129	先天畸形 156	恶性肿瘤 1569	恶性肿瘤 3624	自杀 6706	自杀 8767	慢性下呼吸道疾病 16 492	脑血管疾病 113 308	意外伤害 136 053
5	意外伤害 1161	心脏病 149	心脏病 69	凶杀 156	心脏病 953	心脏病 3341	凶杀 2588	肝病 8627	糖尿病 13 342	阿尔茨海默症 92 604	脑血管疾病 133 103
6	胎盘脐带和胎膜 965	流感和肺炎 109	慢性下呼吸道疾病 68	心脏病 122	先天畸形 377	肝病 725	肝病 2582	糖尿病 6062	肝病 12 792	糖尿病 54 161	阿尔茨海默症 93 541
7	细菌性脓毒症 544	慢性下呼吸道疾病 53	流感和肺炎 57	慢性下呼吸道疾病 71	流感和肺炎 199	糖尿病 709	糖尿病 1999	脑血管疾病 5349	脑血管疾病 11 727	意外伤害 48 295	糖尿病 76 488
8	呼吸窘迫 460	脓毒血症 53	脑血管疾病 45	脑血管疾病 43	糖尿病 181	艾滋病 583	脑血管疾病 1745	慢性下呼吸道疾病 4402	自杀 7527	流感和肺炎 44 836	流感和肺炎 55 227
9	循环系统疾病 444	良性肿瘤 38	良性肿瘤 36	流感和肺炎 41	慢性下呼吸道疾病 178	脑血管疾病 579	艾滋病 1174	流感和肺炎 2731	脓毒血症 5709	肾炎 39 957	肾病 48 146
10	新生儿出血 441	围生期 38	脓毒血症 33	良性肿瘤 38	脑血管疾病 177	流感和肺炎 549	流感和肺炎 1125	脓毒血症 2514	流感和肺炎 5390	脓毒血症 29 146	自杀 42 773

Centers for Disease Control and Prevention
National Center for Injury Prevention and Control

CDC

数据来源：美国国家生命统计系统、国家卫生统计中心、疾病预防控制中心
制作：美国国家伤害预防控制中心、疾病预防控制中心

图 1.1 2014 年美国按年龄组别分的主要死亡原因

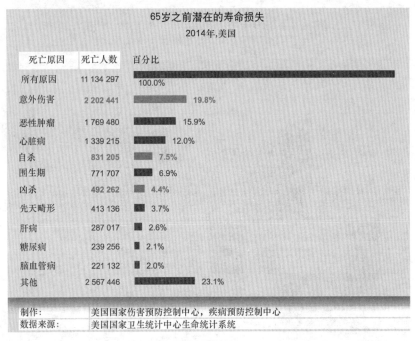

图 1.2 2014 年美国 65 岁之前潜在寿命损失

- 私人和公共健康保险。
- 警察和诉讼费用。
- 致命和非致命创伤所产生的费用。

此外，欧洲和美国发生的多起恐怖主义事件，以及市中心城区暴力问题的持续存在，已提醒公众随时可能在没有任何预警的情况下发生大规模伤亡，同时需要有效地照顾创伤受害者。鉴于这一问题的严重性，预防创伤的必要性以及有效救治受伤患者的需求是重要的公共卫生问题。

研究基金

公众对癌症、心血管疾病和人类免疫缺陷病毒／艾滋病等慢性病有很强的公共意识，研究资金充足，但是创伤往往被视为不可避免的事故结果，研究支持或预防项目相对较少。2015 年，美国国立

2014年美国按意外伤害死亡的年龄组别划分的10个主要伤害死亡原因

排序	<1	1~4	5~9	10~14	15~24	25~34	35~44	45~54	55~64	65+	合计
1	意外窒息 991	意外溺水 388	意外车祸 345	意外车祸 384	意外车祸 6531	意外中毒 9334	意外中毒 9116	意外中毒 11 009	意外中毒 7013	意外跌倒 27 044	意外中毒 42 032
2	不明他杀 119	意外车祸 293	意外溺水 125	自杀窒息 225	枪支他杀 3587	意外车祸 5856	意外车祸 4308	意外车祸 5024	意外车祸 4554	意外车祸 6373	意外车祸 33 736
3	其他分类的他杀 83	不明他杀 149	意外火灾烧伤 68	枪支自杀 174	意外中毒 3492	枪支他杀 3260	枪支自杀 2830	枪支自杀 3953	枪支自杀 3910	枪支自杀 5367	意外跌倒 31 959
4	意外车祸 61	意外窒息 120	枪支他杀 58	枪支他杀 115	枪支自杀 2270	枪支自杀 2829	自杀窒息 2057	自杀窒息 2321	意外跌倒 2558	不明意外 4590	枪支自杀 21 334
5	意外窒息 40	意外火灾烧伤 117	意外窒息 36	意外溺水 105	自杀窒息 2010	自杀窒息 2402	枪支他杀 1835	自杀中毒 1795	自杀中毒 1529	意外窒息 3692	自杀窒息 11 407
6	意外溺水 29	意外行人受伤其他 107	意外自然灾害 34	意外火灾烧伤 49	意外溺水 507	服毒自杀 800	服毒自杀 1274	意外跌倒 1340	自杀窒息 1509	意外中毒 1993	枪支他杀 10 945
7	他杀窒息 26	其他分类的他杀 73	意外自然灾害 22	意外车祸 49	服毒自杀 363	中毒待查 575	中毒待查 637	枪支他杀 1132	意外窒息 698	不良反应 1554	服毒自杀 6808
8	意外自然灾害环境 17	枪支他杀 47	意外行人 18	意外窒息 33	切割他杀 314	切割他杀 430	意外跌倒 504	中毒待查 820	中毒待查 539	意外火灾烧伤 1151	意外窒息 6580
9	不明意外 16	意外摔倒 38	意外摔倒 16	意外中毒 22	意外中毒 229	意外溺水 399	意外溺水 363	意外窒息 452	枪支他杀 538	服毒自杀 1028	不明意外 5848
10	意外火灾烧伤 15	意外自然灾害环境 35	意外枪支伤害 14	他杀切割 19	意外车祸 177	意外跌倒 285	切割他杀 313	意外溺水 442	不明意外 530	自杀窒息 880	意外溺水 3406

Centers for Disease Control and Prevention
National Center for Injury Prevention and Control

数据来源：美国国家卫生统计中心、国家生命统计系统
制作：美国国家伤害预防控制中心、疾病预防控制中心

图 1.3 2014 年美国按年龄组别划分的意外伤害死亡的主要原因

2013年美国对医院急诊科治疗的非致命性伤害的10大主要原因的估计

排序	<1	1~4	5~9	10~14	15~24	25~34	35~44	45~54	55~64	65+	合计
						年龄分组					
1	意外跌倒 134 229	意外跌倒 852 884	意外跌倒 624 890	意外撞击 561 690	意外撞击 905 659	意外跌倒 742 177	意外跌倒 704 264	意外跌倒 913 871	意外跌倒 930 521	意外跌倒 2 495 397	意外跌倒 8 771 656
2	意外撞击 28 786	意外撞击 336 917	意外撞击 403 522	意外跌倒 558 177	意外跌倒 814 829	未预料的过劳 638 745	未预料的过劳 530 422	未预料的过劳 461 114	未预料的过劳 266 126	意外撞击 281 279	意外撞击 4 214 125
3	意外咬伤/蜇伤 12 186	意外咬伤/蜇伤 158 587	意外穿刺切割伤 112 633	未预料的过劳 294 669	未预料的过劳 672 946	意外撞击 599 340	意外撞击 444 089	意外撞击 390 931	意外撞击 261 840	未预料的过劳 212 293	未预料的过劳 3 256 567
4	意外异物 10 650	意外异物 139 597	意外咬伤/蜇伤 107 975	意外穿刺切割伤 114 285	意外机动车祸 627 565	意外机动车祸 627 565	意外机动车祸 374 231	其他意外 385 221	意外机动车祸 227 620	意外机动车祸 197 646	意外机动车祸 2 462 684
5	意外穿刺切割伤 10 511	意外穿刺切割伤 83 575	未预料的过劳 93 612	未预料的骑行者 84 732	意外穿刺切割伤 431 691	意外穿刺切割伤 402 197	意外穿刺切割伤 300 154	意外穿刺切割伤 343 470	意外穿刺切割伤 212 168	意外穿刺切割伤 156 693	意外穿刺切割伤 2 077 775
6	意外吸入/窒息** 9816	未预料的过劳 81 588	未预料的骑行者 74 831	不明意外 84 668	其他袭击* 381 522	其他袭击* 342 514	其他袭击* 297 769	其他袭击* 282 353	其他意外 189 440	意外中毒 100 988	其他意外 1 767 630
7	意外火灾/烧伤 8294	意外火灾/烧伤 65 120	意外异物 63 450	意外机动车祸 73 692	其他意外 321 914	其他意外 336 990	其他意外 207 287	意外中毒 237 328	意外中毒 153 767	其他意外 96 729	其他袭击 1 291 100
8	意外穿刺切割伤 7139	意外火灾/烧伤 52 884	意外机动车祸 58 114	意外咬伤/蜇伤 64 848	意外咬伤/蜇伤 177 665	意外咬伤/蜇伤 180 922	意外中毒 175 870	其他袭击 169 688	意外咬伤/蜇伤 97 474	未知未预料的意外 74 864	意外咬伤/蜇伤 1 174 267
9	不明意外 5735	不明意外 41 297	意外狗咬 43 499	其他袭击 62 829	不明意外 163 923	意外中毒 180 448	意外咬伤/蜇伤 138 410	意外咬伤/蜇伤 145 349	其他袭击 73 674	未预料的其他交通工具 68 022	意外中毒 1 055 960
10	未预料的过劳 4985	意外中毒 32 443	不明意外 35 303	未预料的其他交通工具	意外中毒 152 962	其他意外 129 308	其他意外 106 498	其他意外 110 102	其他意外 67 974	未知未预料的其他意外	未知未预料的意外 819 878

* "其他袭击"类别包括未被归入其他性侵犯的所有袭击，它代表了大多数袭击
** "意外吸入/窒息"类别数量最小。
由于样本量小，伤害估计由此不确定
数据来源：NEISS所有伤害计划由消费者产品安全委员会（CPSC）运作，疾病预防控制中心
制作：美国国家伤害预防控制中心

Centers for Disease Control and Prevention
National Center for Injury Prevention and Control

图 1.4　2013 年美国对医院急诊科治疗的非致命性伤害的 10 大主要原因的估计

卫生研究院（NIH）拨款 3.99 亿美元用于损伤研究。同年，有 54 亿美元用于癌症研究，20 亿美元用于心血管疾病研究，30 亿美元用于人类免疫缺陷病毒 / 艾滋病研究。自 2010 年以来，这些数字没有发生显著变化。

预防

很多因素经常阻碍预防创伤项目的努力，例如，摩托车手和自行车手决定不戴头盔，以及雇主和劳动者不愿投资用于工作场所 / 机械安全的安全设备。通常需要以激励、法律或监督的形式制定规章制度，来提高依从性并改进创伤预防。不幸的是，因为这些法律被视为约束自由和个人权利，特殊利益集团普遍反对安全带或头盔法。制定预防伤害的法律后，死亡率往往有显著的下降。

例如，摩托车驾驶员戴头盔可将死亡风险降低 37%，并可有效预防 67% 的脑损伤。有头盔法的州戴头盔的依从性比率为 86%，而无此类法律的州戴头盔率仅为 55%。所有实施头盔法的州摩托车死亡率均显著下降（见表 1.1）。

表 1.1 摩托车头盔法颁布后死亡率下降

州	下降（%）
加利福尼亚州	37
俄勒冈州	33
内布拉斯加州	32
得克萨斯州	23
马里兰州	20
华盛顿州	15

美国国家公路交通安全管理局（NHTSA）估算，正面位置的三点式安全带在防止正面碰撞死亡方面的有效率为 45%～60%，在防止中度至重度伤害方面有效率为 50%～65%。尽管如此，美国安全带使用率仅为 82%。颁布安全带基本法律的州比没有安全带法律的州的安全带使用率平均提高了 14%。根据 NHTSA 的数据，在全国范围内，安全带的使用每增加一个百分点，每年可以挽救 250 人的

生命和预防 6400 次严重受伤。表 1.2 详细列出了 2011 年至 2015 年各种公共卫生计划所挽救的生命。

表 1.2　2011—2015 年通过法律约束使用和最低饮酒年龄（21 岁）挽救的生命，以及如果完全服从安全带和摩托车头盔的使用，还可以额外挽救的生命

年度	挽救 4 岁以下	挽救 5 岁及以上	挽救 13 岁及以上	挽救所有年龄的生命	挽救生命	全部使用本可以挽救的额外生命	
	生命儿童座椅	生命安全带	生命正面安全气囊	摩托车头盔	最低饮酒年龄法	安全带	摩托车头盔
2011[†]	262	12071	2341	1622	543	3396	707
2012[†]	285	12386	2422	1715	537	3051	782
2013	263	12644	2398	1640	507	2812	717
2014[†]	253	12801	2400	1673	486	2815	661
2015	266	13941	2573	1772	537	2804	740

资料来源：2011–2014 Fatality Analysis Reporting System (FARS) Final Files and FARS 2015 Annual Report Files.

[†] 由于计算上的修正，2011 年和 2012 年的预测与之前公布的预测不同。此前的估计没有正确考虑到 2011 年至 2013 年的乘用车车型

损伤机制

根据艾萨克·牛顿爵士的第一运动定律，能量的转移是由于钝性和穿透性的创伤而发生的。第一运动定律指出，除非受到外力的作用，否则运动中的物体将保持运动状态。

伤害严重程度与三个因素有关：

1. 身体吸收的动能（KE＝质量 × 速度 ^{2}/2）。

2. 能量穿过身体的方向。

3. 身体结构密度：实质（水密）脏器比空腔（空气密）脏器更容易破裂。骨骼和软骨更加坚硬，密度也更大。

跌倒

在美国，跌倒是非致命性伤害的最常见原因。2014 年报告了

920 万例非致命意外跌倒。同年，33 018 例患者因意外跌倒而致命。从高处跌落，例如梯子或脚手架，在工作年龄人群中更常见。随着患者年龄的增加，楼梯跌倒和站立跌倒变得更加常见。在老年人口中，跌倒更为常见，更可能致命。例如，在 65 岁及以上的人群中，2014 年意外跌倒的死亡率为 0.59%，而 35～44 岁人群的死亡率为 0.02%。跌倒的发生率一直在增加，且老年患者中的抗凝剂广泛使用，即使在地面跌倒，伤害的严重程度也可能增加。接触表面的特征、跌倒着地时的体位以及速度的变化决定了伤害的严重程度。

- 以脚着地：全部的力沿轴向骨架传递、跟骨、胫骨、股骨颈和脊柱受伤。腹腔内器官可能脱离肠系膜或腹膜附件。
- 以背部着地：能量转移到更大的区域。
- 头部着地：严重的头部损伤和颈椎骨折。

与交通相关的损伤

机动车碰撞（motor vehicle collisions，MVCs）是创伤导致死亡的主要原因。此外，交通事故死亡人数在寿命损失方面排名第三，仅次于癌症和心脏病。2015 年，超过 600 万的报警 MVCs 发生，有 160 多万人受伤。伤害可能发生于正面或背面的冲击，从侧面和旋转冲击，以及约束装置也可能造成伤害。每一种冲击都与损伤的特征模式有关。

- 正面下方撞击：踝关节、胫骨、膝关节骨折脱位；股骨和髋臼骨折。
- 正面上方撞击：肋骨骨折、胸骨骨折、钝性心脏损伤（挫伤、瓣膜破裂、破裂）、肺部创伤、颈椎骨折、面部骨折、脑外伤、腹部创伤。
- 侧面撞击：锁骨、肋骨、肺、骨盆和脾的损伤。其他损伤可能发生：股骨骨折、主动脉撕裂。
- 后面撞击：颈椎过度屈伸导致的挥鞭样损伤（whiplash）。
- 侧擦/旋转：混合性损伤模式，如正面和侧面的冲击。
- 翻滚：复杂的伤害范围，取决于力量、约束、车顶变形和弹射。
- 弹射：可能导致严重挤压或肢体离断，增加死亡风险。

- 安全带和安全气囊：束缚装置可防止头部、面部、胸部、腹部和四肢受伤。当安全腰带戴在髂嵴上方时，可导致躯干在安全带上方过度屈曲，出现腰椎前向压缩骨折（偶发性骨折）。肩部约束可能会对锁骨造成创伤。安全气囊的打开会导致角膜、面部和颈部的损伤。

为防止安全带受伤，建议小孩使用加高座椅。由于患者发生翻滚碰撞伴弹射模式的损伤时涉及多种力量，因此这种损伤被认为具有最大的伤害力，因其可能会导致几乎任何类型的伤害。

大多数死于 MVCs 的人为车辆乘客，约占 MVCs 所致死亡人数的四分之一，涉及行人、骑自行车者和摩托车骑手。2014 年，由于此类车辆碰撞，共有 32 675 人（或每天不到 100 人）死亡。这比 2005 年报道的在这种碰撞中丧生的 43 510 有所改善。MVCs 是美国从 5 岁到 24 岁死亡每个年龄段的主要原因（图 1.3）。在过去几十年中，这些碰撞的死亡率下降是由于更好的汽车设计，以及安全带和安全气囊的广泛使用，强调了预防策略在降低伤害死亡率中的作用。

在摩托车和自行车碰撞中，受伤的可能性很高，因为骑行者经常被弹出并且乘客几无防护。在撞击时，大量的能量被转移到骑行者身上。提供保护的主要设备是头盔。伤害模式如下：

- 正面撞击、弹射：头部、胸部或腹部的任何部位都可以撞到车把。可能发生钝性腹部损伤和股骨骨折。
- 侧向撞击或弹射：在受撞击的一侧发生开放或闭合的四肢骨折。着地时发生二次伤害。
- 自行车倒跌：增加动能消散的停止距离。下肢软组织损伤和接触路面处灼伤。佩戴防护装备可减轻伤害严重程度。
- 头盔：头盔旨在减少对头部的直接作用力并将其分散在头盔的整个泡沫衬垫上。毫无疑问，头盔可减少摩托车和自行车碰撞后头部致命伤害的风险。

行人受伤通常涉及儿童、老年人和醉酒者。损伤的模式取决于患者的身高和车辆的类型。

- 保险杠撞击：胫腓骨骨折，膝关节脱位和骨盆损伤。
- 引擎盖和挡风玻璃的撞击：躯干损伤，如肋骨骨折或脾外伤。

如果受害者被抛向空中，可能出现其他器官压迫性损伤。

● 地面撞击：当患者从车上滑下并撞击地面时可能会发生这种情况，并可能导致头部和面部受伤以及四肢骨折。

穿透性创伤

与枪支相关的死亡是美国创伤相关的第二大死亡原因，仅次于MVCs。2014年，共有21 334起自杀事件和10 945起凶杀案与枪支相关。2014年，美国有32 279人死于暴力枪支事件。枪支凶杀案在年轻人、市中心、非裔美国男性人群中尤为严重。在10～14岁和15～24岁的人群中，枪支导致的凶杀是第二大死因，仅次于意外车祸。在过去的几十年里，枪支导致的死亡率稳步上升，原因几乎都是青少年和年轻人的凶杀。努力防止这种城市暴力已经成为一项重要的公共卫生工作。

子弹导致组织损伤的决定因素是：

● 转移到组织的能量。

● 转移发生所需的时间。

● 能量传递的表面积。

● 子弹的速度（动能）。

● 伤口弹道学如空洞、轨迹、偏航、翻滚和碎片。

● 进出伤口。这是子弹轨迹和路径的关键决定因素。如果子弹从骨骼结构中弹出，则轨迹可能不为线性。

穿透伤的另一个重要机制是刺伤。刺伤通过锋利的切割边缘造成伤害。其所致的周围伤害很小，并且没有枪伤中的爆炸效应。虽然仍有一定的死亡率，但通常要低得多。2014年，美国有2609名患者死于与暴力有关的切割和穿刺伤。同年，共发生了220万例非致命性此类伤害，死亡率为0.1%。

爆炸

爆炸会以三种不同的方式造成伤害：

1.原发：高压波对鼓膜、肺（肺水肿、出血、肺大疱或破裂）和肠道的直接影响。可能发生眼内出血和视网膜脱落。

2. 继发：由爆炸引起物体移动可导致穿透性和（或）钝性创伤。

3. 再发：爆炸使患者发生移动，受伤可能与跌倒或弹射造成的损伤相似。

院前急救

为了使创伤受害者获救的机会最大，在受伤后让伤员尽可能快地获得最佳治疗至关重要。在美国，大多数创伤受害者首先会通过紧急医疗服务（emergency medical service，EMS）系统与医疗保健系统相接触，这是一个包括救援行动、院前急救治疗的服务网络，由受过专门训练的人员（紧急医疗救援人员、紧急医疗技师、高级紧急医疗技师和护理人员）来实施。每个从业人员都有不同的培训要求和执业范围。该系统是以将 EMS 的从业人员带到患者身边为前提的。这些训练有素的急救者负责对现场的创伤患者进行初步评估和管理。重点是在现场完成基本的抢救技术，如气道管理和开放静脉（intravenous，IV）通路后，尽快将患者送往医院。很显然，重点是迅速送往医院进行确定性治疗，因为正在失血的创伤患者需要尽快控制出血，以增加他们的生存机会。大多数出血无法在现场得到明确的控制；因此，必须尽快将伤者送往有创伤外科医生的医院。

《意外死亡与残疾：现代社会被忽视的疾病》一文于 1966 年发表。该文认为，院前急救没有标准。为此，美国交通部于 1969 年颁布了《紧急医疗救护技术人员课程》（Emergency Medical technical Ambulance，EMT-A），随后又于 1973 年颁布了《紧急医疗救援人员系统法案》。从这个系统中获益的两组患者分别是心脏病患者和创伤患者。在 20 世纪 80 年代，这两组患者之间的确定性治疗很明显具有根本的差异。由于失血过多的创伤患者需要尽快进行手术干预，任何至创伤中心的延误都可能影响存活。因此，应避免试图在现场长时间处理创伤患者。EMS 工作人员应将现场救治此类患者的时间限制在 10 min 或更短。应将患者带到最近的有能力处理创伤的医院进行救治。这可能会绕过较近的医院，转而前往更远的创伤中心，但这样将会使患者更快地进入手术室。因此，创伤系统的概念很重要，EMS 工作人员需要了解其所在地区医院的治疗能力。

EMS 从业人员必须遵循的基本方法与高级创伤生命支持（Advanced Trauma Life Support，ATLS）课程中教授的方法相似，但有一个重要的附加内容：现场安全。如果不这样做，EMS 从业人员会将自己置于危险之中，从而对救援人员和患者均不利。执法人员必须经常与紧急救援人员合作，使伤亡现场尽可能安全。确保现场安全后，进行初步调查，然后将患者送往最近的最合适的医院。对于内出血患者，将其转移到最近的能够提供手术控制的创伤中心至关重要。这一点不应因开放静脉等措施而延误。

院前阶段的创伤管理

气道和通气管理

气道丧失或呼吸消失是死亡的最快原因，应该考虑对严重创伤患者的气道进行明确控制。现场的气道管理通常比在医院更困难。在现场，气道管理受到资源缺乏、不良环境和未得到控制的患者因素的影响。紧急救援人员在现场进行快速序贯插管尚有争议，因为使用肌松药可能有丧失患者部分通畅气道的风险。可以考虑诸如双腔气道或喉罩气道的替代方案。无论何时在野外对气道进行管理，都必须考虑颈椎损伤，如果存在颈椎创伤的风险，必须进行颈椎同轴固定。当患者在野外出现无法插管、无法通气的情况时，可实施环甲软骨切开术。

呼吸

如果怀疑胸部受伤，紧急救援人员应在现场立即给氧，并考虑辅助通气。如果患者表现为潮气量不足，则可考虑气管插管。应通过临床表现识别张力性气胸，并通过锁骨中线第 2 肋间隙将针插入胸膜腔内进行引流。开放性气胸的现场治疗方法是用三面黏着的封闭敷料进行治疗，这样就形成了一个单向阀，允许空气溢出胸腔但不能再进入胸腔。

循环

在考虑循环时，紧急救援人员有两个目标：必须维持重要器官的灌注并控制外部出血。应通过判断患者的精神状态，注意皮肤颜色和检查脉搏强弱来评估灌注。应使用助记字母 AVPU 对精神状态进行简单评估，其中：

- A＝警觉并有应答
- V＝只对语言刺激有反应
- P＝只对疼痛刺激有反应（斜方肌挤压，胸骨摩擦）
- U＝没有反应

不应浪费时间试图测量血压，因为这可能会延迟患者的转运。几乎所有的外部出血都可以用直接按压来止血。如果人力不足，可以考虑使用纱布等敷料加压包扎；如果直接加压不能控制出血，可以使用止血带。如果能用最快的时间将患者送到创伤中心，则不应在失血患者身上花费过多的时间来建立静脉通道。

尽管缺乏证据支持，但液体复苏传统上被认为是院前救治的标准治疗方法。研究表明，如果开放静脉会延误转运和确定性治疗，则不应在院前进行。如果静脉通道已经建立，应持续静脉输注液体，直到活动性出血被止住。对于躯干穿透伤尤应如此。开放静脉后宁可给小剂量负荷液体（比如 250 ml），滴定到可触及桡动脉脉搏，也不要连续输注。在运输过程中，液体应以保持静脉畅通的速度滴注。

外伤患者在现场呼吸心搏骤停的情况应特别关注。在受伤现场上发现的大多数心肺骤停的创伤患者是因为失血过多。高级心脏生命支持（Advanced Cardiac Life Support，ACLS）流程对这种情况并无帮助。徒劳无益的复苏工作也将使现场医疗急救人员面临接触血液和体液的风险，并有可能在现场遭受创伤。因此，美国 EMS 医师协会和美国外科医师学会创伤委员会已经发布了关于在院前创伤性呼吸心搏骤停患者中停止或终止复苏的指南（见表 1.3）。

表 1.3 美国 EMS 医师协会和美国外科医师学会关于在院前创伤性呼吸心搏骤停中停止或终止复苏创伤指南

标准
1. 任何钝性外伤患者，在 EMS 救援人员到达现场时，经院外工作人员对其进行全面的初步评估，发现呼吸暂停、无脉搏、心电图无有序的电活动，可停止抢救。

续表

标准

2. 根据 EMS 救援人员对穿透伤患者的评估，若发现伤者呼吸暂停和无脉搏，应该快速评估是否存在其他生命迹象，如瞳孔反射、自主运动或有序的心电图活动。如果存在上述任一迹象，应对患者进行复苏并将其转运至最近的急诊室或创伤中心。如果没有这些生命迹象，则停止复苏工作。

3. 对于穿透性或钝性创伤的患者，如头颅切除或半切除等明显丧失生命的损伤，应停止复苏工作。

4. 对于穿透性或钝性创伤的患者，如果有明显长时间无脉搏的证据，包括下垂部位青紫、尸僵和腐烂，应停止复苏工作。

5. 呼吸心搏骤停患者的损伤机制与临床病情无关，提示发生呼吸心搏骤停的原因是非创伤性的，应启动标准复苏。

6. 对于有 EMS 救援人员目击呼吸心搏骤停和 15 min 心肺复苏不成功的外伤患者，应考虑终止复苏工作。

7. 外伤性呼吸心搏骤停患者在确认骤停后被送往急诊科或外伤中心的时间超过 15 min，可能被认为是不可挽救的，应考虑终止复苏。

8. 外伤性呼吸心搏骤停（TCPA）患者的转运指南和流程必须针对每个 EMS 系统实施个性化处理。应考虑系统内的平均转运时间、各种 EMS 救援人员的实践范围以及最终确定性治疗的能力（即创伤中心）等因素。在可能的情况下，应在转运过程中完成气道管理和开放静脉（IV）。

9. 必须特别考虑溺水和雷击的受害者，以及严重低体温可能改变预后的情况。

10. EMS 救援人员应完全熟悉影响停止或终止复苏工作决策的指南和流程。

11. 所有终止协议应在系统 EMS 医疗指挥的指导下制定和实施。在线医疗控制可能是必要的，以确定终止复苏的合理性。

12. 终止复苏工作的政策和流程必须包括通知适当的执法机构和通知法医或验尸官对尸体的最后处置。

13. 死者家属根据需要可以利用包括牧师、社工和其他咨询人员在内的资源。EMS 救援人员在需要时可以利用听取汇报和咨询所获得的资源。

14. 应通过质量审查系统监测关于终止复苏的政策和流程的遵守情况。

Reproduced with permission from Hopson LR, Hirsh E, Delgado J, et al. Guidelines for withholding or termination of resuscitation in prehospital traumatic cardiopulmonary arrest: joint position statement of the National Association of EMS Physicians and the American College of Surgeons Committee on Trauma. *J Am Coll Surg* 2003;**196**:106–112

伤残 / 暴露

EMS 救援人员应快速评定患者的格拉斯哥昏迷量表（GCS）评分（见表 2.3）和瞳孔反射。对肢体运动功能进行总体评估。如果怀疑有脊柱损伤，应使用硬质颈托和背部硬板，保持脊柱固定。脊柱运动限制也是目前许多 EMS 救援人员首选做法。脊柱运动限制试图将脊柱保持在解剖学直线对齐位置并最大限度减少整体运动，但不要求使用特定的辅助装置。

由于环境条件限制，快速查看患者身体以完成初步调查可能并不切实际。再次强调，运送患者至可实施确定性救治的场所不应被拖延。如果注意到有骨折，不应在现场固定每个骨折处而延误患者在尽可能短的时间转运至创伤救治中心。

分诊

分诊的目的是使患者最高效且有效果地与其伤情处理最需要的资源相匹配。应制定分诊流程，以便将患者转运至最近且最合适的机构。当多个伤亡事件发生时，为大多数人谋求最大利益是救治的目标。基于生存可能性和创伤程度的 ID-ME 是目前广泛使用的分类目录。

- I＝Immediate，立即。患者有可检测到的生命体征，但如果在 2 h 内不立即接受治疗就会死亡。例如，合并精神状态改变的颅脑外伤、严重的呼吸窘迫、大面积烧伤、无法控制的出血、失代偿性休克、广泛的胸腹或盆腔损伤和创伤性截肢。
- D＝Delayed，延迟。患者伤势严重且明显需要治疗，但不会很快恶化。例如中度呼吸困难、代偿性休克、已得到控制的中度至重度出血、气道无影响的穿透性损伤、开放性骨折、生命体征稳定的剧烈腹痛、间隔室综合征和不复杂的脊柱损伤。
- M＝Minimal，伤情最轻。患者受了轻伤，但神志完全清醒，能走路。这些患者通常被称为"行走的伤员"，可以很长一段时间照顾自己。例如无休克的闭合骨折或脱位、已得到控制的轻至中度出血、不涉及气道或关节的小于 20% 体表面积的烧伤、拉伤和扭伤以及轻微头部受伤。

- E＝Expectant，预计生存率小。患者几乎没有生存机会。例如，任何原因引起的心脏停搏、严重的头部损伤、大于 70% 体表面积的烧伤、不可逆的休克以及 GCS 评分≤5 分的头部枪击伤。

START 分诊系统（Simple Triage and Rapid Assessment，简易分诊和快速评估）是 EMS 和军事人员常用的，主要关注以下四个具体因素：

1. 行走能力
2. 呼吸（呼吸频率，RR）
3. 脉搏
4. 精神状态

如果患者能够走动，他们就可以离开现场。不能走动的患者可根据以下进行分类：

- 呼吸（没有呼吸＝生存概率小或者死亡；RR＞30＝立即救治；RR＜30 进入下一个评估）
- 脉搏（无桡动脉搏动或毛细血管再充盈延迟＞2 s＝生存概率小）
- 精神状态（无法遵循指令或无响应＝立即救治；能够遵循命令＝延迟救治）

分诊是动态且可变的，可以根据对简单手法刺激的反应（例如，抬头举颏法、双手托颌法、口咽通气道）、是否有增援或训练更加有素的人员以及其他因素进行调整。患者应被送往系统内具有最合适资源的创伤中心，来治疗患者可能出现的特异性创伤。院前紧急救援人员的目标是防止进一步的伤害、启动复苏、安全快速转运受伤的患者。

要点

- 虽然文中很多重点集中在创伤患者的住院治疗上，但如果要减轻创伤对个人和整个社会的负担，预防和院前急救是必不可少的。
- 创伤性伤害是美国的第三大致死原因，对于许多创伤性伤害，死亡发生在创伤后几分钟内，因此预防伤害是治疗这些患者的唯一方法。

- 对那些从最初的创伤中幸存下来的人而言，有效的院前急救和把患者送到最合适的医院至关重要。
- 尽量缩短现场时间，以便尽快将可能失血的患者送往创伤中心，迅速完成手术止血。

致谢

作者感谢 Andreas Grabinsky 在 2012 年第 1 版的《创伤麻醉精要》中对"休克、复苏和液体疗法"一章所做的贡献。

（严姝姝译　余喜亚校）

拓展阅读

1. Centers for Disease Control and Prevention. Injury Prevention and Control. Available at: www.cdc.gov/injury/overview/data.html. Accessed September 8, 2016.

2. Cotton BA, Jerome R, Collier BR, et al. Guidelines for prehospital fluid resuscitation in the injured patient. *J Trauma* 2009;**67**:389–402.

3. Hopson LR, Hirsh E, Delgado J, et al. Guidelines for withholding or termination of resuscitation in prehospital traumatic cardiopulmonary arrest: joint position statement of the National Association of EMS Physicians and the American College of Surgeons Committee on Trauma. *J Am Coll Surg* 2003;**196**:106–112.

4. MacKenzie EJ, Fowler CJ. Epidemiology. In: Feliciano DV, Mattox KL, Moore EE, eds. *Trauma*, 6th edition. New York, NY: McGraw-Hill; 2008.

5. McNamara ED, Johe DH, Endly DA, eds. *Outdoor Emergency Care*, 5th edition. Upper Saddle River, NJ: Pearson; 2011.

6. National Institutes of Health. Estimates of Funding for Various Research, Condition, and Disease Categories (RCDC). Available at: http://report.nih.gov/rcdc/categories/. Accessed September 8, 2016.

7. National Highway Traffic Safety Administration (NHTSA) United States Department of Transportation. Available at: www-fars.nhtsa.dot.gov/Main/index.aspx. Accessed September 8, 2016.

8. Salomone JP, Salomone JA. Prehospital care. In: Feliciano DV, Mattox KL, Moore EE, eds. *Trauma*, 6th edition. New York, NY: McGraw-Hill; 2008.

9. World Health Organization. Violence and Injury Prevention and Disability. Available at: www.who.int/violence_injury_prevention. Accessed September 8, 2016.

10. Yee DA, Devitt JH. Mechanisms of injury: Causes of trauma. *Anesthesiol Clin North Am* 1999;**17**:1–16.

2 初步评估和处理

Thomas E. Grissom，Robert Sikorski

引言

伤势严重的创伤患者对各级医疗体系提出了挑战。他们的治疗是资源密集型的，经常需要跨多个专业进行协调，特别是在复杂的、多系统创伤的情况下。尽管经常被称为"外科疾病"，但创伤受益于以初始评估和早期管理开始的多学科方法。麻醉科医师在管理这些患者中的作用可能是改善治疗的重要因素——从初级复苏到康复阶段。虽然在指定创伤中心执业的人更有可能参与创伤患者的早期治疗，但麻醉科医师会发现自己在各种情况下为创伤受害者提供围术期支持。对这些患者进行成功的围术期治疗需要对基础知识有充分的了解，还需要做好准备、具有灵活性和对不断变化的环境做出快速反应的能力。

在美国，很少有麻醉科医师认为创伤是他们的主要专业。然而，美国外科医师学会（ACS）创伤委员会（COT）制定的"一级"创伤中心条件建议，要以有一名经验丰富的麻醉科医师在场及立即提供一个开放手术室（OR）作为认证的核心标准。随着急诊医师提供的创伤治疗的扩展，美国的麻醉科医师可能在早期气道管理方面不会参与会诊，直到患者转入手术室，他们的初次互动才发生。欧洲模式采取了不同的方法，麻醉科医师经常在院前环境中工作，或担任医院"创伤团队"的领导。例如，法国创伤系统利用麻醉科医师和重症医师领导的创伤团队，在创伤室接收患者，进行初步复苏，并就最佳诊断和治疗策略与创伤外科医师进行协调。鉴于早期创伤评估和治疗的可变性，这就需要对医务人员进行持续教育。这些教育涵盖了最近创伤治疗的许多创新，包括"损伤控制"复苏和手术技巧的技术和策略，以及诸如创伤超声重点检查（FAST）、快速计算机断层扫描（CT）和血管造影等评估的诊断方式。

　　本章概述了创伤治疗的重要领域，供麻醉科医师在受伤患者的初始评估和治疗中识别。认识到需要通过加快紧急和急诊的外科治疗，无需长时间推迟来优化慢性内科病情，是创伤麻醉与其他麻醉亚专科的主要区别之一。本文是后续章节的基础，在后续章节中将讨论气道管理、血管通路、复苏和麻醉注意事项的具体方面。

患者到达前

院前协调

　　理想情况下，接收医院应适当配置，以便在患者从现场运送之前或运送期间从院前系统获取信息。提前通知以便动员医院创伤小组，确保接收单位有必要的人员和资源可用并准备就绪，应包括实验室、手术室和放射科人员。患者和现场的具体信息，包括损伤机制和时间、与损伤相关的事件、患者病史和院前干预措施，将有助于麻醉科医师和其他团队成员做好分诊和初步治疗的准备。

创伤区域配置

复苏室或创伤室应做好接收患者的准备，应包含以下设备：
- 气道管理和通气设备：
  - 喉镜（检查灯泡亮度和完整性）。
  - 选择合适的镜片和尺寸。
  - 大小合适的气管导管（检查套囊完整性），以及导丝和 10 ml 注射器。
  - 口咽和鼻咽通气道，气管导管导引器（"弹性橡胶探条"）和其他立即可用的气道配件。

- 呼吸囊-活瓣-面罩连接高流量氧气,以及二氧化碳描记图适配器(如果有的话,首选)或比色呼气末二氧化碳(CO_2)装置。
- 墙壁式吸引器开启运行,连接硬质吸引头(Yankauer)。
- 快速序贯诱导药物箱随时可用。
- 现有并随时可用的替代气道装置(喉罩或其他声门上气道装置、视频喉镜、环甲膜切开术套件、手术刀)。
- 用于后续通气需求的机械呼吸机。
- 血管通路:
  - 包括大口径外周静脉导管的静脉通路耗材。
  - 加温的静脉晶体液。
  - 中心静脉导管套件(导引器或大流量双腔导管套件)。
  - 骨内针和置入装置。
  - 动脉导管套件和传感器备好待用。
- 监护仪:
  - 心电图。
  - 脉搏氧饱和度仪。
  - 无创血压。
  - 体温。
  - 连续二氧化碳波形图。
  - 有创动脉压监测应随时可用。
- 设备
  - 超声仪随时可用于 FAST、扩展 FAST 和血管内导管置入。
  - 用于胸管置入、环甲膜切开术、胸腔穿刺术、心包穿刺术和血管通路的手术托盘。
- 通用(标准)预防措施:
  - 面罩。
  - 眼防护罩。
  - 不透水防护衣。
  - 手套。

创伤治疗的优先级

ACS COT 为医生开发了高级创伤生命支持（ATLS）课程。这种治疗创伤患者的有序系统对那些不经常治疗创伤患者的机构来说是良好的指南，并且是各级机构创伤治疗的基础。这是一个简洁、结构合理的创伤中心项目，采用以外科医师为基础的方法对创伤患者进行初步评估和管理。在过去几十年中，这种模式逐渐开始转向多学科方法，对那些需要立即、同时进行干预的危重患者进行初步评估和治疗。尽管如此，ATLS 为创伤患者诊断和治疗的最初几分钟提供了一个基本脚本，包括高级培训和计划，以确保其以平稳的基于团队的方式顺利运行。

对于 ATLS，最初的重点是识别创伤后危及生命的问题，在此期间可以通过气道管理和控制出血等快速干预来提高生存率。在受伤后的前 60 min（通常被称为"黄金一小时"）的治疗优先顺序是 ATLS 最重要的一课。简而言之，快速诊断和治疗更有可能取得更好的结果。在初步检诊期间解决紧急需求之后，进行细致的第二次检诊和进一步的诊断检查，旨在最大限度减少漏诊的发生。了解 ATLS 的基本原则对于任何与创伤患者互动的医务人员都是至关重要的。表 2.1 简要列出了 ATLS 的方案。

ATLS 强调创伤的 ABCDE 助记词：气道（Airway），呼吸（Breathing），循环出血控制（Circulation with hemorrhage control），失能（Disability）和暴露/环境控制（Exposure/Environmental control）。初步评估期间，麻醉科医师的存在至关重要，因为他或她可以为这些目标作出重大贡献。例如，由于格拉斯哥昏迷量表（GCS）评分较低或降低、低氧血症、休克或其他气道或呼吸衰竭因素（表 2.2），有相当比例的危重患者需要早期气道干预。创伤气道的管理需要高级培训和经验，因为气道中可能有血液，以及继发于软组织肿胀或损伤的解剖变形（见第 3 章）。在这类患者中，预充氧时间往往不足，导致氧饱和度降低速度更快，限制了获得稳定性气道的可用时间。由于轻度到中度缺氧的发生率很常见，熟练的

表 2.1　创伤患者的简化评估和管理（改编自美国外科医师学会的 ATLS 生命支持课程）

	评估	处理
气道	● 声音反应 ● 听诊	● 提颏 / 托下颌 ● 呼吸囊-活瓣-面罩辅助 100% O_2 ● 口咽和鼻咽通气道 ● 气管插管
呼吸	● 听诊 ● 脉搏血氧饱和度 ● 动脉血气 ● 胸部 X 线 ● 扩展 FAST	● 机械通气 ● 胸腔闭式引流术，胸腔穿刺术
循环	● 生命体征 ● 毛细血管再充盈 ● 对液体推注的反应 ● CBC，凝血功能检查 ● 血型和交叉配血 ● FAST 检查 ● 骨盆 X 线	● 足够的静脉通路 ● 加温输液 ● 加压止血 ● 骨盆黏合剂 ● 未交叉配型的血液进行加温 ● 手术 ● 介入放射学
神经功能障碍	● 测定 GCS ● 运动和感觉检查 ● 头部 / 颈部 / 脊柱 CT	● 氧合 / 灌注支持 ● 急诊手术 ● 监测颅内压
暴露和二次检查	● 实验室检查 ● ECG ● 有指征的 X 线和 CT 扫描 ● 详细病史和体检	● 脱掉所有衣服 ● 根据指征进一步手术和（或）介入放射学手术 ● 对实验室检查和影像学结果进行详细回顾 ● 导尿 ● 胃减压

缩写：CBC＝全血细胞计数；ECG＝心电图；GCS＝格拉斯哥昏迷量表评分；FAST＝创伤超声重点评估；CT＝计算机断层扫描

麻醉科医师在场可以使患者受益。同样，许多麻醉科医师在复苏、快速建立血管通路以及熟悉危机资源管理（CRM）原则所推崇的理念方面具有经验。作为"专家团队"的一员，麻醉科医师理所当然适合在创伤患者的初步评估和管理中发挥重要的作用。

表 2.2 创伤患者气道阻塞或通气不足的原因

- 气道阻塞
- 面部、下颌或颈部的直接损伤
- 鼻咽、鼻窦、口腔或上呼吸道出血
- 继发于创伤性脑损伤、中毒或麻醉性镇痛药的意识减退
- 胃内容物或异物（如义齿）的误吸
- 口咽通气道或气管导管（插入食管）的操作失误
- 通气不足
- 继发于创伤性脑损伤、休克、中毒、体温过低或过度镇静的呼吸驱动力减弱
- 气管或支气管直接损伤
- 气胸或血胸
- 胸壁损伤
- 肺挫伤
- 颈椎损伤
- 继发于吸烟或吸入有毒气体的支气管痉挛

首次接触

临床医师应仔细听取院前救治人员的现场报告，因为这些信息在确定可能存在的严重损伤方面具有宝贵的价值。治疗优先级和初步评估应根据损伤、生命体征和损伤机制来决定。

初步检诊

虽然初步检诊中的 ABCDE 方法可作为创伤患者进行初步评估和管理的模板，但在整个过程中有一些注意事项至关重要。在存在可见外部出血的情况下，必须在症状最初期尝试控制出血。如果无法直接加压控制出血，应放置止血带或启用其他控制出血的装置或方法。如果之前没有在现场放置，则应该对有颈椎损伤风险的患者使用硬质颈托。在包括气道维护的整个评估过程中，患者的头部和颈部不应过度伸展、弯曲或旋转，在气道管理和其他操作（限制脊柱运动）期间应确保颈椎制动。

在初步检诊期间，考虑以下因素：

- 气道（第3章）：确定气道通畅性的最快方法之一是让患者说话。如果不能说话，患者是否能够发出任何声音来证明气道通畅的程度？快速检查口腔、鼻子和颈部。是否有上呼吸道或下呼吸道道阻塞？牙齿是否完好无损？口咽部是否有血液或胃内容物？吸引口腔，并根据需要开始用呼吸囊-活瓣-面罩辅助通气。考虑暂时使用气道辅助设备（口咽或鼻咽气道）以促进通气。如果患者无法维持其气道，准备气管插管。

- 呼吸：快速进行胸部检查，听诊是否有呼吸音——双侧是否相同？患者通气情况如何？是否有胸部损伤的迹象，如连枷胸、挫伤、任意类型的伤口？放置脉搏血氧仪并根据需要补充氧气。如果怀疑有张力性气胸，立即行针头减压或胸管置入治疗。针头减压是指在锁骨中线第2肋间插入大口径静脉导管，避开肋骨下缘。针头减压后需要放置胸管。通常放置在腋中线前第5肋间。如果患者出现呼吸窘迫、通气不足、严重过度通气、严重低氧血症、大面积胸部损伤或中枢神经系统损伤、酒精或药物引起的呼吸异常的迹象，则准备气管插管。

- 循环（第4~6章）：止住任何外部出血！在创伤患者中，休克意味着血容量减少，直到通过持续的评估证实是其他原因所致。因为大脑极易受到氧气供应不足的影响，所以意识水平是氧合和灌注充分性的最佳指标之一。检查皮肤颜色，包括黏膜、毛细血管再充盈、外周和中央脉搏。应评估脉搏的速率、强度和规律性。服用 β-肾上腺素能阻滞剂的患者可能不会表现出对出血的心动过速反应。此外，并非所有失血性休克患者都有心动过速——当出现严重休克时，可观察到心动过缓。如果患者出现休克症状，如意识水平改变、脉搏微弱、毛细血管充盈延迟、皮肤苍白和低血压，立即开始复苏。对于休克或体温过低的患者，无创血压和脉搏血氧仪可能无法正常使用。因此，应准备动脉置管以直接监测血压并进行血气分析。

- 失能：患者抵达时是否保持警醒？他们能以任何方式说话或交流吗？他们言语得当吗？他们是否因酒精或药物而有所变化？如果之前没有评估，现在应获取 GCS 评分（表 2.3）。意识水平出现异常时，应立即对患者的氧合、通气和灌注进行重新评估。中毒（药物或酒精）或低血糖也可能改变 GCS 评分，并促使早期使用诊断性测试，如头部和脊柱的 CT 扫描。除 GCS 评分外，还应检查瞳孔大小、反应性以及肢体运动。有提示中枢神经系统损伤的单侧或局灶性体征出现，应及早进行头部 CT 检查。

- 暴露：初步评估时，患者必须完全暴露以检查是否有任何损伤迹象。应注意创伤患者存在低体温的风险，必须在暴露和检查后迅速将保温毯覆盖在患者身上，并保持环境温暖。

表 2.3　格拉斯哥昏迷量表（GCS）

项目	反应	得分
睁眼反应	自动睁眼	4
	呼唤睁眼	3
	疼痛刺激睁眼	2
	无反应	1
语言反应	回答正确	5
	言语错乱	4
	用词不适当但尚能理解含义	3
	言语难以理解	2
	无任何言语反应	1
运动反应	能执行简单命令	6
	刺痛时能指出部位	5
	刺痛时肢体能正常回缩	4
	刺痛时肢体出现异常屈曲（去皮质状态）	3
	刺痛时肢体异常伸展（去大脑僵直）	2
	对刺痛无任何运动反应	1

GCS 分数是三个类别中每个类别的最佳分数之和。得分范围从最低 3 分到最高 15 分不等

复苏阶段

完成初步检诊后，在二次检诊期间，麻醉科医师在支持不稳定创伤患者的持续复苏方面发挥作用，包括：

- 确保所有监护仪就位和正常运行，包括有指征时建立有创动脉血压监测。
- 开放足够的静脉通路，包括中心通路（如果认为外周通路不足或手术需要中心通路）。
- 确保抽血进行血型鉴定、交叉配血以及血液学基础值测定，包括妊娠试验（如果适用）。
- 有指征时，建立稳定的气道（气管插管）。
- 选择并启动合适水平的通气支持，以维持充足的氧合和正常的血二氧化碳。
- 如果没有桡动脉搏动或患者的意识水平与低灌注相一致，则推注加温的等渗晶体。
- 当患者表现进行性休克和持续失血的迹象时，准备输注加温的未交叉配型的 O 型浓缩红细胞［液体和（或）血液制品的选择详见第 6 章］。

二次检诊

应在初步检诊和初始复苏阶段之后进行系统详细的从头到脚的体格检查，以发现在初步评估中遗漏的损伤。此时应获得"AMPLE"病史——过敏史（Allergies）、药物治疗史（Medications）、既往史/妊娠史（Past medical history/pregnancy）、最后一餐（Last meal）、与受伤相关的事件（Events related to the injury）。正是在这一阶段会发现许多外科病情，如面部骨折、骨科损伤和脊柱骨折，并开始进行会诊以有利于后续修复。紧急医疗响应小组用于辅助二次检诊的一个有用的助记词是"DCAP-BTLS"：D—畸形（Deformity）、C—挫伤（Contusions）、A—擦伤/撕脱（Abrasions/avulsions）、P—穿刺/穿透（Punctures/penetrations）、B—烧伤/出血/淤伤（Burns/bleeding/bruising）、T—

压痛（Tenderness）、L—撕裂（Lacerations）、S—肿胀（Swelling）。

- **神经系统**：应进行更彻底的神经系统检查（包括 GCS 评分，如果尚未完成），包括所有肢体的运动和感觉反应。
- **头部**：应检查头部是否有伤口、撕裂、挫伤和骨折。识别颅底骨折的迹象，包括鼻腔或耳朵流出的脑脊液或血液。应再次检查眼睛瞳孔的对称性和对光反应性。应检查面部有无骨折、撕裂伤或挫伤，以及口腔和口咽部有无出血。
- **颈部**：应在保持中线对齐的情况下进行颈部检查；检查前部和后部有无伤口、撕裂、挫伤和骨畸形。颈部检查后小心放回颈托。确定气管是否在中线，并评估是否有捻发音，这可能提示存在气道损伤。
- **胸部**：触诊有无畸形，检查有无挫伤和伤口。注意任何可能提示连枷胸的不对称胸部运动。应重新评估两侧呼吸音是否相同，尤其是气管插管后。
- **腹部**：检查是否有淤伤（如安全带征）、撕裂伤、触痛和腹胀。
- **骨盆**：应触诊骨盆是否不适或不稳定，但不要过度操作。
- **四肢**：触诊所有四肢有无撕裂、伤口、骨折或畸形。如果诊断出任何骨折，必须通过触诊或多普勒超声检查远端脉搏。
- **其他评估**：让患者翻身检查背部是否有挫伤、撕裂和任何脊柱沿线的骨异常。应仔细检查整个脊柱是否有脱位，并在任何部位触诊有无压痛。应进行直肠检查以确定直肠张力和是否有血液。在插入膀胱导管之前，确认外生殖器有无外伤，并检查尿道口是否有血液。
- **检查**：在评估时，应要求行胸部和骨盆 X 线以及 FAST 检查，以确定是否存在提示出血的腹腔内游离液体（详见下文）。扩展的 FAST 检查包括观察前肺野和胸膜腔，以确定是否存在气胸和胸腔积液（见第 10 章）。如果患者血流动力学稳定，可以考虑行 CT 成像。创伤团队认为在必要时，应扫描患者头部、颈部、胸部、腹部和骨盆。在许多创伤中心，CT 扫描已经取代了颈椎 X 线。

其他注意事项

是否需要手术干预的早期决策，特别是在腹部钝性伤和骨盆创伤的情况下，很大程度上依赖于对这些区域的非侵入性评估。三种特殊方式可能会影响外科决策，包括 FAST 检查、CT 成像和血管造影。

FAST 检查

在严重创伤患者中，FAST 检查通常是最初的成像检查，因为它很易于实施，需要的准备时间最少，并且可以使用便携式设备进行，这对于患者的体位要求更具灵活性。对于麻醉科医师来说，熟悉 FAST 检查很重要，因为这可能会影响是否去手术室的早期决策。在检查过程中，需评估四个视图以确定是否存在异常大的腹膜内游离液体聚集或是否存在心包积液。实体器官损伤时的典型积液部位是 Morison 囊（肝撕裂伤）、Douglas 囊（膀胱腹膜内破裂）和脾肾窝（脾和肾损伤）。FAST 也用于排除心脏和心包的损伤（见第 10 章），但在检测肠道、肠系膜和膀胱损伤方面并不可靠。CT 更适合评估这些可能存在损伤的部位。如果在最初的 FAST 检查后尚有时间，可以扩展超声检查以排除气胸，或者建立血管通路或其他介入性操作。当发现存在阳性 FAST 时，麻醉科医师应有所警惕，重要的是要知道哪个视图是阳性的，以及注意到有多少游离液体。稳定的患者可能仍然适合行快速 CT 扫描，以更好地区分损伤的性质，并在手术前评估是否有显著的颅内病变。

CT 成像

由于 FAST 检查对大多数实体器官损伤的检测敏感性很差，因此在初步检诊之后，使用多排 CT 进行更全面的检查，除非患者血流动力学不稳定。在过去的十年中，随着 CT 的普及性、速度和图像质量的提高，许多外科医师将把血流动力学稳定的钝性伤患者直接送往 CT 成像，而放弃 FAST 检查。在这种情况下，虽然这种做法差异很大，但可以显著缩短确诊和最终治疗决策的时间。对于 FAST 检查阴性且无明确诊断的血流动力学不稳定的患者，CT 扫描可提供更多的信息。在这种情况下，麻醉科医师可能需要陪同患者到 CT 扫描仪处，以提供持续的复苏和通气管理。如果未气管插管，在患者转移到成像设备之前，可能需要进行明确的气道控制。

在过去十年中，多排 CT 血管造影（CTA）识别血管损伤（如颈动脉夹层、活动性出血部位、主动脉夹层、外周血管损伤）的能力也有所提高，并经常作为初始 CT 方案的一部分。在大多数创伤中心，CTA 是血管损伤的一线评估工具。CTA 提供了一种快速、准确、非侵入性的血管损伤检测方法，并对患者进行适当的分类，以便进一步评估或快速干预。

血管造影

尽管血管造影现在更多作为初始 CTA 检查的后续使用，但在创伤患者的早期治疗中，血管造影仍然发挥着重要作用。介入放射治疗，如栓塞术和血管内移植物和支架的放置，在许多情况下改变了手术干预的需求。选择性动脉栓塞不会导致未累及的血管分布区域的缺血或梗死，因此可以避免手术或在开放手术前维持血流动力学的稳定。例如，许多有活动性出血的脾损伤可以通过血管造影和栓塞术来控制，而无需急诊开腹手术（见第 17 章）。同样，主动脉损伤通常可通过非手术治疗方式实施血管内支架置入术（见第 16 章）。由于活动性出血的患者在介入放射治疗中可能不稳定，因此麻醉团队的参与来提供持续的复苏是非常有价值的。这需要有可用的便携式麻醉设备，并需要麻醉科医师熟悉手术室外的环境。

外科治疗的优先级

在对创伤患者进行初步评估和管理的任何时候，都可能需要外科干预。表 2.4 提供了一种方案，用于确定创伤患者外科治疗的优先顺序，需要理解的是根据可用资源和患者对治疗的反应，每个患者的病情会有所不同。创伤患者通常需要送往手术室，由多个科室进行多种手术。通常，复合伤患者的有些损伤需要紧急手术，其他损伤可在以后行择期手术修复。麻醉科医师在决定进行哪些手术、以何种顺序以及哪些手术应推迟到患者更稳定时发挥着重要的作用。

表 2.4　创伤患者的手术优先级

优先级	问题	可能进行的手术
最高	气道管理	气管插管 环甲膜切开术 机械通气
	血气胸	胸腔穿刺减压术 胸腔闭式引流术
	失血性出血的控制	开胸或剖腹探查 骨盆外固定 颈部探查 心包开窗术
	颅内损伤： 　硬膜外血肿 　具肿块效应的硬膜下血肿 　颅内压升高	颅内血肿清除术 去骨瓣减压术
	肢体或视力受损： 　开放性眼球损伤 　几近离断的创伤 　周围血管损伤 　间隔室综合征	开放性眼球损伤修复术 几近离断的创伤修复术 / 完全截肢 血管创伤修复术 筋膜室切开减压术
	控制持续出血	开胸或剖腹探查 伤口处理
	高风险脓毒症： 　肠或胃穿孔 　大量软组织污染	剖腹探查术 伤口处理
	脊髓损伤	脊髓减压
	早期患者移动	长骨闭合固定 骨盆和髋臼骨折固定 脊柱固定
最低	更好的美容效果	面部骨折修复 软组织闭合

　　急诊病例必须尽快到达手术室。虽然建立外科气道和复苏性开胸术通常在复苏室或创伤室进行，若患者存活，必须立即进入手术室。血流动力学不稳定的患者进行任何探查性手术（剖腹手术或开胸手术）以及精神状态低沉或恶化的患者进行开颅手术均被认为急

诊手术。一旦必要的诊断性检查完成，应立即对威胁肢体的骨科和血管损伤进行手术探查。紧急的病情不会立即危及生命，但需要尽快手术以减少后续并发症的发生率。例如，有游离腹腔积液的病情稳定患者进行剖腹探查术；开放性骨折患者行冲洗、清创和初步固定；对不适于血管内修复的胸主动脉破裂进行修复。闭合性骨折，特别是脊柱、长骨骨折和骨盆骨折的早期固定，已证明可通过降低后续肺部并发症的发生率而使创伤患者受益（见第 18 章）。对于其他稳定的非颅脑损伤患者，建议在 24 h 内进行确定性修复手术。非紧急病例是指可以安全推迟到按计划排好的手术室时间进行手术的病例。尽管早期手术会缩短患者的住院时间，但面部、手腕和踝关节骨折的固定并不依赖于时间。这些手术通常会推迟，可能在受伤后几天到几周内进行，此时组织水肿已经消退，患者其他方面的病情也已经稳定。

需要麻醉科医师和外科医师注意的一个关键因素是对多发伤患者进行手术的范围。"损伤控制"的概念在过去的十年里彻底改变了外科思维，这个术语已经扩展到包括复苏策略。对于损伤控制手术来说，重点是将初始治疗限制在止血和伤口处理所需的手术上，同时推迟重建手术，直到达到充分的复苏。举一个典型的病例，外科医师治疗一个不稳定的钝性伤患者可能会进行剖腹探查和快速脾切除术、受损肠道的切除吻合术（不尝试再次吻合）、大血管出血结扎术，以及所有四个腹部象限的填塞术。腹部在无菌防水敷料下保持开放，患者被送往 ICU 继续复苏和稳定。在此期间，血管造影栓塞可用于促进肝和腹膜后止血。在休克缓解、体温正常和实验室检查改善后，患者将在 24～48 h 内返回手术室，进行坏死组织清创、肠道重建、放置肠内营养管和腹部闭合。损伤控制的概念也可应用于骨科损伤，其中骨盆和长骨的初始外固定足以暂时稳定骨折，而不增加髓内钉或开放固定的额外生理负担。虽然需要损害控制的客观指标尚未确定，但对于持续性低血压、酸中毒（乳酸升高）、凝血功能障碍、体温过低或输血需求超过全身血容量的患者，都应考虑采用这种方法。

创伤中的团队合作与 CRM

创伤团队非常适合团队合作和 CRM 原则的应用，这些原则得到了团队培训领域的一些专家的推崇。创伤团队通常由来自外科学、麻醉学、急救医学、放射科、护理和支持人员等领域的多学科人员组成，他们中的每个人都同时提供评估和治疗，其行动由创伤团队负责人进行协调。该团队的目标是快速复苏和稳定患者，识别和治疗危及生命的问题，优先考虑和确定损伤的性质和程度，并为患者转移到下一阶段（可能为手术室、ICU、介入治疗室或其他医院）的治疗做好准备。一个结构合理的团队旨在快速投入危重患者的治疗，而无需联系和要求团队的其他成员在场。创伤团队的领导者必须具备创伤患者的诊断和治疗经验，以及处理严重受伤患者相关潜在危险的经验。他们还必须能够轻松地指导和回应其他团队成员，同时展示出良好的沟通和领导能力。最常见的情况是，领导者是外科医师或急诊科医师，这取决于当地人员的可用性或 ACS 创伤中心的状态。作为创伤服务的一个组成部分，创伤团队已被证明可单独减少复苏室或创伤室的时间，减少漏诊，加快评估和治疗过程，所有这些都有助于改善结果和降低死亡率。

除了创伤团队的结构之外，培训和监督对于提高能力也至关重要。根据麻醉科 CRM 培训领域推断，这些相同的原则可以有效地训练和改善创伤团队的反应。即使是相对简单的基于模拟器的团队训练，也被证明可以提高多学科创伤团队的团队合作和临床能力。

要点

- 创伤是一种涉及从年轻、健壮到老年、体弱各个年龄和各种类别患者的疾病。
- 麻醉科医师作为围术期医师，通过理解和应用新技术和流程，在复苏创伤患者的整个治疗过程中充当最理想的角色。
- 作为创伤团队的一员，麻醉科医师可以将对创伤的病理生理学、气道管理和复苏的原则以及 CRM 的理解结合起来。

- 对创伤患者的治疗要求麻醉科医师在传统手术室之外（包括急诊科、放射科和 ICU）能够得心应手地开展工作。
- 损伤控制原则的正确应用需要创伤团队的所有成员的投入，特别是麻醉科医师的参与。

致谢

作者感谢 Christopher Stephens 在 2012 年第 1 版《创伤麻醉精要》中对"初步评估和管理"一章所做的贡献。

（常永青译　余喜亚校）

拓展阅读

1. American College of Surgeons, Committee on Trauma. *Advanced Trauma Life Support for Doctors: ATLS® Student Course Manual*, 9th edition. Chicago, IL: American College of Surgeons; 2012.

2. Chakraverty S, Zealley I, Kessel D. Damage control radiology in the severely injured patient: what the anaesthetist needs to know. *Brit J Anaesth* 2014;**113**:250–257.

3. Galvagno SM, Sikorski RA, Stephens C, Grissom TE. Initial evaluation and triage of the injured patient: mechanisms of injury and triggers for OR versus ED stabilization. *Curr Anesthesiol Rep* 2016;**6**:79–88.

4. Groenestege-Kreb DT, Maarseveen O, Leenen L. Trauma team. *Brit J Anaesth* 2014;**113**:258–265.

5. Heller K, Reardon R, Joing S. Ultrasound use in trauma: the FAST exam. *Acad Emerg Med* 2007;**14**:525.

6. Matsumoto J, Lohman BD, Morimoto K, et al. Damage control interventional radiology (DCIR) in prompt and rapid endovascular strategies in trauma occasions (PRESTO): a new paradigm. *Diag Interv Imaging* 2015;**96**:687–691.

7. McCunn M, Grissom T, Dutton R. Anesthesia for trauma. In: Miller RD, Eriksson LI, Fleisher LA, Wiener-Kronish JP, Cohen NH, eds. *Miller's Anesthesia*, 8th edition. Philadelphia, PA:Elsevier-Saunders; 2015.

8. McCunn M, Kucik CJ, Tobin JM, Grissom TE, Dutton RP. Trauma and acute care. In: Fleisher LA, ed. *Anesthesia and Uncommon Diseases*, 6th edition. Philadelphia, PA: Saunders-Elsevier; 2012.

9. Shapiro MJ, Morey JC, Small SD, et al. Simulation based teamwork training for emergency department staff: does it improve clinical team performance when added to an existing didactic teamwork curriculum? *Qual Saf Health Care* 2004;**13**:417–421.

10. Steinemann S, Berg B, DiTullio A, et al. Assessing teamwork in the trauma bay: introduction of a modified "NOTECHS" scale for trauma. *Am J Surg* 2012;**203**:69–75.

3 气道管理

Christian Diez，Albert J. Varon

引言

创伤患者的气道管理可见于多种情况，包括指定的复苏区域、急诊室（ER）、手术室（OR）、重症加强医疗病房（ICU）、放射科或院前。虽然创伤机制或严重程度可能不同，但在这些不同的环境中都可能需要进行气道管理，麻醉科医师必须运用他/她的知识、经验、技能和判断来最大限度地保证患者安全并减少并发症。

用于创伤患者气道管理的工具和流程与非紧急情况下使用的工具和方法类似。然而，其本质的区别在于，在插管失败（或取消操作）后唤醒严重受伤的患者几乎不可能。

气道

美国外科医师协会创伤委员会开发的高级创伤生命支持（Advanced Trauma Life Support，ATLS）课程，有助于医师最大限度提升复苏效果，避免错过对危及生命伤害的救治。该课程包括初始气道和通气管理指南。ATLS指导医师如何使用有序的方法评估创伤患者，以及如何识别和避免创伤患者治疗中的常见隐患（见第2章）。

院前救治人员在患者到达前应确认患者的重要信息，包括损伤原因、患者年龄、意识水平或格拉斯哥昏迷量表（Glasgow Coma Scale，GCS）评分（见表2.3）、生命体征、所需干预措施、预计到达时间等，这些都有助于气道管理的准备和规划。当患者到达时，立即评估其通气状态十分重要。一个简单的问题，比如"你叫什么名字？"就可以提供丰富的信息。如果患者语言反应主动且恰当，表明气道通畅，通气完好，目前脑灌注充足。相反，如果反应不连贯（或没有反应）则提醒临床医师可能存在一个或多个问题。当患者到达时，如果气道或呼吸有问题，应立即准备建立一个稳定的气道——即声门以下的带套囊气管导管。

患者到达时可能已放置口咽或鼻咽通气道。口咽通气道刺激较强，如果患者看起来对口咽通气道耐受良好，这反而可能说明该患者迫切需要行气管插管。了解为什么要放置口咽或者鼻咽通气道，或者患者在运输过程中是否接受了药物治疗，可有助于完善临床病史采集。

一些院前设备可以帮助完成给氧和通气。院前工作人员常使用面罩球囊呼吸装置（bag-valve-mask，BVM）或声门上气道装置。声门上气道装置包括但不限于喉罩（laryngeal mask airway，LMA）和喉管式气道（laryngeal tube airway，LTA）。麻醉科医师必须熟悉这些设备，了解它们的功能、优点、缺点，以及如何安全地用稳定气道替换它们。

ATLS 指南列出了以下在创伤环境中需要建立稳定气道的适应证：

- 需要通气或给氧：
  - 呼吸力度不足
  - 大量失血
  - 重型颅脑损伤（GCS 评分 ≤8 分）
  - 呼吸停止
- 需要气道保护：
  - 严重的颌面部骨折
  - 有气道梗阻风险
  - 有误吸风险
  - 无意识

此外，气管内插管有时用于"酌情考虑的适应证"，例如，防止患者自残或使患者配合行影像学检查在内的医学评估。

气管导管置入包括充分预给氧、快速序贯诱导（rapid sequence induction，RSI）、环状软骨压迫（cricoid pressure，CP）和手法保持颈椎轴线稳定（manual in-line cervical spine stabilization，MILS）（图 3.1）。确认气管导管在位的方法包括：呼气末二氧化碳描记图（如果没有，可通过半定量比色法）、两肺呼吸音对称、胃区无气过水声、两侧胸廓起伏、气管导管内有雾气、脉搏血氧饱和度可以维持，也可通过支气管镜检查（flexible bronchoscopy，FB）或可视喉镜（videolaryngoscopy，VL）直接确认，或在紧急开胸手术中直接看到肺膨胀。当循环灌注以周期性呈现时，二氧化碳描记图是确定气管导管位置最可靠的方法。

在无法通气或插管时，唤醒严重创伤患者几乎不可行，因此，应该随时具备建立外科气道的能力。

设备和药物

在保障患者气道安全时，设备（如喉镜片、气管导管）和药物［如诱导剂、神经肌肉阻滞药（neuromuscular blocking drug，NMBD）］的选择会受很多因素影响。外伤的机制、生命体征、年

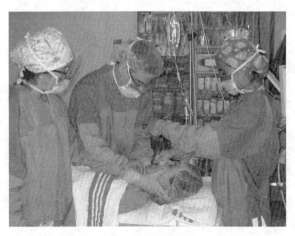

图 3.1 1 例疑似颈椎损伤的患者气管插管过程：快速序贯诱导、环状软骨压迫、手法保持颈椎轴线稳定

龄、合并疾病和体型是其中几个需要考虑的因素。各种设备应随时备用，以便及时安全地保障气道。此类设备可收纳于气道托盘或推车中，放置在气管插管经常发生的位置。把所有东西都放在一个气道托盘或移动推车里的好处是，它可以被带到其他资源稀缺或较远的地方。

表 3.1 示成人气管插管的基本设备。

表 3.1　成人气管插管的基本设备

球囊活瓣面罩呼吸装置
PEEP 压力阀
喉镜柄
喉镜片（弯型 3～4 号，直型 2～3 号）
可视喉镜（如 Glidescope）
带套囊气管导管（尺寸 6.0～8.5 mm）
气管导管芯
气管导管引导器（弹性塑料探条）
口咽通气道（各种尺寸）
鼻咽通气道（各种尺寸）
声门上气道装置（喉罩、喉管）
胶带
CO_2 监测仪
脉搏血氧探头
吸痰管（12～14 Fr.）
插管钳
牙垫
电池（喉镜柄备用）
润滑剂
10 ml 注射器
硬质（杨克氏）吸引头

RSI：麻醉药物和神经肌肉阻滞剂

紧急气道管理药物包括诱导药和起效快的神经肌肉阻滞药（NMBD），如琥珀胆碱或罗库溴铵。这些药物应易于获取并随时备用。

每种诱导药物都各有利弊，这可能与药物本身的特性或需要如何处理或分发有关。需要临时抽取的药物比已经预装好的药物需要更多的时间和物品准备。在确定哪种诱导药物在创伤环境中最合适时，药物剂量的选择可能比使用哪种药物更重要。所有常用的诱导药物都可用于创伤环境，包括丙泊酚、依托咪酯和氯胺酮。目前，硫喷妥钠在美国已经停产。大多数创伤患者可采用 RSI，在 30～60 s 内使其失去意识并进行气管插管。丙泊酚可能导致低血容量患者出现严重低血压，因此不推荐使用。与其他诱导药物相比，依托咪酯具有较少引起血流动力学变化的优点。一些临床医师担心使用依托咪酯进行 RSI 可能引起肾上腺抑制，即使是应用单次剂量。尽管存在这种顾虑，依托咪酯依然是手术室外最常用 RSI 药物。氯胺酮的内源性儿茶酚胺释放作用可引起心动过速和高血压，可能有利于创伤患者，尤其是在低血压和心脏压塞的情况下。最近的一些研究已经证明氯胺酮对颅脑损伤和颅内压升高患者有害的观点是不正确的。因此，氯胺酮也可用于颅脑损伤合并正常或低血压患者的 RSI。在危重的多发伤患者中，重要的是要认识到，常规麻醉诱导药物剂量需要减少，因为在这种情况下，所有诱导药物都有导致低血压和心血管衰竭的可能。

在临床实践中，琥珀胆碱（去极化 NMBD）和罗库溴铵（非去极化 NMBD）是最常用的药物。琥珀胆碱作为一种最可靠的 NMBD，已经受住了时间的考验，能够最快速达到理想的插管条件。虽然了解琥珀胆碱使用的注意事项和禁忌证超出了本章的范围，但每个给药者都应该熟知所给药物的副作用。急性热灼伤或化学灼伤和急性麻痹并非琥珀胆碱的禁忌证，但由于存在高钾血症的风险，在此类损伤持续 48 h 后应禁用琥珀胆碱。此外，当怀疑有严重高钾血症（如横纹肌溶解、肾衰竭）时，琥珀胆碱为相对使用禁忌。琥珀胆碱在颅脑损伤和颅内压增高的患者中也并非禁忌。RSI 中，60 s 内达到理想插管条件的琥珀胆碱推荐剂量至少为 0.6 mg/kg，常用剂量为 1.0～1.5 mg/kg。琥珀胆碱的剂量增加到 0.6 mg/kg 以上，可加快肌肉松弛（30～45 s）和延长肌松持续时间（5～10 min）。如对肺的通气功能或者气管插管能力存在顾虑，并且必须使用 NMBD 时，应尽可能选择能够提供足够肌松的最小剂量，以免出现长时间和可能有害的气道梗阻。但是，无论使用多少剂量的琥珀胆碱，如果气管插管和（或）通气失败，患者都有低氧血症的风险。

由于某些患者禁忌使用琥珀胆碱，因此，RSI 时非去极化肌松药物的可用性在创伤时至关重要。上述提到的琥珀胆碱禁忌证和电灼伤是 RSI 中罗库溴铵替代琥珀胆碱的常见原因。罗库溴铵剂量为 0.9～1.2 mg/kg，可在给药后 60 s 内提供足够的插管条件。舒更葡糖能够快速逆转 RSI 剂量罗库溴铵的肌肉松弛作用。如果需要在单剂量 1.2 mg/kg 罗库溴铵后立即逆转强烈的神经肌肉阻滞，舒更葡糖的推荐剂量是 16 mg/kg。然而，不能完全依靠药物干预来抢救不能插管、不能通气的危急患者。因此，在实施 RCI 之前，为能确保气道安全，保证通气（包括使用外科气道），舒更葡糖快速逆转罗库溴铵的能力并不能改变制订替代方案的需要。

氧合和环状软骨压迫（cricoid pressure，CP）

保护创伤患者气道的过程可能会遇到意想不到的挑战。患者通常不合作，而且往往病情紧急，救治时间有限，因而很难达到理想效果。

RSI 是创伤和紧急情况下最常用的气道保护方法。首选 RSI 的重要原因包括损伤原因不明确、血流动力学不稳定、未知或不可靠的禁食史、严重的应激和炎症均会导致胃排空延迟，存在误吸的风险。诱导前应尽可能进行预给氧。然而，对于不合作或功能残气量有限的患者，预给氧可能很难实现。在这种情况下，应使用气道峰压<20 cmH$_2$O 的 BVM 通气（同时应用 CP）来维持诱导过程中的氧合。这对创伤性脑损伤的患者尤其重要，此时保证氧合应优先于预防潜在误吸的风险。低气道压力下的 BVM 通气不太可能产生胃胀气，尤其在正确应用 CP 时。谨慎起见，在 RSI 期间应向任何有氧饱和度降低风险的患者提供较小的正压通气，同时等待神经肌肉阻滞药起效。

CP 在预防误吸方面的有效性仍存在争议。Sellick 证实对环状软骨施加压力会阻塞食管，因为它被固定在环状软骨和椎体之间。一些研究人员却认为 CP 可能会使食管侧移，而不是压迫食管，因为食管通常并不是正好位于环状肌和脊柱之间。然而，磁共振成像研究表明，无论环状软骨相对于椎体的位置如何，环状软骨后面的消化道管腔（即环状软骨后下咽）都会受到压迫。其他研究者已证实与未使用 CP 相比，CP 降低食管下段括约肌张力导致反流物进入食管的可能性更大。此外，医护人员经常错误地应用 CP，在错误的位置（如甲状软骨）施加压力，或使用过大或过小的压力。气道变形和喉镜视野不佳已被证实与 CP 有关。尽管存在这些顾虑，很多麻醉科医师仍继续提倡使用 CP。在一项针对全国教学医院的调查中，91% 的参与者表示他们将 CP 作为改良 RSI 技术的一部分。作者认为，在创伤患者 RSI 时应当使用 CP。但是，如果 CP 的使用妨碍了气管插管、BVM 通气或声门上气道设备插入，则应改良或停止 CP，因为保护气道和提供通气优先于误吸的潜在风险。

颈椎固定

很多创伤患者到达急诊科或创伤中心时都有完整的脊柱固定，包括硬质颈托（限制脊柱运动）。院前工作人员因为多种原因放置颈托，包括损伤机制不同、神经功能缺损的体征或院前救治流程。硬质颈托作为一种辅助装置，可保持颈椎的解剖学位置，并尽量减少转运过程中的剧烈颠簸。在评估外伤患者时，颈椎问题可以通过临床症状上进行排除。颈托不能去除的两个常见原因是：有颈椎损伤的症状和体征；因患者躁动挣扎、醉酒、反应迟钝或注意力涣散而无法在临床上排除颈椎问题。

当高度怀疑颈椎损伤的患者需要行气管插管时，对于合作的患者，在表面麻醉下进行清醒插管较为安全。使用可弯曲支气管镜（flexible bronchoscopy，FB）行清醒插管，可减少颈部运动，并保留颈托。清醒插管有利于在插管期间和插管后立即评估患者的神经功能状态。清醒的 FB 插管不影响患者的自主呼吸，有利于保障有潜在困难气道患者的安全。然而，清醒插管只能在少数创伤患者中进行。很多时候，需要气管插管的原因也正好是清醒插管不可实施的原因。

当怀疑颈椎损伤的患者需要建立有效气道，且不可能行清醒气管插管时，应在 RSI 过程中使用 MILS。这需要另外一个人来固定颈椎，以防止插管者使颈椎过伸或过曲。颈托在插管过程中不能可靠地固定颈部，并且会显著影响张口。因此，在 RSI 期间，应暂时移除颈托的前部并应用 MILS。

MILS 的使用受到一定质疑。研究表明，它可能会引起常规喉镜下声门视野暴露不佳，导致麻醉科医师使用更大的喉镜压力，而该压力可能会转移到包括颈椎在内的周围组织。其次，喉镜视野差可能会导致插管时间延长或插管失败。尽管这些均为合理的担忧，但 ATLS 指南仍然推荐使用 MILS，并普遍应用于已知或怀疑颈椎损伤的患者中。目前尚无结局数据表明，直接喉镜联合 MILS 次于包括 FB 或 VL 插管在内的其他方法。最后，与 CP 一样，如果 MILS 的使用妨碍了气管插管，则可以改变或停止使用。

适用于创伤患者的改良 ASA 困难气道处理流程

美国麻醉医师协会（ASA）的困难气道处理流程为困难气道的治疗提供了一个很好的指南，经调整或修改后用于创伤患者。（参见 http：//monitor.pubs.asahq.org/article.aspx?articleid＝2432335）

- 第一个修改处是关于清醒插管与全身麻醉（简称"全麻"）诱导后插管。在环境可控的情况下，若意识到患者可能有困难气道，会促使医务人员考虑清醒插管。尽管在创伤情况下也是如此，但此类患者可能不合作或情况不稳定，无法进行清醒插管，因此，他们会自动被归入诱导后插管的类别。对可能有困难气道的患者进行全麻诱导具有一定的挑战性。然而，清醒插管需要患者病情稳定且能合作。

- 流程的第二个修改处是关于被认为有困难气道且需要清醒插管的患者。如果无创气道建立失败，有创气道（即外科气道）可能是唯一的选择。如果此类患者需要气管插管下行手术或非手术干预，那么放弃气管插管或者采用其他办法都是不可行的。

- 第三个主要的修改处是针对已经全麻诱导，但首次插管失败的患者。在创伤条件下，极少会选择唤醒患者，因此必须继续按流程往下进行。除唤醒患者和其他选择都不可行以外，直至最后的流程其余部分与非紧急气道一致。这种情况下，最可能的解决方案是建立外科气道。外科气道建立期间继续尝试通气。获得外科气道有时需要一定的时间，此时任何通气量均有帮助。例如，如果经 LMA 气管插管失败，在获得外科气道期间，通过 LMA 继续通气可能是有利的。

各机构根据现有的人员和资源制订创伤气道管理方案，可提高创伤患者气道管理的安全性和有效性。在 Ryder 创伤中心，我们制定了一项创伤气道管理流程，该流程考虑到了我们的学员、全体工作人员和机构资源（图 3.2）。

视频喉镜

目前有多种视频喉镜可供选择。由于它们可以让声门显示更清楚（与传统喉镜相比），首次插管成功率提高和插管时间缩短（新手用户），且便于携带，使得它们颇为流行。视频喉镜已成为最常见的一线气道急救设备之一，与其他技术相比，其气道抢救成功率显著提高。视频喉镜也可用于气管导管交换。然而，关于是否将可视喉镜作为创伤患者建立安全气道的首选，目前还没有足够的依

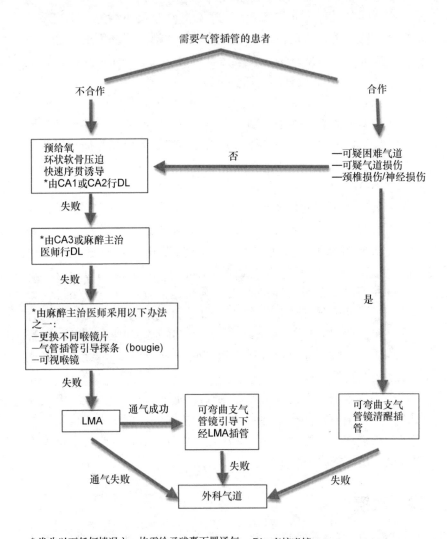

* 发生以下任何情况之一均需给予球囊面罩通气：
－呼吸停止导致缺氧
－创伤性脑损伤
－$SPO_2 < 90\%$

DL=直接喉镜
CA1=临床麻醉第1年住院医师(PGY2)
CA2=临床麻醉第2年住院医师(PGY3)
CA3=临床麻醉第3年住院医师(PGY4)
LMA=喉罩

UM Anesthesiology
Ryder Trauma Center

44　图 3.2　**Ryder** 创伤中心气道急救流程

据。一项随机临床试验比较了直接喉镜和 VL 在紧急气管插管中的应用，结果显示 Glidescope 可视喉镜插管时间更长，且对首次插管成功率和出院后存活率没有影响。

在回顾 VL 的现有数据时发现，VL 的使用尚存在一些受限因素。目前，尚无结局数据表明，在已知或怀疑颈椎损伤的患者中，使用直接喉镜辅助 MILS 次于其他任何方法。此外，尽管 VL 比其他设备能更好地显露声门，但这并不意味着更容易插管。尽管视野良好，插管仍可能存在困难，因为导管或管芯的插管路径可能与 VL 获得的视图不一致。对于张口受限的患者经口插入固定角度的 VL 设备（如 Glidescope 可视喉镜）也是一种潜在的困难。最后，血液、呕吐物或气道损伤的存在可能会破坏 VL 视野。一项院前研究显示，与直接喉镜相比，VL 插管失败的三个最常见的原因是：血液或液体导致视野受损；环境光线影响显示屏的可视性；尽管视野清楚，仍无法将气管导管推送进喉部。因此，尽管新型视频喉镜的出现持续扩充了麻醉科医师的装备，但这些设备在创伤条件下还没有取代传统的喉镜。

气管导管引导器

气管导管引导器在创伤治疗中日益重要且越来越受欢迎。这类设备末端稍弯曲，使麻醉科医师可在声门显露受限的情况下将气管导管置入气管，常适用于使用 MILS 或 CP 的创伤患者。ATLS 最新指南指出使用这类引导器有助于困难气道插管。

Aintree 插管导管是一种非末端弯曲性气管导管引导器。虽然它不能用于直接喉镜下困难气道的插管，但它可以作为一个将声门上气道转换为气管导管的桥接交换导管（稍后将详细讨论）。Aintree 导管的主要特点之一是其为中空导管可以容纳 FB 或允许氧气吹入。该导管比传统的用作气管交换的空心导管短。由于其长度较短，因而可允许 FB 穿过并伸出导管，显示导管前端的图像。Aintree 导管也可用于导管交换过程中评估在原来位置的气管导管（tracheal tube，TT）的内部结构。使用 FB 引导下 Aintree 交换导管行气管导管交换，可以避免原有导管内的干燥分泌物进入气管支气管树或导致 TT 完全阻塞。

声门上装置

声门上装置的使用在过去 25 年中有了很大的增长。它们的用法多样，从困难气道的紧急处理到作为择期手术的主要气道设备。2003 年，ASA 困难气道处理流程将 LMA 应用于"不能插管，不能通气"的情况。声门上气道装置的使用现在也被纳入 ATLS。在创伤情况下，患者携带声门上气道进入急诊室最为常见。麻醉科医师必须认识这些设备，了解它们的运用和功能，判定它们是否能够提供足够的通气，并掌握将它们安全地替换为稳定气道的技能。使用气道交换导管（airway exchange catheter，AEC）移除声门上气道，然后在 AEC 基础上进行气管插管，或者暂时保留声门上气道以提供通气，直到获得紧急外科气道。

最为常见的声门上气道是 LMA 和 LTA。虽然声门上气道装置还有很多种，但我们主要讨论这两种。

喉罩（LMA）

LMA 经过多次不同的商业改造后，更有利于正压通气，可作为插管管道，位置恰当时还可用作胃液吸引。然而，LMA 的基本设计和用途只是将装置通气口盲插置于声门开口上方。自 20 世纪 80 年代末引进以来，LMA 在世界范围内得到了广泛的应用，包括作为"不能插管，不能通气"情况下的急救气道。

对于携带 LMA 进入医院的患者，应询问院前工作人员，确定 LMA 是作为初始气道放置，还是作为多次插管失败后的救援设备放置。如果是在尝试插管失败后放置，应该询问喉镜下获得的视图和遇到的限制（如大量的血液或呕吐物）。最后，应该询问 LMA 通气是否充分，是否已通过呼气末二氧化碳确认位置。这些问题的答案可以为如何将 LMA 替换为最终的稳定气道打下基础。

将 LMA 安全地替换成气管导管有以下几种方法可供选择：

- 第一种方法是直接移除 LMA，然后通过直接喉镜插入气管导管——这是最快捷的方法。此方法适用于非困难气道，且喉罩能顺利插入的患者。

- 第二种方法是移除 LMA 并使用 VL 进行气管插管。值得当心的是，若气道受到污染，此类设备将难以看清，而且它们狭窄的光学视野可能会导致视野暴露更加困难。

- 第三种方法是使用 LMA 作为插管通道进行插管，此用法由其发明者 Archie Brain 博士首次描述。不幸的是，最初可能不能确定何种尺寸的气管导管能顺利通过特定的 LMA。LMA 的种类和尺寸决定了能通过其管腔的气管导管尺寸。老一代 LMA 产品在通气口处有开口栅，限制了可通过气管导管的尺寸。解决这些问题的一种方法是，在 FB 引导下将一根小直径的气管导管插入气管，确认放置位置，移除 LMA，然后通过 AEC 将较小的气管导管换成适当尺寸的气管导管。在创伤患者中使用 LMA 作为气管插管通道时，建议使用 FB 引导。通过标准 LMA 盲插管可能会增加气道损伤的风险。气道交换失败的风险始终存在（包括尝试插管失败后的误吸）。

当使用 LMA 作为插管通道时，Aintree AEC 是一个不错的选择。与其他 AECs 不同，Aintree 导管可以通过其空心和较短的长度来容纳 FB（图 3.3）。为了将 LMA 更换为气管导管，在 FB 的引导下，将 Aintree 导管通过开口栅和声门开口向前推进，取出 FB 和 LMA，然后将适当尺寸的气管导管沿导管推进。如果在 LMA 和通气设备之间连接一个双向连接头，则可以在不中断通气的情况下进行 FB 插管。如果插入气管导管遇到意外困难，在移除 LMA 后，可以使用 Aintree AEC 吹入氧气。通过 Aintree AEC 交换 LMA，可以直接在可视下插入适当尺寸的管道，并在整个过程中持续供氧。然而，由于需要额外的设备，这项技术是为那些怀疑有困难气道并且有足够时间去获取设备的患者准备的。

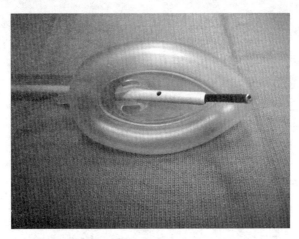

图 3.3 可弯曲支气管镜（FB）穿过 Aintree 气管交换导管（AEC）。FB/AEC 联合通过 5 号喉罩的通气口，有助于将声门上气道更换成气管导管

一旦使用任何技术插入 AEC 后，可使用视频喉镜帮助声门上气道（或气管导管）的交换。VL 可以更直观地看到气管导管沿着 AEC 越过声门。

最后，另一种选择是保留 LMA 并建立外科气道。如果患者通气足够，外科气道可以在一个更加可控的半紧急状态下进行。这一选择需要在和外科医师对尝试行 LMA 导管交换或行外科气道的利弊进行评估和讨论后实施。

喉管式气道（laryngeal tube airway，LTA）

LTA 是另一种声门上气道，在过去几年经历了多次改进。LTA 盲插进入咽部，将其单一引导气囊充气，使气体充满其连接的近端和远端套囊。LTA 被插入食管，通过其唯一的通气口进行声门上通气。像 King LTS-D 这种型号还有一个胃吸引口，可以方便地放置标准尺寸的胃管。

下面介绍几种将 LTA 转换为安全气道的方法：

- 最常用的方法是直接移除 LTA，通过 DL/VL 建立安全气道。
- LTA 到 TT 的转换也可以通过将 FB 插入到 Aintree AEC 中，

再将两者一起插入 LTA 的通气口来实现。一旦 Aintree AEC 被引导进入喉部，移除 FB 和 LTA，将 TT 顺着 Aintree AEC 插入气管。

- 另一种方法是在 VL 下通过 LTA 的通气口将末端稍弯曲的气管导管导引器插入喉部。一旦导引器进入气道，移除 VL 和 LTA，将 TT 沿导引器插入喉部。

如果其中任一方法不能完成气管插管，应考虑插入 LMA 立即通气，然后使用 LMA 作为气管导管放置的通道进行插管。

可弯曲支气管镜

可弯曲支气管镜是处理困难气道的非常重要工具，是目前可用的功能最多的插管工具。该设备的功能包括：

- 帮助清醒和入睡的患者建立气道。
- 可用于经口、鼻或气管放置气道。
- 可以帮助确定气管导管的位置。
- 帮助肺隔离（如双腔管、支气管封堵器放置）。
- 可用于诊断或评估气道损伤的程度，并将气管导管放置于损伤水平较远位置。

在创伤情况下，对于清醒还是非清醒 FB 插管的选择与非创伤情况类似。怀疑患者有通气困难或饱胃时，清醒插管更为安全。通过患者的配合和充分的表面麻醉，大多数患者可以安全地完成气管插管。然而，患者合作可能是创伤情况下的一个重大挑战，清醒 FB 插管方法仅限于合作患者。此外，由于存在误吸的风险，在创伤环境下很少进行非清醒 FB 插管，除非用作抢救技术（例如通过 LMA）或在"快速序贯诱导"后 FB 插管（如下所述）。

在创伤患者中使用 FB 需警惕气道中血液、分泌物或呕吐物会导致设备上的视野不佳。在这种情况下，FB 的吸引功能可能会有所帮助；但是，经常会发生气道清理不力的情形，使得 FB 的使用不切实际。尽管 FB 可能不是创伤患者建立安全气道的首要工具，但它应被视为急救辅助、诊断治疗必不可少的工具。

外科气道

在麻醉科医师参与创伤患者的救治中，气管插管失败需要紧急外科气道的发生率极低（0.3%），但并非为零。因此，在 RSI 时快速获得外科气道的能力至关重要。一旦决定行 RSI，整个团队必须保证在必要时能够获得外科气道，因为唤醒患者或放弃插管几乎不可能。

- 环甲膜切开术——分为经皮和开放式两种。经皮方法涉及 Seldinger 技术，需使用经皮环甲膜切开套装。外科医师建立紧急气道最常用的方法是开放式技术。使用甲状软骨作为标志，在其下方做一个切口，直到环甲膜打开并插入气道（如 6.0 mm 气管导管）。开放式技术是获得外科气道最快的方法，并且是一种有效和安全的技术，这已经由缺乏手术经验的操作者在尸体中得到证实。
- 气管造口术——虽然气管造口术可以挽救生命，但它不是获得外科气道的最快速的方法。与环甲膜切开术相比，气管造口术的长期并发症可能更少。然而，在紧急情况下，时间增加以及出血的风险超过了其益处。

颈部穿透伤

颈部穿透伤患者的气道管理是一项特殊的挑战，不仅因为这些患者可能存在阻碍气管插管的损伤，而且因为气管插管可能会加重损伤。

对于颈部穿透伤的患者，气道管理的首选方法尚未达成一致意见。多数系列研究中的样本数量很少，大样本序列研究的周期较长，而且这些损伤的性质各异，因此无法制订一种单一的治疗方案。大多数作者认为，这些患者不应使用盲插方法（如经鼻盲探气管插管），因为可能会导致进一步的损伤或气道完全阻塞。

在 Ryder 创伤中心，需要气道干预的颈部穿透伤患者，可以采用以下方法之一进行气管插管：

- 清醒 FB 插管
- "快速序贯诱导" FB 插管

- RSI 加直接喉镜 /VL 插管
- 清醒经口气管插管（非 FB）
- 外科气道（较少）

影响选择上述哪种操作方法的因素包括：病情的紧急程度、气道损伤的可能性、患者是否合作、损伤类型以及是否存在明显的出血或气道阻塞。

对于大多数患者来说，清醒 FB 插管是最安全的方法，在所有高度怀疑气道损伤的合作患者中都应予以考虑。这种方法可以评估声门处或声门下方的损伤，以及将气管导管置于损伤部位的远端。然而，对于躁动挣扎患者或需要立即通气的患者（如濒死患者），清醒下 FB 插管通常不可行。

"快速序贯诱导"下 FB 插管适用于躁动且不存在困难插管的患者。RSI 后随即进行标准喉镜检查，将支气管镜插入喉部，快速评估声带下是否存在损伤或血液，支气管镜尖端放在损伤的远端，然后经 FB 引导送入气管导管。气管导管的套囊应位于损伤下方，以防止漏气和撕裂扩大（图 3.4）。

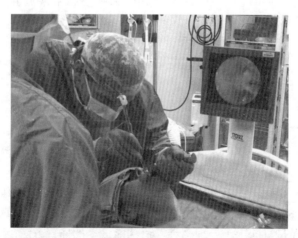

图 3.4 **"快速序贯诱导"**下 FB 插管可用于高度怀疑有气道损伤且清醒插管不可行的患者。快速序贯诱导并直接喉镜后，将支气管镜插入喉部，再将气管导管沿支气管镜送入。这样便于临床医师在插管时诊断气道损伤情况，并将气管导管套囊位于损伤部位的远端。也可用视频喉镜代替传统的喉镜

标准 RSI 下插管用于具有正常解剖结构、气道损伤风险极小（如胸锁乳突肌后的"斜切损伤"），以及咳嗽或牵拉时出血风险较高的患者。

当濒死或呼吸暂停患者或大量上呼吸道出血需要立即控制气道时，使用常规喉镜进行清醒气管插管是最迅速的方法。

如果以上方法失败，应立即建立外科气道。如上所述，在真正紧急情况下，外科气道的选择是环甲膜切开术。然而，在喉气管分离的情况下，这种手术可能会导致气道完全破坏。在这种情况下，通常会选择气管造口术。最后，有明显气道损伤并与皮肤相通的患者也可以通过开放性伤口进行插管。

要点

- ASA 困难气道处理流程为困难气道的处理提供了一个很好的指南，但需要针对创伤患者进行改进。
- 如果传统的建立安全气道的方法在创伤患者中不成功，外科气道可能是唯一的选择，因为唤醒患者或放弃插管基本不可行。
- RSI 后直接喉镜插管是创伤患者最常用的安全气道建立方法。
- 对于任何有氧饱和度迅速降低风险的患者，建议在 RSI 期间进行少量正压通气。
- CP 和 MILS 仍被推荐用于 RSI。然而，如果这些干预措施妨碍气管插管，则可以减少使用。
- 声门上气道通常用于院前创伤环境。这些气道应尽快在安全的情况下更换为稳定气道。
- VL 已成为一种常用的一线气道抢救设备。然而，尚没有足够的数据支持将其作为创伤患者建立安全气道的首选设备。
- FB 是目前用于处理困难气道功能最多的插管方法。

（陈芳译　余喜亚校）

拓展阅读

1. American College of Surgeons, Committee on Trauma. *Advanced Trauma Life Support for Doctors: ATLS® Student Course Manual*, 9th edition. Chicago, IL: American College of Surgeons; 2012.

2. Aziz MF, Brambrink AM, Healy DW, et al. Success of intubation rescue techniques after failed direct laryngoscopy in adults. *Anesthesiology* 2016;125:656–666.

3. Crosby ET. Airway management in adults after cervical spine trauma. *Anesthesiology* 2006;104:1293–1318.

4. Diez C, Varon AJ. Airway management and initial resuscitation of the trauma patient. *Curr Opin Crit Care* 2009;15:542–547.

5. El-Orbany M, Connolly LA. Rapid sequence induction and intubation: current controversy. *Anesth Analg* 2010;110:1318–1325.

6. Hagberg CA, Kaslow O. Difficult airway management algorithm in trauma updated by COTEP. *ASA Monitor* 2014;78:56–60.

7. Heymans F, Feigl G, Graber S, et al. Emergency cricothyrotomy performed by surgical airway-naïve medical personnel: a randomized crossover study in cadavers comparing three commonly used techniques. *Anesthesiology* 2016;125:295–303.

8. Jain U, McCunn M, Smith CE, Pittet JF. Management of the traumatized airway. *Anesthesiology* 2016;124:199–206.

9. Manoach S, Paladino L. Laryngoscopy force, visualization, and intubation failure in acute trauma: should we modify the practice of manual in-line stabilization? *Anesthesiology* 2009;110:6–7.

10. Rice MJ, Mancuso AA, Gibbs C, et al. Cricoid pressure results in compression of the postcricoid hypopharynx: the esophageal position is irrelevant. *Anesth Analg* 2009;109:1546–1552.

11. Robitaille A, Williams SR, Tremblay MH, et al. Cervical spine motion during tracheal intubation with manual in-line stabilization: direct laryngoscopy versus Glidescope videolaryngoscopy. *Anesth Analg* 2008;106:935–941.

12. Stephens CT, Kahntroff S, Dutton RP. The success of emergency endotracheal intubation in trauma patients: a 10-year experience at a major adult trauma referral center. *Anesth Analg* 2009;109:866–872.

13. Trimmel H, Kreutziger J, Fitka R, et al. Use of the Glidescope Ranger video laryngoscope for emergency intubation in the prehospital setting: a randomized control trial. *Crit Care Med* 2016;44:470–476.

14. Yeatts DJ, Dutton RP, Hu PF, et al. Effect of video laryngoscopy on trauma patient survival: a randomized controlled trial. *J Trauma Acute Care Surg* 2013;75:212–219.

4 休克、复苏和液体治疗

Michelle E. Kim，Yvette Fouche

休克

长期以来，休克一直被认为是机体的病理生理和代谢处于极端紊乱的一种状态。早在 1800 年，John Collins 就把休克称为"死亡进程中的暂时停顿"，Samuel Gross 后来称之为"粗暴拆卸生命的机器"。医学界许多杰出人物都对"休克"产生浓厚兴趣并对其进行研究。在第一次世界大战期间，Walter Bradford Cannon 认为它主要是由"伤口毒素"引起的，并认为酸中毒是其关键特征。历经一代人后，Alfred Blaylock 把低血容量作为休克的一个关键因素，他在 1937 年将其描述为"由血管床大小和血管内液体容量的差异导致的外周循环衰竭"。

当前对休克的理解认为其是一种微循环障碍，多种病因导致了细胞水平氧供不足或不能利用氧，出现持续的细胞和体液反应。原因可能包括：

- 出血导致的循环血量减少。
- 心脏衰竭。
- 血管舒缩张力缺乏。
- 静脉回流受阻（例如心脏压塞，张力性气胸）。
- 细胞氧利用受损（例如氰化物毒性）。

休克导致机体产生强烈的生理反应，初期可代偿潜在的机体缺陷，但也可能产生对机体不利的全身反应。长时间的休克导致机体"氧债"累积，严重的代谢和生理紊乱，并最终破坏终末器官的完整性和内环境稳态。一旦明确休克原因，仍需纠正机体的相关紊乱并恢复其正常功能，这通常被称为"偿还"氧债。

休克可能由各种诱发性损伤引起，但在急性创伤和损伤的情况下应该首先推测是出血所致，直到该因素被证实排除。对疑有休克的患者，临床医师应迅速找出休克的潜在原因。威胁患者生命的出血易发生于以下 5 个部位：

- 胸部，
- 腹部，
- 腹膜后（包括骨盆），
- 软组织间隔室（如长骨骨折），
- 开放性。

医务人员一定不能忽视潜在的出血源。尽管如此，临床医师在解决潜在的非出血性休克时仍需保持警惕。急性损伤的患者中可出现如张力性气胸和心脏压塞等容易纠正的损伤。对于脊髓损伤引起的神经源性休克和心脏钝性损伤（见第 16 章）或潜在的心脏病引起的心源性休克，医务人员也应考虑到。患者可能会同时存在多个休克来源。

理解休克的关键是认识休克是一种血液微循环障碍，而不是大循环障碍。休克是血液流动到终末器官的问题，而不是血压的问题，尤其不是例如肱动脉等大血管中测量的血压。患者血压在 80/40 mmHg 仍可保证正常的灌注压（如患者在全身麻醉下行择期外科手术），但患者也可能在血压 120/80 mmHg 发生严重休克。事实上，多数休克表现为代偿性休克，由于血管床的"缺血耐受"机制，机体心率和血管收缩代偿性增加，导致身体产生能够维持血液大循环稳定的错觉。即使是代偿性休克，如果持续时间过长，也会导致终末器官功能障碍——即"隐匿性低灌注综合征"。然而，在极端情况下——例如出血量超过 30% 循环血量甚至更多——当低血容量、低灌注和器官紊乱超过代偿机制时，则导致表现为循环不稳定的失代偿性休克。如果休克不能快速纠正，将发展为不可逆性休克，即使休克的诱发性损伤因素得到纠正，但其长期低灌注的累积效应会超过机体对复苏的反应能力。不可逆性休克不可避免地导致患者死亡。患者发生不可逆性休克的速度取决于发生休克的程度和范围以及个体的生理储备。40多年前，R Adams Cowley 提出的"黄金一小时"概念，主要是基于对"时间是根本"的观察。创伤救护者应争分夺秒，在休克发展成不可逆性之前进行诊断和治疗。图4.1示进展性休克的"曲线下面积"的特征。

病理生理学

休克具有复杂的病理生理学，因其不在本章的范畴，故仅对其作简要的讨论。图 4.2 展示了失血性休克病理生理学的简单示意图。所有创伤性损伤均合并组织损伤和失血，后两者相互结合可导致不同程度的休克。

- 未纠正的急性出血导致低血压，从而导致低血流状态、毛细血管淤滞和组织灌注不足。
- 由于能量受损和内皮完整性破坏，细胞缺血和水肿随之发生。
- 在创伤得到纠正后很长的一段时间内，毛细血管肿胀和内皮损伤可能会损害微循环血流（"无复流"现象）。
- 如果休克进展到不可逆的阶段，细胞缺血和能量受损将导致细胞膜完整性的普遍丧失和内皮细胞破坏。

缺血、内皮细胞生物学和凝血系统之间复杂相互作用刚刚开始被认识，这是临床上最常见的"致命三联征"，表现为体温过低、

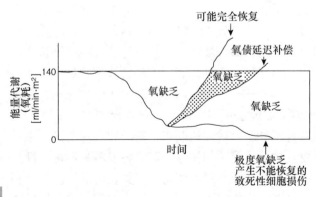

图 4.1 氧债的累积效应

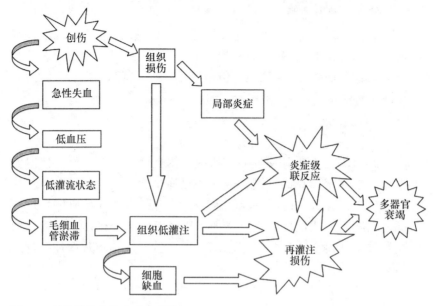

图 4.2 创伤性休克的病理生理学

凝血病和酸中毒。

　　直接组织损伤可能导致灌注不足和缺血，并且还会引发局部炎症反应，这与出血引发的机体反应有协同作用。如果损伤的程度较大，随着炎症介质等的广泛释放（例如细胞因子、激肽和凝血系统的组分）以及免疫系统的激活，将会产生全身炎症反应。再灌注还可导致自由基和具全身效应的炎症介质的释放。这种级联的累积效应将导致器官衰竭的发生。这可能是急性发生的，如不可逆性休克，患者可在数小时内死亡；患者也可能在较长时间后死亡，如发生隐匿性低灌注综合征。

　　管理严重创伤患者的麻醉科医师必须对休克的病理生理学有基本的了解：

- 复苏不充分会导致患者长时间休克，或由于不可逆性休克及随后发生的多器官衰竭而导致患者死亡。
- 复苏可维持大循环稳定，但并不一定意味着微循环血流的重建，此时患者仍易发生终末器官缺血和器官衰竭。

然而，复苏本身就是一个充满危险的过程，其中再灌注可能会加剧对创伤的反应。此外，过度复苏既可导致尚未实现休克源控制患者的出血增加，又可导致对损伤的生理反应恶化。麻醉科医师必须认识治疗的潜在不良反应（包括液体、血液制品和血管升压药），并将其和复苏不足的风险进行仔细权衡。

诊断和识别

识别休克状态对及时干预和治疗休克至关重要。不能仅以血压高低来判定休克的程度，因为休克通常会出现"代偿"或"隐匿"存在，症状和体征可能较为轻微，直到患者耗尽机体生理储备并进展为失代偿性休克。特别在年轻患者中，机体在达到代偿极限发生低血压或血管塌陷之前，失血量可高达正常循环容量的40%。

经验丰富的临床医师应始终保持警惕，寻找潜在的体征和休克来源。临床体征可能包括：

- 心动过速
- 呼吸急促
- 意识改变（从烦躁和好斗到精神错乱和嗜睡）
- 发绀
- 苍白
- 发汗
- 毛细血管再充盈降低
- 血压降低
- 脉压变小
- 难以获得脉搏血氧饱和度信号
- 尿量减少
- 低体温

这些体征中多数为非特异性，且可能受混杂因素的影响，因此，医师的临床判断显得至关重要。不同类型的休克通常有不同的临床表现——神经源性休克患者通常表现为暖休克、血管扩张和心动过缓；而出血患者的休克通常是冷休克、血管收缩和心动过速。

脓毒性休克通常是暖休克，临床表现为血管扩张但心动过速的特征。混合性休克的临床模式尤具挑战。然而，患者失去代偿能力前识别休克通常可以提供更宽的治疗窗口，并使患者遭受生理紊乱减轻。

　　创伤环境中，出血是导致休克的最常见原因，是创伤导致死亡的第二大常见原因，也是可治疗的最常见病因。如前所述，在明确休克原因之前，创伤导致的休克首先应怀疑是出血性休克。高级创伤生命支持（Advanced Trauma Life Support，ATLS）培训课程根据出血程度将出血性休克分为四类，如表 4.1 所列。Ⅰ级和Ⅱ级失血性休克患者（循环血容量丢失小于 25%）通常表现为血压正常且仅轻度心动过速。当患者循环血量丢失 30% 或更多时机体迅速失去代偿能力。重要的是应意识到，无代偿的休克患者已经受到严重的休克打击，超过机体的生理代偿能力，因此，需要对患者进行迅速和积极的干预。对创伤性休克的患者应假设患者有明显的出血源，需要迅速识别出来。某些情况下，出血源比较明显。超声检查和 X 线片可迅速确定其他出血源。在创伤救治室对患者进行评估的同时，应迅速采取挽救生命的干预措施，如气道管理、胸腔引流管置入，使用骨盆黏合剂以及建立静脉通路（见第 2 章）。如果明确发现大

表 4.1　出血性休克的 ATLS 分类

	Ⅰ级	Ⅱ级	Ⅲ级	Ⅳ级
血容量丢失	<15%	15%～30%	30%～40%	>40%
心率（次/分）	<100%	100～120	120～140	>140
血压	正常	正常	降低	降低
脉压	正常或增加	降低	降低	降低
呼吸频率	14～20	20～30	30～40	>35
尿量（ml/h）	>30	20～30	5～15	极少
精神状态	轻微焦虑	轻度焦虑	焦虑，精神错乱	精神错乱，嗜睡

ATLS 指南根据估计循环血容量损失的百分比和患者表现出的相应体征及症状对失血性休克进行分类。Ⅰ类和Ⅱ类通常表现为"代偿性"或"隐匿性"休克，尽管患者存在明显的低灌注，但其血流动力学表现为相对正常。无代偿性休克通常提示患者机体严重潜在的生理不稳和紊乱

量出血部位（例如，超声检查阳性或胸管出现大量引流液），则应立即手术控制出血源。当患者状态比较稳定，可以首选血管造影的方法。任何情况下，一旦发现休克并确定其原因，休克源控制就变得至关重要，必须与复苏工作协调进行。休克患者干预延迟会导致不可逆性休克的风险增加，在确定休克源控制之前进行过度复苏可能会导致更严重的出血。

实验室检查可有助于诊断休克和评估休克的程度和进展，但其结果通常不能立即获得，也不能代替临床判断。此外还应考虑患者的乳酸水平、碱缺失、pH 值、血清渗透压和凝血指标。随着床旁设备的发展，患者床边获取检查参数变得可行，并可通过结果指导诊断和治疗。由于出血患者丢失的是全血，因此即使在大出血患者中，入院血细胞比容通常也在正常范围；只有当患者通过扩容补液使血容量达到正常后，血细胞比容降低的结果才能表现出来。

液体疗法

液体治疗长期以来一直是治疗休克的主要方法。即使是非出血性休克患者通常也会对液体输注反应良好（至少暂时可以）。然而，液体输注不能作为治疗休克病因的替代。血管舒张引起的过敏性、神经源性和脓毒性休克使血管床和循环血容量之间产生差异，除了处理休克源之外，还需进行补液和使用血管升压药物治疗。梗阻性休克——如发生在心脏压塞或张力性气胸中的休克——导致机体静脉回流急剧减少，前负荷低的患者更易出现血流动力学不稳定。在这种情况下，在纠正潜在病因的同时可使用液体疗法。正如 Starling 曲线定义的那样，当补液到达一定程度时，即使是心源性休克患者也会对其产生反应。很显然，除了纠正潜在的休克病因外，循环血容量的急剧丢失必须设法通过输液替代。

液体复苏（包括使用晶体、胶体和血液成分）的历史与休克并存。越南战争期间，Shires 及其同事开发了使用平衡晶体溶液的复苏模型，并定义了液体分布的基本室。通过使用控制出血的动物模型，这项研究定义了晶体替代失血的标准比例为"3：1"。这项工作产生了深远的影响，大容量的晶体溶液复苏很快成为标准治疗模式。值得注意的是，很多治疗重点关注恢复血管内和间质的液体缺失，而未关注液体的细胞毒性作用。仅在过去的十年中，液体的细胞毒性才开始引起关注。

使用何种液体以及多少液体量进行复苏取决于创伤类型、补液时机和患者本身。目前 ATLS 指南推荐将温热的等渗晶体溶液作为一线治疗液体。指南建议对患者输注晶体液 1～2 L，并监测血流动力学反应，以评估患者是否存在持续的大量失血（表 4.2）。对于已经失血但无活动性出血的患者，液体治疗显然有益。此类患者可能会突然出现低血压，但由于代偿性血管收缩，在治疗时也可能表现为血压正常。液体冲击疗法初期可使血压立即上升。随着血管内容量的增加，血管系统得到松弛，组织灌注得到改善。持续出血的患者表现为短暂的或无明显改善时，提示需要立即止血。输注晶体液适用于Ⅰ级和Ⅱ级休克患者，但对具有显著持续出血或重度（Ⅲ级或Ⅳ级）出血性休克的患者而言，仅依赖该策略进行救治对机体可能是不利的。重度休克的患者应使用有携氧能力或支持止血的液体

表 4.2 患者对初始液体复苏的反应

	反应迅速	反应短暂	无反应
生命体征	恢复至正常	暂时改善；低血压和心动过速再次出现	仍旧异常
预估血液丢失量	少量（10%～20%）	中量并持续增加（20%～40%）	重度（>40%）
输注更多晶体液需求	低	低～中	中度，作为输血的过渡期
输血需求	低	中～高	立即
输血准备	血型鉴定和交叉配血	血型特异性	紧急发血
手术干预的需求	可能	很可能	非常可能
外科会诊	是	是	是

ATLS 指南通过患者对输注起始剂量晶体液（乳酸林格液：成人 2000 ml，儿童 20 ml/kg，输注时间超过 10～15 min）的反应，通过估计患者的失血量和持续出血需要进行干预的可能性进行分类

（即血液和血液制品）进行治疗（见第 6 章）。

液体输注的时机和速率

在行手术止血之前，过度积极的输液可能会对机体产生不利影响。大量晶体液可导致细胞水平的水肿，从而导致细胞功能障碍，随后产生休克后免疫激活的级联放大。此外，如图 4.3 所示，大容量液体复苏时血压会急剧上升，从而导致出血和失血增加，并使脆弱的血凝块破裂。液体还会稀释必需的凝血因子，从而减少或防止内源性血凝块形成。随着出血加速，血压首先会上升，然后随着出血增加，血压会随之再次下降。如果在没有解决休克原因或来源的情况下输注更多液体，则会形成出血增加和血管塌陷的恶性循环。这是 ATLS 课程中描述的"反应短暂的患者"，代表了外科急症。活动性出血患者的有效治疗方法，包括在实现止血之前，通过对轻至中度低血压的耐受，有助于对出血的确定性控制。下文将进行更详细的讨论。

关于内源性止血的输液时机的动物和人体模型表明，止血是一种与出血速率相关的流速和时机依赖性的现象：

- 快速出血者容易形成血凝块，并且比出血较慢者更快地实现"自我复苏"。因此，复苏期间的液体输注速度可能会影响未成熟血凝块的稳定性。

- 出血较慢者更长时间后才会出现低血压，快速输注会抑制血压进一步下降，从而延缓血凝块形成过程。

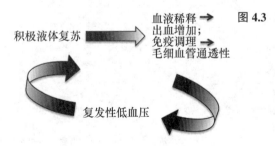

积极液体复苏 血液稀释 → 出血增加；免疫调理 毛细血管通透性

复发性低血压

图 4.3　"液体蠕变"。过度积极的输液导致血液稀释和血凝块破坏，患者血流动力学短暂改善但出血增加。复苏液的免疫调节作用也可能加剧损伤的炎症反应，导致毛细血管通透性增加，并伴有液体外渗。导致患者低血压再次发生，从而输注更多的液体造成恶性循环

快速出血者较早出现低血压现象，且很快启动凝血过程，这已在几项动物研究中得到证实。然而，在临床工作中，当血压恢复正常时，创伤患者并不总是会发生再次出血，这可能与血凝块随时间逐渐稳定、手术或血管造影止血相关。

动物模型提示，不能控制的出血导致死亡的风险可能与出血严重程度有关。在严重出血中，液体复苏可降低患者死亡风险；但在不太严重的出血中，死亡风险会增加。过量液体复苏会增加静水压，导致未成熟血凝块的不稳定性，失血量增加，凝血因子稀释，血液携氧能力降低。这表明了液体复苏的风险-效益比已得到了很好的平衡。动物研究显示采用较低血压的小容量复苏方式可降低死亡风险。临床研究的结果一直备受争议，未能显示小容量低血压复苏与正常血压复苏结局之间的差异。这表明动物模型不能完全反映人类多发伤或合并症的复杂性。修订版的 ATLS 指南反映了更新的理念，强调控制出血优先并采用更合理的早期液体复苏方案。

小容量复苏的液体替代疗法

数据表明，活动性出血中的大容量等渗晶体液复苏对机体是有害的，因此临床上已经演化为使用高渗溶液的小容量复苏的替代方案。高渗溶液（如 3% 盐水）如同磁吸一样将组织中的液体拉进血液中，从而增加循环容量。战场创伤液体复苏委员会推荐伤员采用小容量复苏。虽然欧洲有些国家已批准小容量复苏的使用，但其目前并不是 ATLS 指南的一部分。晶体液在血管内代谢呈指数趋势，半衰期仅为 17 min。晶体液在血管内至血管间隙的分布在 1∶3 至 1∶10。因此，患者需要输注比预计失血量更多容量的晶体液以实现机体的体内平衡。如前所述，在失血性休克中，可能会损害早期脆弱血凝块的形成。其他潜在的并发症包括肺水肿（液体重新分布到肺血管系统的低容量血管）、全身水分增加、低蛋白血症、凝血障碍、腹腔间隔室综合征、心功能不全、胃肠道梗阻和肠道吻合口破损。相反，当输注高渗液体时，其血管内代谢的指数衰减时间更长，因此血管内至间隙的分布比小于 1∶1.5。小容量复苏并不是一种确定性的治疗方法，一旦出血源得到控制并且患者已经完成初步止血，必须遵循常规治疗。高渗溶液已被证明可改善微血管血流，控制颅内压，稳定血压和心排血量，对免疫功能或凝血无不良影响。然而，临床研究的荟萃分析显示，患者采用高渗溶液复苏时其生存结果没有显著差异。此外，对于失血性休克或创伤性脑损伤的成年患者采用高渗盐水进行初始复苏未发现生存率的获益（复苏结局协作研究）。

在美国可用的商品化的胶体液包括白蛋白、羟乙基淀粉和右旋糖酐。研究显示胶体液可改善微血管灌注并可能具有抗炎特性，尽管后者尚未在大型研究中得到证实。此外，胶体液价格昂贵，可以结合血清离子钙，降低循环中的免疫球蛋白，且在剂量大于 30 mg/kg 时可导致凝血障碍。值得注意的是，由于美国食品和药物管理局（FDA）对重症患者死亡率和严重肾损伤的风险作出了警告，羟乙基淀粉的使用已经减少。临床研究的荟萃分析显示，创伤患者用胶体液复苏后结局与晶体液相比并没有得到改善。

出血复苏

休克复苏的目标复杂，且视手术止血的状态和损伤的性质而变化。复苏的目标如下：

- 保持足够的灌注压维持脑和其他重要器官的灌注。
- 避免不可逆性休克。
- 防止血凝块破坏和出血恶化。
- 恢复循环血容量。
- 恢复微循环。
- 调节免疫和炎症反应。
- 恢复终末器官完整性和体内平衡。

图 4.4 示管理失血性休克患者的简化流程。识别休克状态和其潜在原因至关重要。在复苏室中建立气道、呼吸和循环（ABC）以及二次评估（参见第 2 章），同时对引起诸如张力性气胸或心脏压塞等机械性原因进行校正。一旦患者被确定为休克并且确定了潜在

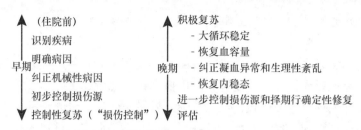

图 4.4　早期和晚期复苏的基本方法

的病因，则应优先进行休克的治疗和复苏。即使休克患者的血流动力学十分稳定，建议在失代偿性休克发生之前应尽早确保气道通畅，并建立大口径中心或外周静脉通路以及有创血压监测（见第 5 章）。代偿性休克患者的出血并不十分严重，此时可谨慎应用晶体液进行复苏。在失代偿性休克和大量出血的患者中，应尽快启动输注血液和凝血制剂进行止血复苏。

早期复苏

在重度失血性休克的情况下，早期复苏措施必须与手术措施同时进行以控制损伤源。这可以快速实现（如在复苏室中应用骨盆黏合剂，在手术室中结扎脾动脉），或由于患者发生的损伤为弥漫性或在解剖性上存在挑战而非常难以实现。在实施有效的手术止血之前，麻醉科医师必须谨慎行事，做好不充分复苏导致不可逆性休克和过度液体复苏导致血凝块破坏、血液稀释和出血加重之间的权衡。麻醉科医师不应追求"最佳"复苏目标，因为实现这些目标可能与将持续出血降至最低的目标相冲突，而应追求不会发展至不可逆性休克的最低能接受的体征。在无明显心肺疾病及创伤性脑损伤迹象的患者中，对患者施行轻度低血压复苏，将其收缩压维持于 80～90 mmHg（或可触摸的桡动脉脉搏）对患者可能有益。心率低于 120 次/分通常表明患者逐渐脱离失代偿性（Ⅲ/Ⅳ级）休克。将患者 pH 维持在 7.20 左右（通常在 7.10～7.25 范围内）表明此时患者的微血管灌注处于可接受的最低水平。患者有尿液且能够测得脉氧读数也表明机体基本的组织灌注得到维持。在此期间，红细胞和凝血因子水平的测量值呈极度动态性，但应维持血细胞比容＞25%。

液体输注应限于足以维持灌注而不加重出血的小剂量。在病情极度不稳的患者中，纱布填压可允许麻醉科医师争分夺秒进行复苏维持患者体征以允许进一步的探查。出血性休克患者通过收缩血管进行代偿，循环血量被严重消耗。尽管麻醉科医师最终目的是将患者转变为血管扩张、容量充足（"麻醉"）的状态，但这一过程充满风险，同时患者存在继续出血的可能，因此必须与手术止血密切配合。麻醉药必须谨慎使用能耐受的最大剂量，但应认识到，过度给药可能会导致心血管衰竭。阿片类药物如芬太尼，可减弱对损伤的交感反应，对血管的直接舒张或心血管抑制的作用较小。这些药物可能优于吸入麻醉药，后者具有直接和增强的血管舒张作用。机体对麻醉药的血流动力学反应也可用于评估患者的潜在容量状态和控制损伤源的手术进度。随着患者的出血被控制和容量得到复苏，患者需要耐受更大剂量的麻醉药且无较大的血流动力学波动。

液体治疗应该作为维持机体灌注的主要方法。血管升压药通常不能改善微循环灌注，而且可能掩盖患者潜在的休克程度，临床上应作为患者对液体输注无反应时的最后手段。患者在这种情况下病情仍不稳定可能是由于发生了不可逆性休克，但也可能是由于存在其他来源的出血或其他机制导致的休克。应该积极寻找潜在的病因。未能找到明确原因并积极治疗，患者休克程度可能进一步加重，发展为不可逆性休克和随后器官功能不全的风险增大。

晚期复苏

手术止血一旦完成，复苏目标应为完全恢复大循环和微循环稳定性以及维持终末器官稳态。这通常可以通过液体复苏恢复循环血容量联合麻醉药物扩张血管和打开毛细血管床并促进微血管的灌注来实现。大循环的维持目标包括稳定的收缩压＞100 mmHg、心率小于100 次/分。尿量应正常。正常的 pH、乳酸和碱剩余水平提示微血管灌注得到恢复。在复苏阶段，应优先积极解决体温过低和凝血功能障碍等异常。床旁快速凝血检测，包括血栓弹力图（TEG）和旋转血栓弹力测定（ROTEM），已越来越多地用于指导输血治疗。这些方法可以更快捷地得到结果和信息，以辅助目标导向治疗。通过全血止血试验，临床医师可以在图像显示器上实时观测到初始血凝块形成时间、血凝块强度和纤维蛋白溶解程度等参数，从而提供比传统试验更精确的指导（参见第11章）。

多少液体负荷量对机体有益仍然是一个备受争论的话题。以前的观察结果发现，幸存者的心排血量往往表现为正常或升高（"超常"），这种现象导致大家形成了一种临床实践，即通过增加容量负荷和使用正性肌力药物来实现预定的氧供和心脏功能目标。然而这种方法因会导致患者腹腔内高压和肺功能障碍的发生率极大增加而备受诟病。液体（包括血液制品和止血剂）本身可能具有免疫调节作用，其作用机制可能会与休克和再灌注产生协同作用，从而可能影响随后发生的器官功能障碍和脓毒症。

损伤控制的止血复苏

通常可以预测哪些患者可能出现严重出血，需要进行大量输血，并且可能发生危及生命的凝血障碍。现已有许多评分系统用于预测患者是否需要大量输血，多数评分依赖于患者入院时或入院后即刻的数据。

即使患者入院时凝血结果正常，Ⅲ级和Ⅳ级失血性休克患者最有可能发生凝血性疾病。大量研究表明，创伤性凝血病不仅仅是一种血液稀释现象，而是严重失血性休克早期生理性紊乱的表现（见第6章）。在这些研究的推动下，创伤中心对患者的复苏策略已从使用晶体和胶体溶液复苏转向进行"止血"复苏。严重出血患者的红细胞和凝血因子迅速丢失，等待实验室结果指导复苏往往导致患者出现复苏不充分和显著的凝血功能障碍。"损伤控制的止血复苏"策略严格限制晶体液输注，并经验性按比例输注血制品以支持止血。每30～60 min重复进行实验室检查来监测进度并指导复苏。

要点

● 出血性休克是可预防性损伤死亡的主要原因。

- 如果不及时治疗，低灌注导致内环境稳态紊乱和累积的"氧债"不可逆转；严重血流动力学不稳定的患者已经遭受到了严重的"休克"。
- 复苏措施—包括用于容量复苏的液体—必须与手术措施紧密协调配合，以控制损伤源；并且应该积极止血，维持循环及机体内环境的稳定，恢复终末器官完整性。
- 随着我们对休克的病理生理学及其与复苏实践的相互作用进一步理解，复苏和治疗的终点正在不断发展和改进。

致谢

作者感谢 Roger Shere-Wolfe 在 2012 年第 1 版《创伤麻醉精要》中对"休克、复苏和液体治疗"一章所做的贡献。

（王家强译　余喜亚校）

拓展阅读

1. Alam HB, Rhee P. New developments in fluid resuscitation. *Surg Clin N Am* 2007;**87**:55–72.

2. Alam HB, Velmahos GC. New trends in resuscitation. *Curr Probl Surg* 2011;**48**:531–564.

3. American College of Surgeons, Committee on Trauma. *Advanced Trauma Life Support for Doctors: ATLS® Student Course Manual*, 9th edition. Chicago, IL: American College of Surgeons; 2012.

4. Bikovski RN, Rivers EP, Horst HM. Targeted resuscitation strategies after injury. *Curr Opin Crit Care* 2004;**10**:529–538.

5. Cotton BA, Guy JS, Morris JA, Abumrad NN. The cellular, metabolic, and systemic consequences of aggressive fluid resuscitation strategies. *Shock* 2006;**26**:115–121.

6. Cotton BA, Reddy N, Hatch QM, et al. Damage control resuscitation is associated with a reduction in resuscitation volumes and improvement in survival in 390 damage control laparotomy patients. *Ann Surg* 2011;**254**: 598–605.

7. Dawes R, Thomas GO. Battlefield resuscitation. *Curr Opin Crit Care* 2009;**15**:527–535.

8. Dutton RP. Current concepts in hemorrhagic shock. *Anesth Clin* 2007;**25**:23–34.

9. Johansson PI, Stissing T, Bochsen L, Ostrowski SR. Thromboelastography and thromboelastometry in assessing coagulopathy in trauma. *Scand J Trauma Resusc Emerg Med* 2009; **17**:45.

10. Moore FA, Mckinley B, Moore EE. The next generation of shock resuscitation. *Lancet* 2004;**363**:1988–1996.

11. Pruitt BA. Fluid resuscitation of combat casualties. Conference proceedings: June 2001 and October 2001. *J Trauma* 2003;**54**: S1–S2.

血管置管

Shawn E. Banks，Albert J. Varon

引言

合适的血管通路是治疗创伤患者的基础，便于补充容量、给予药物、监测血流动力学参数以及血液采样行实验室检查。本章将回顾创伤患者中最常用的血管通路建立技术，包括指征、风险、获益和潜在并发症等。

概述

影响流量的因素

- 增加静脉导管半径可指数级地增加流量。
- 增加静脉导管长度可增加阻力并降低流量。

根据海根-泊肃叶方程，有多个因素可影响导管两端的压力差（ΔP），包括流速（Q）、导管长度（L）、导管半径（r）以及液体的黏度（μ）。

$$\Delta P = 8\mu LQ / \pi r^4$$

将上述公式对流速（Q）作简单变形，可发现导管的长度和半径能显著影响静脉导管允许的最大体积流量。

$$Q = \Delta P (\pi r^4) / 8\mu L$$

流量的变化与管径的 4 次方成正比。例如管径增加 2 倍，理论上流量可增加 16 倍。而导管长度与流量的变化成反比。

超声引导下操作

- 超声可减少成功血管置管所需的穿刺时间和次数。
- 医疗机构提倡增加超声的使用，以保障患者的安全。

自 20 世纪 70 年代起，超声成像技术开始用于血管置管，近年来，该项技术受到了医务人员的广泛青睐，尤其是在行中心静脉穿刺时。超声可用于了解患者的解剖结构并对合适的穿刺点进行定位，或者实时引导进针。一项前瞻性的研究对比了超声实时引导及超声定位与利用体表标记进行穿刺的差异，发现仅用超声定位首次置管的成功率是体表标记的两倍，而采用实时引导的成功率更高。使用超声的两组中成功置管所需的时间也更短。当患者的创伤影响到常规穿刺的部位时，体表标记往往难以定位，超声定位可能更具优势。在患者血容量极低以及静脉直径很小时，超声有助于明确深静脉位置。卫生保健研究和质量机构认为，超声引导用于血管置管应作为改善患者护理质量的一种措施，操作中要充分考虑其在创伤患者中的使用。在中心静脉通路操作指南中，顾问及 ASA 成员均认为超声应当用于颈内静脉置管。

在引导穿刺进针时，可使用"平面内"和"平面外"技术，即穿刺针的位置与超声光束的相对关系。

平面内引导需将穿刺针与超声探头的长轴保持平行，并全部置于超声束内。该方法在针进入目标结构内时可为操作者显示针体的全长及针尖（图 5.1）。

平面外引导是指穿刺针进针方向与超声探头的长轴垂直。操作者在进针时不能看见针的全长，任何时候都仅能看见针微小的横断面（图 5.2）。

静脉通路

外周或者中心静脉均可建立静脉通路。外周通路是指无论置入的静脉导管多长，导管终端均在胸腔外；而中心通路所置入的导管，终端在胸腔内。

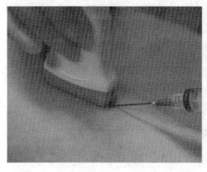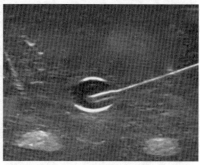

图 5.1　平面内入路。当与探头长轴平行时，可显示针的全长

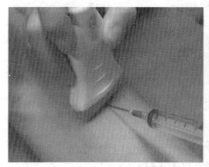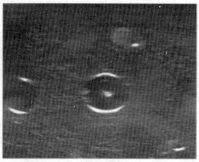

图 5.2　平面外入路。血管腔内显示针干的横断面，针尖的位置并非持续显示于视图中

外周静脉通路

● 在创伤患者中，建立外周静脉通路通常会更简便快捷。

● 与中心静脉导管相比，外周静脉导管可允许的流速更快。

外周静脉置管是所有患者中最常见的获取静脉通路的方法。只需简单的准备工作，就可迅速地置入静脉导管，且发生严重并发症的风险相对较低。通过外周静脉导管也可实现高流速静脉输液，通常比相同管径的中心静脉导管速度更快（表 5.1）。如前所述，主要是由于导管长度对流速的影响所致。

尽管理论上任意外周静脉都可置入合适大小的导管，但大多数外周静脉置管都选择在上肢置管。由于肘前静脉粗大突出，在紧急

表 5.1 生产商说明书所标识的各类导管晶体液流速

规格	18 G	16 G	14 G	8.5 Fr	16G
	外周静脉导管	外周静脉导管	外周静脉导管	肺动脉导管引导鞘管	中心静脉导管
长度（cm）	3	3	3	10	15
重力流速（ml/min）	100	200	350	700	60
加压流速（300 mmHg）（ml/min）	200	500～600	1000	1800～1900	300

情况下常成为首选。肘前静脉置管比其他部位的操作更易受手臂位置的影响，并且由于周围组织疏松，液体外渗可能难以发现。

- 颈外静脉置管较短时可能增加导管移位和液体外渗的风险。

较短的外周静脉导管可成功用于颈外静脉置管。当其他外周静脉通路不能顺利建立时，该方法可用于短期的治疗。但是，由于患者体动可增加导管意外脱出风险，在没有严密监护的手术室外使用该通路时，应考虑选择较长的导管。颈外静脉最终汇入锁骨下静脉，若置入的导管较长，可能会进入上腔静脉。

中心静脉通路

- 在任何时候都尽可能使用最大的隔离屏障和无菌技术。
- 一旦患者情况允许，首要任务应更换掉非理想无菌条件下紧急放置的导管。
- 对于低血压的创伤患者，回血的颜色和血流搏动并非判断穿刺针进入动脉或静脉的可靠指征。

对创伤患者行液体复苏是放置中心静脉导管最常见的指征。其他指征还包括：安全地输注高浓度药物或血管活性药，便于导入其他心脏或肺循环监测设备。标准的中心静脉置管操作应当使用尽可能大的隔离范围及无菌技术，包括皮肤的消毒准备（2% 氯己定制剂），全身覆盖无菌单巾，操作者的手卫生，无菌衣、无菌手套、帽子、口罩等。仅在极端条件下上述准备可以略过。在未严格遵循无菌技术要求的情况下放置的中心静脉导管，一旦已安全地放置替代导管，应尽快拔除。

放置中心静脉导管相关的常见并发症包括：

- 出血伴血肿形成，
- 误穿动脉或置管，
- 导管相关的血流感染，
- 动静脉瘘，
- 气胸，
- 外渗。

基于 Seldinger 方法改进的中心静脉置管技术应用最为广泛。需用针先穿刺目标血管，通过针放置导丝，扩开皮下组织及静脉，最后顺着导丝将静脉导管放入血管内。目标血管的初次置管可利用解剖标志定位或超声引导进针。

在扩皮及放置导管前，建议采用更多的试验确认穿刺针在静脉内。确认试验包括：

- 静脉波形的传导，
- 静脉压测定，
- 血气分析，
- 超声显示导丝在静脉内，
- 超声心动图显示上腔静脉内的导丝。

静脉测压法是将血抽吸至一段 20 英寸（约 50.8 cm）长的静脉延长管，将该延长管保持垂直并观察血柱下降后的高度。将震荡过的生理盐水注入血管内，可用超声成像显示静脉（普通超声）或右心房/上腔静脉（超声心动图）内的微气泡。尽管尚无单一的一项试验可以排除误穿的可能性，但综合运用一种或多种确认试验可能会降低动脉内意外置管的风险。

静脉置管的部位

- 复苏时静脉置管应放置在膈肌水平以上，尤其是怀疑腹部血管损伤的患者。

每个置管部位都各有利弊，应结合患者的伤情综合考虑谨慎选择。用于容量复苏的理想置管部位，需满足液体能顺利输注进入心脏而不被中断。例如，腹部枪伤的患者应避免股静脉置管，可减少补液在流经受伤部位血管时的丢失。要充分考虑创伤患者治疗的连贯性，为后期在 ICU 中的使用需求及感染风险控制选择最佳的置管部位。

锁骨下静脉

- 在严重低血容量时可保持较好的通畅度。
- 戴有颈托的患者也可穿刺。
- 可能降低导管相关血流感染的风险。

由于体表标志明显、解剖位置相对固定、低血容量时相对不易塌陷，锁骨下静脉一般作为首选。该位点的操作不需要调整脊柱位置，适合高度怀疑脊髓损伤的患者。锁骨下穿刺置管引起导管相关血流感染的发生率更低，但发生气胸的潜在风险较高。其他并发症还包括血胸和胸导管损伤。由于锁骨横跨于血管上方，当发生误穿锁骨下动脉的意外情况时，直接按压往往无效。

体表标志法

锁骨下静脉可经由锁骨上入路和锁骨下入路穿刺，但最常用锁骨下入路（图 5.3）。患者取平卧位，同侧手臂内收，操作者先由中线到外侧分辨出锁骨，将之划分为三部分。从中外三分之一往下 1 cm 处穿入，针尖指向胸骨切迹，保持一定角度向下滑过锁骨下缘缓慢进针。有的操作者喜欢先触及锁骨下缘，再缓慢绕过锁骨，以避免进针角度过大伤及锁骨下静脉深面的胸膜。进针时保持负压抽吸，直到静脉回血顺畅。再根据 Seldinger 方法先通过穿刺针放入导丝再置入导管。如果穿刺点过于靠近锁骨，导管在锁骨下形成锐角，可能使导管扭曲或者阻塞。

超声引导技术

超声引导行锁骨下静脉穿刺已广泛开展，对减少意外的动脉穿刺及扩张可能非常有用，也可减少气胸的风险。该技术比超声引导颈内静脉置管应用得更为高级。

图 5.3 锁骨下静脉置管的可选穿刺位
点。IJ = 颈内静脉，SCM = 胸
锁乳突肌，SCV = 锁骨下静脉。
D. Lorenzo 绘图

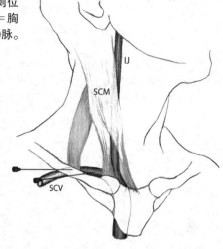

　　该方法的穿刺点比体表标志法更偏外侧，在锁骨的外三分之一
区域。该位置的静脉从技术上来说仍应为腋静脉。

　　选择左侧还是右侧锁骨下静脉要基于对实际操作限制的考虑，
例如是否容易接近或受伤的部位等。然而，左侧或右侧均有不同的
风险。右侧锁骨下静脉置管发生导丝位置异常的可能性较高，有时
导丝会循右颈内静脉上行。因右肺尖通常不超过第一肋，故选择右
侧理论上发生气胸的风险较低。左侧锁骨下静脉汇入中心循环时的
角度较右侧大，故导丝相对不易偏离方向。

　　使用超声引导时，选择线性超声探头，在锁骨外三分之一附
近，于锁骨下方行矢状面扫描（图 5.4），即可获得锁骨下动静脉的
横截面成像，理想的话可见第一肋和胸膜线，但并非所有患者都可
见。通过彩色多普勒确定静脉的位置。当静脉清晰成像时，小心地
旋转探头以获得静脉的纵向视图。再次确认静脉搏动波形，因为可
能会过度旋转探头导致无意中获得动脉的纵向视图。穿刺针在长轴
视图直视下刺入，小心进针直至回血顺畅（图 5.5）。置入导丝时可
将探头放在旁边，建议使用超声检查导丝的行进情况，确保仅在静
脉内可见。另外，扫描同侧颈内静脉以确保导丝向头端方向进入。
一旦导丝位置确定，即可使用 Seldinger 方法置入导管。

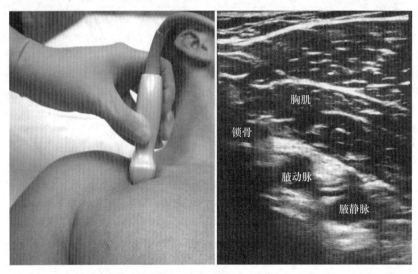

图 5.4 矢状面扫描显示胸肌深面的腋静脉和腋动脉。注意锁骨下方的声影。为示范已移走洞巾

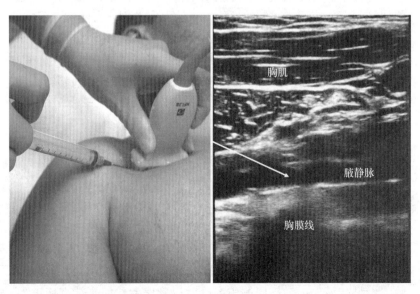

图 5.5 腋静脉的长轴视图。静脉深面可见高回声的胸膜线。箭头示通常的进针方向。为示范已移走洞巾

颈内静脉

因颈内静脉直径粗大且位置相对表浅，故常被选作行中心静脉置管。若意外误穿动脉，该位置也便于压迫止血，并且一般认为气胸的发生率较锁骨下入路低。低血容量的患者颈内静脉相对容易塌陷，盲穿时可能会置管困难。放置导管后，可能会给皮肤清洁和穿衣造成一定困难。

患者平卧，头低足高位，头转向置管的对侧。怀疑有颈髓损伤的创伤患者不建议旋转头部。穿刺点要根据胸锁乳突肌定位。可以从胸锁乳突肌的前面、胸骨头和锁骨头之间或胸锁乳突肌的后面进针穿向颈内静脉（图 5.6）。随着颈内静脉与颈动脉沿颈部下降进入胸腔，静脉通常会从颈动脉的正前方走行至侧方，理论上，穿刺点越低误穿动脉的风险就越低。对于前路和中路的盲穿，穿刺针应指向患者的同侧乳头以 30°～45° 角刺入，注意避开颈动脉搏动。持续抽吸进针，直到静脉血回流顺畅时置入导丝，再用 Seldinger 方法放入导管。

当颈椎活动受限时，超声引导颈内静脉置管非常有用。超声探头在颈部放置于与血管走行方向垂直，提供横断面成像。

图 5.6　颈内静脉置管的可选途径。（a）前路。（b）中路。（c）后路。IJ＝颈内静脉，SCM＝胸锁乳突肌，SCV＝锁骨下静脉。D. Lorenzo 绘图

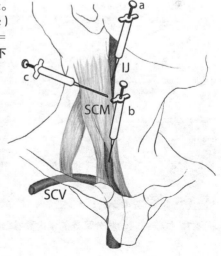

通畅的静脉与动脉相比更容易被压缩，动脉壁比静脉壁更厚。Valsalva 动作可扩张静脉。一般来说，当目标静脉的图像显示在超声显示器的中央时，探头的中心即位于血管正上方。穿刺针沿探头中线以 45° 角从平面外刺入，随着穿刺针的前进，静脉上方组织的将会明显受压，但是针尖并不常规显示。持续负压进针直到抽见静脉血。导丝送入后，可用超声确认血管内导丝的位置（图 5.7）。

股静脉

- 对于腹部外伤的患者，股静脉并非理想选择；返回心脏的血液可能在流经损伤的血管时发生丢失。
- 股静脉置管在长期使用时可能与较高的静脉血栓风险相关。

选择股静脉置管可能是因其易于穿刺、方便压迫、解剖定位可靠。根据定义，并不能算作中心静脉置管。考虑到感染和静脉血栓的风险，在危重患者中不宜长期使用，但适合短期内的复苏目标。该部位还有腹膜后血肿形成及外渗导致的腹腔间隔室综合征等风险。

股静脉可在腹股沟韧带下方 2 cm，股动脉内侧进行穿刺。也可用超声定位后采取平面内或平面外方法穿刺。

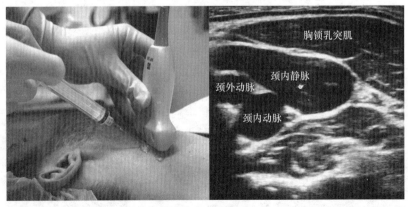

图 5.7　位于颈总动脉分叉处的颈内静脉横截面图像。为示范已移走洞巾

中心静脉导管的类型

小口径多腔导管

有多种外径在 7～8.5 Fr 的小口径多腔导管可供使用。这些导管通常包含 3～4 个内径在 16～18 G 的输液腔,大多数导管长度在 15～20 cm。虽然管腔内径与通常使用的外周静脉导管相同,但是中心静脉导管的长度可使流速显著下降。

当患者需要限制性容量复苏时可考虑这类小口径导管;或主要指征为持续输注血管活性药或刺激性溶液时也可选择该类导管。

大口径单腔导管(引导鞘管)

大口径单腔导管外径为 8～9 Fr,主要用于引导其他装置的放置(例如,插入肺动脉导管或经静脉起搏器导线),同时也广泛用于大容量液体复苏。高流速的获得有赖于相对较短的长度(约 10 cm)以及较大的中心直径。由于是单腔导管,故没有侧管用于额外的给药及输液。有的厂商会提供匹配的多腔导管经鞘管插入,但会显著降低鞘管的有效内径,并在高容量复苏时降低流速。

大口径多腔导管

大口径多腔导管的外径在 12 Fr 内,通常包含 2～3 个内径在 12～14 G 的管腔,导管总长度大约 15 cm。随着半径增加,阻力呈指数下降,流速比同等长度的小直径导管受到的限制较小,因而流速更快。多个管腔使容量快速复苏的同时也便于持续输注其他的药物。

骨内通路

- 对于静脉通路不能建立的患者,骨内通路可提供急救药物的输注途径。
- 骨内置管的流速较慢,在快速容量复苏时使用受限。

20 世纪 20 年代首次报道了经骨髓向血循环输注液体。在外周和中心静脉均不能建立可靠通路时,骨内置管已成为获得血管通路的二线紧急选择，特别是在院前救治和小儿救治时（见第 20 章）。

　　长骨髓腔内的静脉窦均汇入一条中央管道，再经导静脉直接流入静脉系统。因其密封于骨内不会塌陷，这一间隙在低血压的患者中仍然存在。研究者试验了经骨给予多种药物，包括缩血管药、强心药、碳酸氢盐、肌松药、诱导药以及羟乙基淀粉。一般来说，经骨内给药的起效时间与静脉给药相似。

　　骨内通路可达到的最大流速显著低于静脉通路，因此限制了其用于大容量复苏。根据市售套件中穿刺针的平均直径，有报道称在重力条件下晶体液的流速在 2～3 ml/min。市面上有各种穿刺针系统和自动穿刺注射器，穿刺针的大小在 15～18 G 范围，长度可根据患者的预计体重调整。

　　骨内通路最初报道是在胸骨，但目前多选择在胫骨近端。经典的穿刺位点是胫骨内侧、距胫骨结节 2 cm 的位置。针的角度保持在 60～90 度，避开膝关节和骨骺生长板（见第 20 章图 20.1）。

　　骨内置管的并发症包括：穿刺针位置不正、液体外渗、脂肪栓塞、间隔室综合征、骨折、骨后续生长异常、感染以及骨髓炎（罕见）。

动脉通路

- 动脉导管引起的感染率与中心静脉导管相似。
- 应在无菌条件下放置动脉导管，包括紧急情况时。
- 实时超声引导有助于腋动脉、股动脉和肱动脉置管。

　　动脉置管的指征是当需要持续监测血压和频繁动脉血采样时。创伤患者由于出血和液体复苏导致血管内容量迅速发生变化，因此直接的有创动脉压测量有助于可靠地快速识别血压变化。创伤患者行动脉置管也便于在机械通气时监测动脉压变异度，其变化的程度可以反映患者的容量状态，能预测患者对快速液体输注的反应（见第 9 章）。应根据受伤程度和容量复苏情况对电解质和气体交换异常作出预判，很多医师根据频繁的血气分析指导相应的治疗。

　　以往研究认为动脉置管发生导管相关性感染的概率低于静脉

置管，但事实上不管是静脉还是动脉置管，感染的发生率都是相似的。动脉置管的部位应做好无菌准备和铺单，操作者应遵守无菌技术，包括准备无菌手套、单巾、口罩、护目用具和帽子。

动脉置管的部位

桡动脉

由于桡动脉容易触及、位置表浅，远端结构有侧支血流供给，因而成为首选部位。桡动脉置管引起的并发症并不多见。少数患者尺动脉血流并不丰富，因此放置动脉导管前应谨慎地评估手部灌注。但对意识丧失和低血压的患者较难施行，必要时操作者不能为此耽误置管。改良 Allen 试验是最常用的评估尺侧血流的方法。患者遵嘱将手抬高超过心脏水平，握拳以尽可能地驱逐血液。检查者用手指压迫阻断尺桡两侧动脉，将患者手放低并舒展。检查者仅放开尺动脉，观察手部再灌注及毛细血管充盈红润情况，正常者应在 6 s 内恢复。

穿刺部位准备好后，在腕手交界的近端 3～4 cm 处触及桡动脉搏动（图 5.8）。将手腕外展固定有助于确保稳定和更好地暴露动脉，操作完成后须立即将手放松。用套管针或中空针与皮肤成 45 度角穿向动脉，当动脉血通过针回流后，将穿入角度压低至 15 度并置入导丝。运用改良 Seldinger 技术通过导丝置入导管，最常见的导管大小是 20 G 粗、4.5 cm 长。导丝退出后，将导管与传感器连接。

图 5.8 桡动脉置管。为示范已移走无菌洞巾

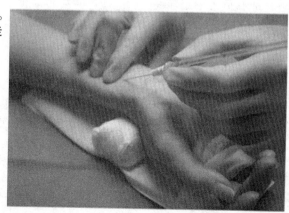

腋动脉

腋动脉置管的好处是受手臂位置影响的伪迹较少、定位表浅、邻近中央动脉树。与其他部位相比,对穿刺点的长期护理和无菌要求更具挑战。导管的置入采用上述改良 Seldinger 技术,但该部位要求导管更长,为 10～12 cm。

股动脉

股动脉可使用长的动脉导管以改良 Seldinger 技术穿刺。由于动脉直径较大,且当患者低血压时搏动仍可触及,故相对容易置管。该部位的相关并发症包括腹膜后血肿形成或动静脉瘘。长期置管时穿刺部位的护理和无菌较困难。

足背动脉

在足背长伸肌腱的外侧可触及足背动脉。由于位置较远,往往会造成收缩压偏高。

肱动脉

肱动脉是腋动脉在大圆肌下缘以外的延续。可在肘的前面、肱二头肌腱内侧触及动脉。由于动脉紧邻正中神经,谨慎起见可以使用超声引导。采用上面描述的改良 Seldinger 技术插入导管。应使用较长的导管,确保能跨过肘关节。对肱动脉导管安全性的考虑主要与缺乏侧支循环和邻近正中神经有关。由于肱动脉以下缺乏侧支循环,故其血栓形成导致的后遗症可能会非常严重。

要点

- 增加静脉导管的半径可成指数级地增加流量和降低阻力。相反,增加静脉导管的长度可线性地增加阻力和降低流速。
- 大口径的外周静脉通路通常可更快地建立,且提供的流速比小口径多腔中心静脉导管更快。
- 创伤患者的血管置管应严格遵守无菌操作,非理想条件下放置的导管应尽早替换。

- 怀疑腹部外伤，首选膈肌以上的中心静脉通路。
- 低血容量的患者，首选锁骨下静脉。
- 超声可降低血管置管成功所需的穿刺时间和次数，如可能，应使用超声以提高患者的安全性。

（潘科译　余喜亚校）

拓展阅读

1. American Society of Anesthesiologists Task Force on Central Venous Access; Rupp SM, Apfelbaum JL, Blitt C, et al. Practice guidelines for central venous access: A report by the American Society of Anesthesiologists Task Force on Central Venous Access. *Anesthesiology* 2012;**116**:539–573.

2. Bowdle, A, Jelacic, S, Togashi, K, Ferreira, R. Ultrasound identification of the guidewire in the brachiocephalic vein for the prevention of inadvertent arterial catheterization during internal jugular central venous catheter placement. *Anesth Analg* 2016;**123**:896–900.

3. Espinosa M, Banks S, Varon AJ. Vascular cannulation. In: O'Donnell JM, Nacul FE, eds. *Surgical Intensive Care Medicine*, 3rd edition. New York, NY: Springer; 2016.

4. Ezaru CS, Mangione MP, Oravitz TM, et al. Eliminating arterial injury during central venous catheterization using manometry. *Anesth Analg* 2009;**109**:130–134.

5. Franklin C. The technique of radial artery cannulation. Tips for maximizing results while minimizing the risk of complications. *J Crit Illn* 1995;**10**:424–432.

6. Greenstein YY, Koenig SJ, Mayo PH, Narasimhan M. A serious adult intraosseous catheter complication and review of the literature. *Crit Care Med* 2016;**44**:e904–e909.

7. Lucet J, Bouadma L, Zahar J, et al. Infectious risk associated with arterial catheters compared with central venous catheters. *Crit Care Med* 2010;**38**:1030–1035.

8. Milling TJ, Rose J, Briggs WM, et al. Randomized, controlled clinical trial of point-of-care limited ultrasonography assistance of central venous cannulation: The Third Sonography Outcomes Assessment Program (SOAP-3) Trial. *Crit Care Med* 2005;**33**:1764–1769.

9. Nuttall G, Burckhardt J, Hadley A, et al. Surgical and patient risk factors for severe arterial line complications in adults. *Anesthesiology* 2016;**124**:590–597.

血液成分治疗和创伤凝血病

Craig S. Jabaley，Roman Dudaryk

引言

出血是仅次于创伤性颅脑损伤的第二大创伤后死亡原因，也是最有可能预防的死亡原因。约44%的创伤后死亡发生在医院内，18%的钝性损伤和55%的穿透性损伤患者的死亡原因是出血。因此，如高级创伤生命支持等创伤救治课程，强调早期的出血识别、止血干预和复苏。随着对创伤后凝血障碍的机制和结局有了更深入的理解，现在更加强调凝血病的预防和治疗。麻醉科医师从理论和专业知识应用两个方面在休克复苏、输血医学和止血治疗中发挥不可或缺的作用。

出血性休克

对出血性休克的识别依赖于对相关生理代偿机制的理解（参见第4章）。

- 循环血量的突然丢失引起由牵张感受器和压力感受器介导的交感神经血管收缩反射。其中包括小动脉收缩以增加周围血管阻力，静脉收缩以促进容量血管回流来维持前负荷，以及心动过速。
- 组织损伤引起的疼痛导致内源性儿茶酚胺的释放。
- 血容量从耐受缺血组织的血管床（如皮肤、骨骼肌和内脏）分流到中央循环和重要器官。

- 冠状动脉和脑血管的血流量通过自动调节维持，不受循环中儿茶酚胺的影响。
- 即使循环血量丢失 20%～30%，交感神经反射也可以维持住健康个体的血压。虽然低血压仍会发生，但在丢失高达 40% 血容量时仍可存活。而若机体缺乏足够的交感神经反射，丢失达 15%～20% 血量就可能会致命。
- 尽管平均动脉压力可以通过增加外周血管阻力得以相对地维持，但一旦循环血量丢失达 10%，心排血量开始呈现近乎线性下降，造成血压虽"正常"灌注压却不足。
- 持续血容量丢失最终将会失代偿，导致休克。

休克源于全身性氧供需失衡。在细胞水平，低灌注和无氧代谢导致细胞水肿，进一步损害局部微循环。自由基和炎症介质的蓄积导致了以血管扩张为标志的病理性全身免疫反应。持续的失血和休克导致血流动力学恶化，继而全身组织灌注进一步减少，细胞缺氧，酶功能障碍，终末器官衰竭，并最终耗竭代偿机制。因此，由于这些间接机制，即使出血已经有所缓解，长时间的严重休克仍可致命。

一般来说，出血性休克可分为三个阶段：

1. 代偿阶段，其标志为交感神经活动性增强以维持血压。因此，即使血压正常也不能排除早期休克。

2. 失代偿阶段，其标志为代偿机制逐渐丧失、低血压、全身性低灌注以及序贯性终末器官功能障碍。

3. 不可逆或终末阶段，其预示着血流动力学不可逆性崩溃以及终末器官衰竭。

休克治疗通常被称为复苏。早期复苏的目标是支持循环，同时立即进行止血，并适时进行诊断性检查。尽管传统教学认为，在复苏阶段，大量补充晶体液以恢复循环容量是正确的措施，但现在我们认识到，大容量液体复苏会带来周围组织和肺水肿、凝血功能障碍、代谢紊乱、终末器官功能障碍、内皮损伤以及其他有害的结局。由于这些原因，在重度创伤患者的复苏阶段尽早输注血液制品以改善全身氧供和凝血功能已成为常规方法。

创伤凝血病的病理生理学

传统上认为，创伤后凝血病主要通过两个机制发生：复苏导致凝血因子的医源性稀释和继发于低体温和酸中毒的全酶功能障碍。后一种情况涉及凝血病、低体温和酸中毒之间的相互作用，通常被称为恶性循环或致命三联征。然而，这些机制并非是单独作用。大约30%的普通创伤患者在急诊入院时即存在凝血功能障碍的实验室证据，而这发生在明显液体复苏及恶性循环形成之前。

急性创伤性凝血病（acute traumatic coagulopathy，ATC）或创伤诱导的凝血病发展迅速，且与伤害程度成比例。即使纠正了损伤严重程度，ATC仍与许多不良后果相关，当其严重程度足以延长诸如凝血酶原时间（prothrombin time，PT）和国际标准化比值（international normalized ratio，INR）等相对不敏感的实验室评估指标时更是如此。在正常情况下，组织损伤释放凝血因子Ⅶ，然后与凝血因子Ⅲ（即组织因子）结合，最终激活凝血因子Ⅹ形成凝血酶原复合物。凝血酶具有广泛的生物学活性，但它在损伤部位的主要作用是将局部纤维蛋白原转化为纤维蛋白。凝血代表着在交联纤维蛋白的促凝血效应和抗纤溶作用之间达成了平衡。ATC形成的机制仍不清楚，但抗凝丝氨酸蛋白酶C蛋白起一定作用。轻微组织损伤后局部凝血酶形成发挥促凝血作用，活化蛋白C与之进行拮抗，活化蛋白C是由凝血酶与血栓调节素相互作用而激活。若遭遇严重创伤且伴随广泛组织损伤，发生低血压和内皮功能障碍，血栓调节素则被广泛表达，从而使凝血酶从促凝血酶（通过纤维蛋白生成）转变为抗凝血酶（通过活化蛋白C）。因此，纤溶亢进一直被视为ATC的重要组成部分。

总之，创伤后凝血病是由多种因素所致。除传统观念上所理解的促发因素外，我们目前认识到ATC是一种独特的临床急症。此外，诸如血小板功能障碍和弥散性血管内凝血等其他特征也常见于创伤患者。

血液制品

　　虽然直接使用献血者捐献的全血曾经很普遍，但当人们开始注意为满足不同的治疗需求而定制血液成分，并认识到这样可以延长储存时间，从而发展成现行的使用方式——通过传统的离心法或单采血液成分法，将全血分离用于储存。

- 红细胞（red blood cells，RBCs）被浓缩用于输血，依靠抗凝剂和添加剂的使用可使血细胞比容约达到 60%。混合腺嘌呤的枸橼酸磷酸葡糖溶液（citratephosphate-dextrose with adenine，CPDA-1）是最常用的抗凝剂。由于红细胞在冷藏时仍然代谢活跃，腺嘌呤在糖酵解过程中为三磷酸腺苷的合成提供腺苷，并使储存时间相比于没有腺苷从 21 天延长到 35 天。使用添加剂溶液可进一步延长到 42 天，其中最常见的是 AS1（腺嘌呤、葡萄糖、甘露醇和氯化钠）。在出血情况下，红细胞是复苏的关键，因为它们可以维持氧供，避免组织缺血。

- 血浆制品包含所有血浆蛋白质和凝血因子。新鲜冰冻血浆（fresh frozen plasma，FFP）是最常用的血浆制品。通常收集血浆 8 小时内冰冻以保持凝血因子 V 和凝血因子Ⅷ的活性。FFP 可以冷冻保存超过一年。一旦解冻，FFP 可以冷藏约 24 h，但此后凝血因子活性逐渐降低。如果加热到室温，应尽快使用。一个单位的 FFP 通常含有 250～400 mg 纤维蛋白原。FFP 现在越来越多地用于创伤治疗，作为富含血浆的复苏策略的一部分（见下文"经验性按比例输血"）。为了提供及时可用的血液，现在一些与大型城市创伤中心相联合的血库，储存有可立即使用的解冻或液体（即从未冷冻）血浆。

- 当 FFP 缓慢解冻并富含纤维蛋白原、凝血因子Ⅷ和ⅩⅢ、血管性血友病因子（von Willebrant factor，VWF）和纤维连接蛋白时，形成冷沉淀。由于重组因子Ⅷ和 VWF 的应用，使用冷沉淀来治疗凝血因子缺乏或功能障碍已变得不那么常见。与 FFP 类似，每个单位的冷沉淀都含有数量不等的纤维蛋白原：通常平均最少含量为 150 mg 和 350 mg。一个混合包装通常包含 5～10 个单位冷沉淀，并可提升患者纤维蛋白原浓度高达 50 mg/dl。冷沉淀需要冷冻储存，且应该在解冻后尽快使用以保持凝血因子活性水平。在创伤治疗方面的主要临床应用为治疗低纤维蛋白原血症。

- 血小板通常来自不同供体的六个集合单位的成人剂量或者来自单一供体血液浓缩的单采剂量。血小板需要被不断搅拌，以防止聚集。它们可在室温下储存长达一周，但随着储存时间延长，细菌污染的风险会很高。血小板是最脆弱的血液制品，可能会被加压输液设备破坏。通常建议采用新的输液器以降低凝集风险。一般可使用标准输注器随附的标准 170 μm 过滤器；但较为激进的 40 μm（即微孔）微聚合过滤器将很容易捕获血小板。

- 全血不适合用于普通创伤治疗，但鉴于随时有捐献者，在战场上军队中常使用。使用枸橼酸抗凝其可在室温储存长达 24 h。如果及时冷藏，全血可以储存长达 5 天，尽管血小板功能在冷藏几小时后迅速减退。全血输注有效的实际经验引导军医改变医疗实践，即调整成分血液制品的比例以达到与全血相当，结果改善了需要大量输血士兵的结局。

血液产品相容性和交叉匹配

三种主要的人类 RBC 抗原是 A、B 和猕猴抗原 D［Rhesus antigen D，Rh（D）］。血型经常被误解，其小结见表 6.1。严重创伤性损伤导致的出血性休克，很少有足够的时间进行充分的相容性试验。在紧急情况下，当面临快速出血时，使用"万能供体"未交叉匹配的血液（例如，O 型 RBCs 和 AB 型 FFP）存在低于 1% 的风险出现同种抗体介导的急性溶血性输血反应。首先必须检测 ABO-Rh 血型，这通常可以在 5 min 内完成。使用未交叉匹配但类型相同的血液存在不相容性风险为 0.2%。然而，在有输血史和相关 RBC

表 6.1　血液分型和相容性概述

	受血者血型							
	A		B		AB		O	
受血者 Rh(D)	+	−	+	−	+	−	+	−
RBC 抗原	A, Rh(D)	A	B, Rh(D)	B	A, B, Rh(D)	A, B	Rh(D)	无
血浆 ABO 抗体	抗 B 抗体		抗 A 抗体		无		抗 A 抗体, 抗 B 抗体	
US 使用频率（%）	35.7	6.3	8.5	1.5	3.4	0.6	37.4	6.6
可相容 RBCs（ABO-Rh）	A+, A−, O+, O−	A−, O−	B+, B−, O+, O−	B−, O−	所有	A−, B−, AB−, O−	O+, O−	O−
可相容血浆*	A, AB		B, AB		AB		O, A, B, AB	
可相容血小板*	A, AB, (B, O)		B, AB, (A, O)		AB, (A, B, O)		O, A, B, AB	
可相容冷冻沉渣	A, B, AB, O		A, B, AB, O		A, B, AB, O		A, B, AB, O	

* 在可行的情况下，首选特定血型的血小板，因为混合单位可能含有微量的 RBCs。RBC, 红细胞; Rh（D）, Rhesus 抗原 D; US, 美国

抗原暴露史的患者中，发生严重反应的风险可能更高，而在以前多次输过血的患者中风险可能达到 30%。标准自动化抗体筛选可将不相容的风险降低到 0.06%，且完全交叉匹配可将其进一步降低到 0.05%。

　　浓缩 RBCs 含有少量的残余血浆。因此，当 O 型供体的 RBCs 在紧急情况下被输注时，接受者被接种一定量的抗 A 和抗 B 抗体。这种接种的意义取决于接受者的血型、持续出血的速度、O 型血的输注量以及供体抗体的效价。关于一旦有同类型血液可用就换用是否安全的这个问题上，一直存在争论。例如，许多中心采用一种实用性方法，并在可用时立即切换到特定血型的血液。一些中心建议在输注 4～12 个单位 O 型 RBCs 后继续使用 O 型 RBCs。大多数血库通过受血者血液样本反复确定抗体效价并发放适当的血制品。最终决定继续用 O 型 RBCs 还是转向使用特定血型的血液（当可用时）必须权衡特定临床情况下溶血反应的相对低风险，还是珍贵的 O 型血液的耗竭。

　　同样，鉴于其稀缺性，保护万能供体 O 型 RBCs 和 AB 型血浆已成为许多血库的首要任务。为此，许多机构现在将 O+RBC 用于需要非交叉匹配血液的特殊情况。对 Rh（D）−患者输注 Rh（D）＋红细胞的主要风险是引发育龄期妇女的 Rh 同种异体免疫，从而可导致新生儿溶血病。因此，使用未交叉匹配的 O+血液应仅限于男性和老年妇女。A 型血浆在某些大体量中心同样也被用于 AB 型。研究发现，在 O 型和 B 型血浆中，抗 B 抗体弱于相应的抗 A 抗体。一小部分北美人口（约 15%）为 B 型或 AB 型血；此外，抗体的稀释及与循环中 ABO 抗原结合可能会降低其临床意义。一系列前瞻性观察试验证实，在需要未交叉匹配血液制品时，A 型血浆是安全的。因此，在大量输血早期使用 A 型血浆变得越来越普遍。

创伤早期输血和治疗凝血病的方法

　　血液制品通过恢复循环血量、维持携氧能力以及预防和治疗凝血病，在创伤患者的复苏中发挥不可或缺的作用。然而，输血具有许多固有的风险，例如循环超负荷、输血相关性肺损伤、输血相关性不良反应、感染性并发症和免疫影响。大量文献证实，在纠正疾病严重程度和损伤时，不同的危重患者输血存在明确的风险，且与不良结局相关。因此，在患者复苏期间，麻醉科医师必须在治疗休克和发生输血相关的不良结局之间权衡利弊。不同损伤程度、止血方法、凝血功能障碍、血管通路、生理代偿以及血液制品可用性等使决策复杂化。为了应对这些挑战，出现了两种截然不同的输血方法：经验性输血和目标导向性输血。

经验性按比例输血

20 世纪 90 年代末至 21 世纪初，在军事和民用中大量输血的实用性经验得出一种观念，将 FFP、血小板和 RBCs 以近似 1∶1∶1 的比例混合，使之与全血类似，这种方法减少了凝血病的发生，且产生了更好的输血效果。这种富含血浆的复苏做法与传统方法形成鲜明对比，传统做法在初始复苏时主要使用红细胞和晶体液，并根据需要延迟使用 FFP、血小板和冷沉淀，以解决具体成分血的缺乏。支持者认为，传统的凝血实验室测试缺乏必要的速度和敏感性，而这些在重大创伤后急迫的复苏工作中是实际需要的。使用基本接近全血的重组血液，可以提供血小板和凝血因子，还可以预防稀释性凝血病。

2015 年，首个随机前瞻性试验，即实用随机理想血小板与血浆比例（the pragmatic，randomized optimal platelets and plasma ratios，PROPPR）试验，其用于测试经验性 FFP 的结果：创伤患者复苏期间的 RBC 比例。患者被随机分为 FFP∶血小板∶RBC 比例为 1∶1∶1 或 1∶1∶2 两组。在两种主要结果中均未发现显著统计学差异：24 小时和 30 天死亡率。在次要结果中也未发现显著差异，包括肺水肿和急性呼吸窘迫综合征等。根据设计，1∶1∶1 组患者接受 FFP 和血小板的比例明显高于 1∶1∶2 组。事实上，在 1∶1∶2 组，只需要一轮输血周期的患者没有接受任何血小板输血。事后分析认为，1∶1∶1 组患者因早期失血死亡较少，其止血作用更具优越性。PROPPR 既没有将经验性与目标导向性输血策略进行比较，也没有回答富集血浆的复苏策略是否优于血浆比例较少的输血策略。然而，其结果有助于强化已经确立的 1：1：1 或 1：1：2 输血的做法，提示 1：1：1 可以改善与止血相关的某些结果，也证实了在第一轮输血周期中省略血小板的安全性。

凝血病的目标导向治疗

与复苏的经验性按比例输血不同，目标导向策略力图找出凝血功能缺陷，并以靶向性策略进行治疗。支持者认为，这种方法更优越，具有更好的止血效果，并可避免血液制品的过度使用。如前所述，传统的凝血功能检测速度太慢且不精确，无法在动态复苏过程中使用。因此，黏弹性止血测定（viscoelastic hemostatic assays，VHAs）是该方法的基石。目标导向策略在欧洲、澳大利亚和北美的主要学术中心中越来越受欢迎，例如，血栓弹力图（thromboelastography，TEG）、旋转血栓弹力检测（rotational thromboelastometry，ROTEM）和 Sonoclot 分析等。表 6.2 示 VHAs 和可能的干预措施的基本概要（进一步讨论凝血功能监测可见第 11 章）

大量输血的组织与实践

大量输血方案的作用

大量输血有着不同的定义，多数认为在 24 h 内输注 10 个或更多单位的 RBCs。如严重创伤患者，可在 30 min 内即达到该阈值。因此，床边治疗团队和血库之间的协调方法至关重要。然而，由于沟通不畅、工作量大和动态需求，大量输血时的无序节奏可能会使双方感到沮丧。为此，很多创伤中心已经制定大量输血方案（massive transfusion protocols，MTPs）。佛罗里达州迈阿密的莱德创伤中心的大量输血方案如图 6.1 所示。MTPs 旨在加快、标准化和简化向床边提供急需血液制品和止血辅助物。激活 MTP 的标准在各中心之间差别很大。医师判断、损伤严重程度和休克证据是最常用的触发因素。尽管有人认为这些组合检测可能代表了最佳实践，但精确的大量输血可能性评分算法、实验室检查、抗纤维溶解药物

表 6.2 血栓弹力图（TEG）、旋转血栓弹力检测（ROTEM）参数及潜在干预措施比较

TEG 术语	ROTEM 术语	凝血功能检查	创伤中常见异常和可能的干预措施
从起始点到基线上方 2 mm R（反应时间）	CT（凝血时间）	凝血级联启动	绝对或相对凝血因子缺乏；血浆、凝血酶原复合物浓缩
从基线上 2 mm 到 20 mm K（凝块形成时间）	CFT（凝块形成时间）	凝血级联放大（例如，血栓破裂），纤维蛋白交联，凝血蔓延	纤维蛋白原缺乏症；冷沉淀、纤维蛋白原浓缩物
α 角	α		
最大凝固强度/振幅 MA（最大振幅）	MCF（最大凝块硬度）	血小板聚集和血凝块强度	功能失调或血小板低；血小板输血、DDAVP（去氨加压素）
振幅（时间间隔）A（30、60 s）	CA（>5 s，以 5 s 递增）		
血凝块溶解（时间间隔）LY（30、60 min）	LI（30、45、60 min）	纤维蛋白溶解	纤溶亢进；抗纤溶药物

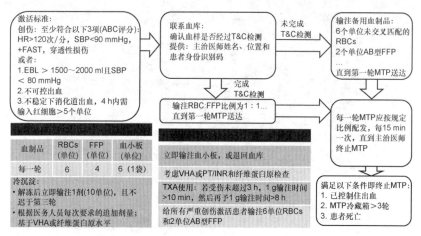

图 6.1 莱德（Ryder）创伤中心大量输血方案。HR= 心率；SBP= 收缩压；FAST= 创伤超声重点评估；EBL= 估计失血量；RBCs= 红细胞；T&C= 血型和交叉配血试验；FFP= 新鲜冰冻血浆；MTP= 大量输血方案；VHA= 黏弹性止血试验；PT= 凝血酶原时间；INR= 国际标准化比率；TXA= 氨甲环酸

和 VHA s 通常较少被采用。

大量输血方案的激活和适用范围

MTP 激活的常见情形，可通过对血库进行一次电话呼叫或下达计算机指令至血库，之后血制品将以标准化批量持续到达，直至电话再次呼叫或计算机指令要求停止该过程。血库工作人员应对激活MTP 的患者优先处理。床旁的优先级应体现在立即从患者身上抽取血样，并正确贴标签后送检进行抗体筛选、血型和交叉配血。典型的 MTP 将提供 FFP：血小板：RBCs 比例为 1：1：1 或按其他预先设定的比例。许多血库将首先提供未交叉匹配的 O－或 O＋RBCs，之后一旦有相同类型的血液可用则立即提供。解冻的 AB 型或 A 型血浆可能或不可能立即获得。解冻 FFP 可能需要长达 45 min，因此会延误其送达时间。通常每 6 至 10 个单位的红细胞提供一份成人剂量的血小板（例如，按惯例提供 6 个来自随机供体的混合单位或1 个单采血液单位）。冷沉淀在解冻后也会尽快提供，按每 6 到 10

个单位的 RBCs 提供一到两个库存单位进行预配。MTP 的激活同时配送抗纤溶药物，如下文所述。由于麻醉科医师经常与血库沟通互动，并经常给患者输血，他们在实施、调整和改进 MTPs 及帮助形成医院政策中具有特殊的地位。

大量输血的并发症

大量输血的并发症与血液制品的使用和潜在的血容量过多相关。尽管难以控制混淆因素，大量输血仍与许多不良结局有关。因此，谨慎的做法是，只针对伤势最重的患者定制大量输血方案，并在控制出血前后提供合理的复苏。输血的目的应该是维持循环血容量、氧供和凝血功能，以确保充分的组织灌注，避免休克后遗症。为追求正常血压而盲目复苏，尤其是外科止血之前，可能最终对患者有害，因为不必要的血液制品输注，可导致低体温以及凝血病。

大量输血期间常会发生低钙血症。如前文所述，在 RBCs 中用作抗凝剂的枸橼酸与循环中的钙（和镁）离子结合，导致低钙血症。枸橼酸盐正常情况下会被肝迅速代谢；然而，休克可能导致肝功能障碍，代谢受损，以及枸橼酸盐毒性。患者表现为心肌抑制，可能会进展为明显的急性心力衰竭，并伴低血压及脉压变小。因此，频繁监测钙离子和静脉补钙是大量输血的必备要素。

促凝物质

抗纤溶药物

初步止血始于纤维蛋白聚合在止血栓子中，接着血小板黏附其上以增强其强度。如前所述，纤溶亢进是 ATC 的主要组成部分，并且可能与损伤的严重程度成正比。鉴于纤溶亢进对早期凝血有潜在的不良影响，抗纤溶药物在创伤中的作用一直是研究的课题。氨甲环酸（tranexamic acid，TXA）是其中的一种药物，它是一种人工合成的赖氨酸类似物，可抑制纤溶酶原转化为纤溶酶。纤溶酶是一种丝氨酸蛋白酶，负责多种复合物的蛋白溶解，其中包括纤维蛋白。因此，TXA 能够中断纤维蛋白溶解的一条通路。2010 年发表的一项具有里程碑意义的研究，即抗纤溶药物治疗严重出血的临床随机化 2（the clinical randomization of an antifibrinolytic in significant hemorrhage 2，CRASH-2）研究，明确了 TXA 在创伤患者中的作用。在 40 个国家的 274 家医院中，两万多例出血或有出血风险患者被随机注射安慰剂或 1 g TXA（注射时间超过 10 min），再在 8 h 内输注 1 g TXA。结果显示，试验组的主要结果即院内 28 天死亡率相对较低，差异具有统计学意义。值得注意的是，随后的亚组分析显示，在受伤后 3 h 内使用 TXA 时，出血导致的死亡率显著减少，而在 1 h 内使用时，结果最为可观。3 h 窗口之外的使用与死亡风险相对增加相关。TXA 在军事创伤急救复苏中的应用（the military application of tranexamic acid in trauma emergency resuscitation，MATTERs）以及 MATTERs Ⅱ研究中进一步验证了这一研究结果。这些回顾性调查再次提示，特别是大量输血的患者，使用 TXA 可导致具有统计学意义的死亡率下降。

其他抗纤溶制剂［例如 6- 氨基己酸（Amicar）］的潜在效用尚未确定。与氨甲环酸相比，氨基己酸的效力要低 10 倍，并且其最佳给药策略尚不清楚。

重组和浓缩凝血因子

在大量输血和凝血功能障碍的情况下，广泛用于术中控制出血的第一个重组凝血因子是重组因子Ⅶa（recombinant Factor Ⅶa，rFⅦa）。因子Ⅶ与组织因子结合，通过因子 X 启动凝血酶生成。在出现弥散性微血管出血时，它的超说明书使用的初衷是促进血凝块生成。一项关于难治性创伤性出血的试验和后续检验分析（post hoc）显示，输血需求减少但死亡率并未改变，且冠状动脉和心血管血栓栓塞的风险增加。因此，创伤治疗目前并不常使用 rFⅦa。

凝血酶原复合物（prothrombin complex concentrates，PCCs）是通过离子交换层析法从冷血浆上清中提取。虽然国际上有许多产品，但只有少数产品得到了美国食品和药品监督管理局（the United States food and drug administration，FDA）的批准。三因子 PCCs 包含凝血因子Ⅱ、Ⅸ和Ⅹ，但因子Ⅶ明显缺乏［如 BebulinVH（美国巴克斯特医疗保健公司）和 Profilnine SD（美国格里福尔斯）］。其临床疗效不如含有因子Ⅶ的四因子 PCCs。FDA 批准的两种四因子 PCCs 是 Kcentra（德国杰特贝林生物制品有限公司）和 FEIBA NF（美国巴克斯特），后者含有活性因子Ⅶ。尽管 PCCs 已在欧洲用作以黏弹性止血检查（VHA）为指导的方案的一部分，但其在美国使用的实际经验仍然很少。创伤中使用 PCCs 的主要指征是紧急逆转华法林的过度抗凝作用（表 6.3）。当缺乏特异性纯化凝血因子制品时，PCCs 也用于治疗维生素 K 依赖凝血因子先天性缺乏引起的任何出血。PCCs 确实存在诱发血栓栓塞并发症的风险，且关于其使用后促血栓形成状态的持续时间的证据仍有矛盾。

浓缩纤维蛋白原

鉴于纤溶亢进频发以及低纤维蛋白原血症与不良后果之间的关联，对于早期补充纤维蛋白原的关注度有所提升。一种浓缩纤维蛋白原（fibrinogen concentrate，FC）制品（RiaSTAP，德国杰特贝林生物制品有限公司）已获得 FDA 的批准。虽然 FC 在欧洲越来越多地被作为一种早期促进凝血的方法而采用，但目前仍缺乏前瞻性证据。目前，一些早期使用 FC 补充纤维蛋白原和各种不同结果之间关系的试验正在进行，或已完成但尚未报道。

使用抗凝药物的创伤患者

长期口服抗凝剂的患者遭受创伤性损伤，对麻醉科医师提出了特殊的挑战。表 6.3 列出了口服抗凝剂及其拮抗的指南。由于以前可供用于拮抗口服抗凝剂的选择性很少，直接口服抗凝剂（direct oral anticoagulants，DOACs），如直接凝血酶抑制剂和因子 Xa 抑制剂的应用，已让很多美国麻醉科医师对 PCCs 非常熟悉。目前，特异性拮抗剂正在慢慢出现并开始使用。

表 6.3　创伤患者口服抗凝剂及其拮抗

	机制	实验室指标	半衰期（h）	可透析清除	特异性拮抗剂	非特异性拮抗剂	辅助治疗
华法林	维生素 K 拮抗剂	↑ PT/INR		否	无	4F-PCC，FFP	维生素 K
达比加群酯（泰毕全）	直接凝血酶抑制剂	↑ aPPT	12~17	是	艾达司珠单抗	aPCC	口服活性炭
阿哌沙班	直接因子 X a 抑制剂	±↑ PT/INR	9~14	否	研究中：Andexanetalfa, aripazine/ciraparantag	4F-PCC	
依度沙班		±↑ aPPT	10~14	否			
利伐沙班			5~13	否			

在所有情况下，考虑输注抗纤溶药物和血小板。当无 4F-PCC 可使用时，可考虑使用 3F-PCC＋/-FFP，rFVIIa。3F-PCC，三因子凝血酶原复合物（如 Bebulin VH 和 Profilnine SD）；4F-PCC，四因子凝血酶原复合物（如 Kcentra）；aPCC，活化四因子凝血酶原复合物（如 FEIBA NF）；FFP，新鲜冰冻血浆；rFⅦa，重组凝血因子Ⅶa

创伤输血和促凝的实用方法

创伤后的出血性休克和凝血功能障碍呈动态变化，且其进展与损伤的严重程度成正比。它们的进展轨迹取决于循环损伤的程度和持续时间，以及止血的速度。除了维持生理环境如纠正体温、电解质和 pH 等异常外，尚无单一用于输血及治疗凝血病的最佳方法。麻醉科医师必须依靠有适应证的、易获得、被熟知且及时的监测方式、药物辅助、输血策略和凝血功能检测法。因此，实用性是创伤后处理的基础。输血和凝血障碍治疗是仍需积极探索的领域，其也为持续学习和实践改进提供了宝贵的机遇。

要点

- 出血是可预防的创伤后主要死亡原因之一。其治疗始于对同时伴发的休克症状的及时识别。
- 急性创伤性凝血病的进展与损伤的严重程度成正比，这是即时和延迟机制共同作用的结果。
- 输血疗法旨在支持循环血容量，维持组织灌注及治疗凝血病。
- 当面临严重损伤和出血性休克时，大量输血方案可加快、简化和规范血液制品的配送。
- 关于创伤后血液成分治疗的最佳方法，目前有两种相互争论的观念：固定比例的经验性输血和由黏弹性止血测定支持的目标导向疗法。
- PROPPR 试验已用于证实广泛使用的经验性输血方法的有效性，即 FFP：血小板：RBCs 比例为 $1:1:2$ 或 $1:1:1$。
- 氨甲环酸作为一种抗纤溶药物，已被证实在出血性创伤患者中于伤后 3 h 内使用可改善预后。

致谢

本章的编辑、出版商和作者感谢 Richard Dutton 为《麻醉创伤精要》第 1 版撰写本专题，为本章的撰写奠定了基础。

（纪文焘译 余喜亚校）

拓展阅读

1. Cap A, Hunt BJ. The pathogenesis of traumatic coagulopathy. *Anaesthesia* 2015;**70**:96–e34.

2. CRASH-2 Trial Collaborators. Effects of tranexamic acid on death, vascular occlusive events, and blood transfusion in trauma patients with significant haemorrhage (CRASH-2): a randomised, placebo-controlled trial. *Lancet* 2010;**376**:23–32.

3. CRASH-2 Trial Collaborators. The importance of early treatment with tranexamic acid in bleeding trauma patients: an exploratory analysis of the CRASH-2 randomised controlled trial. *Lancet* 2011;**377**:1096–1101.

4. Curry N, Rourke C, Davenport R, et al. Early cryoprecipitate for major haemorrhage in trauma: a randomised controlled feasibility trial. *Br J Anaesth* 2015;**115**:76–83.

5. Grottke O, Levy JH. Prothrombin complex concentrates in trauma and perioperative bleeding. *Anesthesiology* 2015;**122**:923–931.

6. Holcomb JB, Tilley BC, Baraniuk S, et al. Transfusion of plasma, platelets, and red blood cells in a 1:1:1 vs a 1:1:2 ratio and mortality in patients with severe trauma: the PROPPR randomized clinical trial. *JAMA* 2015;**313**:471–482.

7. Hunt H, Stanworth S, Curry N, et al. Thromboelastography (TEG) and rotational thromboelastometry (ROTEM) for trauma-induced coagulopathy in adult trauma patients with bleeding. *Cochrane Database Syst Rev* 2015;(2):CD010438.

8. Morrison JJ, Dubose JJ, Rasmussen TE, Midwinter MJ. Military application of tranexamic acid in trauma emergency resuscitation (matters) study. *Archiv Surg* 2012;**147**:113–119.

9. Rossaint R, Bouillon B, Cerny V, et al. The European guideline on management of major bleeding and coagulopathy following trauma: fourth edition. *Crit Care* 2016;**20**:1–55.

10. Winearls J, Reade M, Miles H, et al. Targeted coagulation management in severe trauma: the controversies and the evidence. *Anesth Analg* 2016;**123**:910–924.

创伤患者的全身麻醉

Michael D. Bassett，Charles E. Smith

引言

　　创伤影响新生儿到老年人所有年龄段的人群。它是美国 1 至 46 岁人群的首要死因，也是所有死因中的第三大死因（见第 1 章，图 1.1）。麻醉医师对创伤患者的治疗，始于气道管理和休克复苏，持续至在手术期间的术中管理，并在术后扩展到危重症和疼痛管理。创伤患者对麻醉医师来说是一个独特的挑战，因为他们的急性损伤和慢性合并症都必须得到诊断和治疗。本章将重点介绍接受全身麻醉的创伤患者的围术期管理。

术前准备

　　在患者面临危及生命的创伤，需要在全身麻醉下进行紧急或急诊手术的情况下，收集关于患者信息的时间较为有限。

- 在诱导之前，应该回顾病史，包括过敏史、家庭用药、手术史和以前的麻醉经历。
- 有关创伤机制和所需干预措施的重要细节通常可从院前和急诊科人员获得。
- 如果患者无法提供病史和知情同意书（不稳定或不合作、中毒、镇静、颅脑外伤和精神状态改变、已行气管插管），如可能应联系家属并询问情况。
- 应做相关实验室检查（全血细胞计数、基本代谢学检查、血型和交叉实验、凝血试验）和放置 Foley 导尿管。

- 可能需要快速补充容量以进行复苏。

建立外周静脉（IV）通路非常重要，最好使用两根大口径导管或中心静脉导管。中心静脉通路（如导入鞘管）有助于大量输液，并提供了使用紧急药物、强心药和升压药物的安全途径。此外，如果置入中心静脉导管，则可以监测中心静脉压。除心脏手术外，Swan Ganz 导管的放置很少用于创伤患者。有三个部位可以获得中央通路：锁骨下静脉、颈内静脉和股静脉（参见第 5 章）。锁骨下静脉在休克时仍然保持开放，因为其血管壁被黏附在相邻的韧带、筋膜和骨膜上的厚纤维膜加固。此外，这种静脉可以在患者佩戴颈托的情况下穿刺置管。它在三个穿刺点中的感染率最低。股静脉置管可避免气胸、血胸或心律失常的可能性，并且可以在心肺复苏期间穿刺。此外，可以在不对颈部进行任何手法操作的情况下穿刺该静脉。如果有广泛的腹部或下肢损伤，则不适合选择股静脉。佩戴颈托的患者可能无法进入颈内静脉，当怀疑颈椎损伤时，不建议旋转或伸展颈部以便进入颈内静脉。在可能的情况下，麻醉诱导前建立动脉监测可有一定的帮助。

当创伤患者病情稳定，且有足够的时间准备，应对其完成全面的病史和体格检查，回顾影像学和实验室数据，并在手术前对创伤患者进行内科调整以优化病情。

手术室配置

为了有效地管理创伤患者，麻醉医生首先应正确地配置手术室。将手术室指定为具有现成设备的"创伤手术室"是有益的。这是 1 级创伤中心的常规做法。一旦指定了手术室，就应维持房间温暖以使患者热量损失最小化并改善体温稳态。如果出血的患者突然到来并且他们的血型尚未确定，则需要在手术室血液冷冻箱中配备数个单位的 O 型 Rh 阴性血随时备用。

成人创伤的标准配置包括以下多个条目：

- 应该有一个功能正常的麻醉机，氧气供应源和吸引器并配备好吸引的 Yankauer 吸引头。
- 应该对机器正确检查和校准。

- 房间里应该有一个备用的 E-cylinder 氧气罐和备用的 Ambu 呼吸球囊。
- 应配备有标准的美国麻醉医师协会（ASA）监护仪并可正常工作。
- 应准备各种类型的气道设备。
- 所有静脉导管应使用晶体预充并排空空气。
- 应准备好用于快速扩容的加压输液袋和用于胃减压的鼻胃管 / 胃管。
- 应在房间内准备好用于留置静脉、动脉和中心静脉的导管套装配套件。
- 具有冲洗功能的已校准的无菌传感器应备好在位，等待连接至动脉和中心静脉导管进行有创监测。
- 应备好输血设备，包括带有连接在泵上的输血加温器和血液过滤器。有时需要两个液体加温器。
- 在预期会出现大量失血的情况下，应准备好预充好的带输液加温的快速输液装置。
- 室内应备有对流压缩空气保温毯和保温垫，并与电源相连接。

房间里的所有药物都应该贴上药物、浓度和日期的标签。诱导药物应包括依托咪酯和氯胺酮（或丙泊酚和硫喷妥钠，如果血流动力学稳定）。遗忘药物包括咪达唑仑和东莨菪碱。如果患者低血压且病情不稳定，则使用东莨菪碱（0.4 mg IV）。应准备好琥珀胆碱和罗库溴铵（或维库溴铵）用于神经肌肉阻滞。如果使用罗库溴铵插管时出现插管和（或）通气困难，舒更葡糖（Sugammadex）能迅速逆转神经肌肉阻滞。芬太尼、吗啡或氢吗啡酮可用于术中和术后疼痛控制。复苏药物包括氯化钙、碳酸氢钠、去氧肾上腺素和去甲肾上腺素。急救药物包括肾上腺素、阿托品、利多卡因和血管加压素。此外，在切皮之前，应该给予抗生素。还应提供凝血酶原复合物浓缩物、纤维蛋白原浓缩物、氨甲环酸和重组凝血因子ⅦA。

众所周知的助记符"MSMAIDS"已被用于协助为所有类型的手术准备手术间（表7.1）。这个助记符易于适应，有助于为创伤患者准备手术房间：

表 7.1　麻醉医生的创伤手术室配置

助记符号： MSMAIDS	项目	说明
机器 （Machine）	麻醉机	确认麻醉机已经检查，正确校准，并且已连接呼吸回路。除了机器供氧外，还应该有一个便携式 E-cylinder 氧气罐和一个 Ambu 球囊
吸引器 （Suction）	吸引器	应该有一个与 Yankauer 吸引器相连的正常工作的抽吸源，独立于手术 / 护理之外
监护仪 （Monitors）	氧气分析仪 心电图 心率 呼吸频率 脉搏血氧饱和度仪 血压 呼末二氧化碳 温度	显示器应校准并正常工作。这些代表了对每例患者的标准监控。创伤患者可能需要额外的监测（见表 7.2）
气道 （Airway）	气道设备	应该有多种不同型号的面罩、口腔 / 鼻腔气道，带套囊的气管插管，管芯导丝，喉罩以及带有多种镜片选择的喉镜。每个房间还应该备有一个气管导管。此外，应该备好随时可用的困难气管插管的设备，如气管导管管芯，视频喉镜，纤支镜，经气管喷射通气，环甲膜切开术套件和气管造口套件
静脉通路 （IV）	静脉通路设备	应该有大口径外周静脉导管（14 号和 16 号导管）、止血带、静脉导管已冲洗并连接到液体加热器、动脉导管套件、中心导管套件以及冲洗并连接到监护仪的压力传感器。此外，房间里应该有充足的晶体液供应，附近冰箱里应该备有几个单位的 O 型 Rh 阴性血
药物 （Drugs）	药物	应该有麻醉诱导药物、吸入麻醉药、阿片类药物、神经肌肉阻滞剂、升压药、抗生素、肌松拮抗药物和急救药物。某些患者可能需要特定的药物来治疗其潜在的病理生理情况。例如糖尿病患者使用胰岛素或甘露醇治疗颅脑损伤患者颅内压升高

续表

助记符号：MSMAIDS	项目	说明
特殊（Special）	输血用品	应该用等渗的晶体液（如 0.9% 的生理盐水）预充输血管路和过滤器，并将其连接到输液加温器上。此外，应准备好快速输血装置和加压袋
	温度	手术室应加温，并备有压缩空气对流保温毯。此外，放置在患者身上的所有手术单都应该被加热，如果可能的话，放置凝胶垫加热床垫。所有的静脉注射和血液导管都应该连接到输液加温器上
	其他	房间里还应该贮备有 Foley 导尿管、胃管、温度热敏电阻、周围神经刺激器，可能还需要要脑电双频指数监测仪。房间内配有超声可以帮助动脉和（或）中心静脉的穿刺

- M–Machine，机器
- S–Suction，吸引器
- M–Monitors，监护仪
- A–Airway，气道
- I–IVs，静脉通路
- D–Drugs，药物
- S–Special，特殊

监测

标准的 ASA 监测包括在所有类型的麻醉过程中，有资质的麻醉工作人员手术全程都在场（参见第 9 章）。此外，还要持续评估患者的氧合、通气、循环和温度。通过在每个呼吸机中使用具有低浓度警报的氧分析仪，具有可变间距脉搏音调和低阈值警报的脉搏血氧计，以及照明和检查患者肤色等来评估患者的氧合。通气的测量方法有：胸廓起伏、呼吸音听诊、观察贮气呼吸皮囊。当使用气管导管或喉罩时，用二氧化碳描记图进行持续呼气末二氧化碳（CO_2）分析。此外，应该有一个声音警报，以提醒是否存在升高和降低的呼气末二氧化碳，以及检测呼吸回路断开。通过连续心电图（ECG）监测循环，血压和心率至少每 5 min 测定一次。术中持续监测体温。以上是患者监测的最低要求。在紧急情况下，就像创伤患者经常遇到的情况一样，生命支持措施优先于标准监测。但是，一旦患者病情稳定，应进行适当的监测。创伤患者通常不稳定，其治疗需要额外的监护（表 7.2）。

表 7.2　创伤临床病情的附加监测内容

监护仪	临床病情
中心静脉压	低血容量、休克（所有类型）、心脏压塞、心肌挫伤、心脏瓣膜损伤、空气栓塞、肺挫伤
肺动脉导管	心肌挫伤、冠状动脉损伤、心脏瓣膜损伤、创伤性或先前存在的心力衰竭、肺动脉高压、心脏压塞、急性呼吸窘迫综合征、低压和高压肺水肿的鉴别、严重慢性阻塞性肺疾病、低血容量和心源性休克、外伤性胎盘早剥
混合静脉血氧饱和度测定	低灌注，低心排状态
脉搏波形分析（如 Vigileo、LiDCO）	动脉脉压的呼吸变异度和其他可替代每搏量的指标。用于评估前负荷和输液反应性
经食管超声心动图	危及生命的低血压、心肌挫伤、冠状动脉损伤、心脏瓣膜损伤、心房或心室间隔损伤、主动脉夹层、栓塞（空气、脂肪、血液）、胸主动脉破裂、低血容量和心源性休克（见第 10 章）
血栓弹力描记图 / 血栓弹力测定	大量输血，先前存在凝血异常
颅内压	创伤性脑损伤，GCS 评分下降
诱发电位（感觉、运动）	脊柱、大脑或周围神经功能处于高危状态的各种外科手术

全身麻醉

麻醉和辅助药物需要根据创伤患者的 5 种主要临床病情进行选择：

- 气道管理，
- 低血容量，
- 颅脑损伤，
- 心脏损伤，
- 烧伤。

创伤患者全身麻醉的目标包括维持生理稳定，提供镇痛、遗忘、意识消失和外科肌松（表 7.3）。必须注意避免反流误吸和加重已知（或疑似）颈椎损伤。

气道管理和麻醉药（参见第 3 章）

误吸预防

气管插管全身麻醉适用于不稳定、不合作或有多处创伤的患者。

- 创伤患者应始终当做是饱胃，有误吸的危险。原因包括在受伤前 8 h 内摄入食物或液体，吞咽鼻部或口腔受伤的出血，与创伤应激相关的胃排空延迟，以及腹部或胸部 CT 扫描的口服造影剂。
- 如果患者的气道检查结果良好，则在最大预给氧后，首选快速序贯诱导（rapid sequence induction，RSI）进行气管插管（表 7.4）。根据临床指征对患者实施手法中轴线颈椎固定。
- 在进行 RSI 时，依托咪酯和氯胺酮比丙泊酚和硫喷妥钠有优势，因为它们对心血管和呼吸抑制较少。
- 琥珀胆碱（1～2 mg/kg IV）是神经肌肉松弛剂的首选，因为它起效快（不到 1 min）且持续时间短（5～10 min）。
- 琥珀胆碱确有一些不良的副作用［增加胃内压、眼内压和颅

表7.3 创伤患者全身麻醉的目标

1. 重新建立并维持正常的血流动力学
   a. 低血压先用液体，然后用血管升压药物
   b. 经常评估酸碱状态、血细胞比容、尿量
   c. 如果血压令人满意，则逐步增大麻醉药物剂量

2. 最大限度扩大手术暴露视野和减少肠道水肿
   a. 根据需要限制液体
   b. 通过缩短麻醉时间来限制失血
   c. 优化神经肌肉阻滞
   d. 鼻胃管或口胃管用于肠道减压
   e. 避免使用氧化亚氮

3. 限制低体温
   a. 监测核心温度
   b. 加温所有静脉输液和血液
   c. 保持患者覆盖以被单
   d. 手术室加温（＞24 ℃）
   e. 患者身下应用对流加热毯
   f. 在手术床上应用凝胶暖床垫

4. 帮助减少失血和凝血障碍
   a. 如果失血过多，建议外科医生停止操作并包扎（损伤控制）
   b. 经常监测血细胞比容、钙离子、凝血功能分析
   c. 为大剂量应用枸橼酸盐患者补钙
   d. 根据临床指征，给予血浆、血小板、冷沉淀、纤维蛋白原、凝血酶原复合物和氨甲环酸

5. 限制其他系统的并发症
   a. 监测颅内压，维持脑灌注压＞70 mmHg
   b. 监测气道峰压和潮气量。对气胸保持警惕。采用保护性肺通气策略：潮气量 4～6 ml/kg，PBW；PEEP≥5 cm H_2O；气道平台压＜30 cm H_2O（另见第16章）
   c. 监测尿量
   d. 监测外周末梢脉搏

缩写：PBW＝预测体重。

改编自 Chou HG and Wilson WC. Anesthesia considerations for abdominal trauma. In：Smith CE, ed.Trauma Anesthesia. New York，NY：Cambridge University Press；2015

表 7.4　快速序贯诱导插管时机

时间（min）	操作
−3 min 至 0	预充氧（关键步骤）
−3 min（可选）	预箭毒化（0.03 mg/kg 罗库溴铵或等效物）
−1 min（可选）	小剂量阿片类药物
0 min	诱导药物
失去知觉时	环状软骨加压 [a] 神经肌肉阻滞剂： —琥珀胆碱，1 mg/kg，如果没有预箭毒化，或 —琥珀胆碱，2 mg/kg，如果预箭毒化，或 —罗库溴铵，1.0～1.2 mg/kg 无手控通气 [b]
+0.75～1.5 min（阻滞完善时）	喉镜和插管
气管插管后	释放环状软骨压力，确认呼末二氧化碳波形

[a] 环状软骨加压可使气道变形，增加气管插管难度。
[b] 如果患者预充氧不足或有缺氧和高碳酸的风险（改良的 RSI），则使用低充气压力（<20 cm H_2O）对肺部进行人工通气。

引自 Donati F. Pharmacology of neuromuscular blocking agents and their reversal in trauma patients. In: Smith CE, ed. Trauma Anesthesia. New York, NY: Cambridge University Press; 2015

内压（ICP），某些神经肌肉疾病和烧伤患者中钾释放过多]，在某些患者中禁用（表 7.5）。

- 如果琥珀胆碱禁忌，可使用罗库溴铵（1.0～1.2 mg/kg）静脉注射，起效快（1～1.5 min），无不良反应。
- 如果不可插管和通气，罗库溴铵较长的作用时间可能是不利的。在这些情况下，必须有其他替代方法来保持气道通畅，包括环甲膜切开术或气管造口术。在这种情况下有外科医师随时待命可能很有帮助。尽管舒更葡糖以 16 mg/kg 的剂量可以快速拮抗罗库溴铵，但在不能插管、不能紧急通气的情况下，不能依靠药物干预来挽救患者。
- 近年来，环状软骨压迫的价值受到质疑，因为它能导致：
  · 压迫声门，
  · 气道变形，

表 7.5 琥珀胆碱及其在创伤患者中的不良反应

影响	因预箭毒化而减少	以下病情会加重不良反应	说明
常见副作用			
肌束颤动	是		尤其是肌肉发达的患者
肌肉疼痛	是		尤其是肌肉发达和能够行走的患者
高钾血症	否	烧伤、脊髓损伤、挤压伤	原有高钾血症的患者可能有危险。酸中毒风险增加
心动过缓，心搏停止	否	更常见于儿童，或在第二剂琥珀胆碱后	阿托品预防
儿茶酚胺释放	是		
眼内压增加	否	浅麻醉，肌松不够	
颅内压增高	不明确	浅麻醉，肌松不够	头部外伤患者临床意义可能不大
罕见的副作用			
恶性高热	否		
咬肌痉挛	否		
长时程阻断	否		血浆胆碱酯酶活性降低或非典型患者
横纹肌溶解	否	肌肉营养不良，皮质类固醇治疗	高钾性心脏停搏的风险
过敏反应	否		

引自 Donati F. Pharmacology of neuromuscular blocking agents and their reversal in trauma patients. In: Smith CE, ed. Trauma Anesthesia. New York, NY: Cambridge University Press; 2015.

- 食管移位，
- 在插管期间使喉部视野变得更差。

气管插管后应放置胃管以减压胃。如果在麻醉诱导前已放置胃管，则合理的做法是，在诱导前抽吸胃并保留导管。在传统的 RSI 中，气管导管固定之前，不应尝试通气。但是，如果预氧合不足（不合作的患者，呼吸窘迫）或喉镜检查困难并且发生氧饱和度降低，则应进行面罩通气。通气和氧合始终优先于反流和误吸的风险。

如果患者的气道检查结果不佳，并且患者清醒、警觉并合作，则可以进行清醒插管。预期困难气道的不合作、躁动挣扎的患者在操作气道之前可能需要静脉镇静。如果担心气道损伤，若患者合作、病情稳定且无呼吸窘迫，则保持自主呼吸。外科气道或快速序贯纤支镜插管可能是必需的措施。

颈椎预防措施

钝性伤患者通常假定有颈椎损伤，除非有证据排除。分散注意力的其他部位的创伤、中毒和精神状态改变可能使颈椎损伤在进入手术室手术治疗前难以清除。这些患者将带着颈托躺在背板上到达手术室。这直接影响中心静脉导管置管、患者体位和插管。麻醉医师必须了解每个外伤患者颈椎的稳定性。几乎任何对气道的操作都有可能加重脊髓损伤。如果时间允许，应回顾患者颈椎的影像学检查。在有神经症状或已知脊髓损伤的患者中，清醒下行可弯曲支气管镜插管是合作患者的明智选择。应在插管后再次进行神经学检查，完成后再行麻醉诱导。在其他患者中，RSI 同时实施中轴线颈椎固定是首选的措施。

气道受损

如果在进行气道检查后，对麻醉诱导后气管插管的能力有顾虑，应考虑采用表面麻醉和轻度镇静的方式确保气道安全；在气道得到控制之前，应避免使用诱导剂和神经肌肉松弛剂。如果时间允许，侧位颈椎平片、CT 扫描和内镜检查可用于更好地评估气道解剖结构。插管技术（常规喉镜、视频喉镜、可弯曲支气管镜）取决于技能、判断准确性、经验和可用的设备。

低血容量和麻醉药

见表 7.6 和表 7.7。

表 7.6 非挥发性麻醉药的生理效应

	丙泊酚	依托咪酯	氯胺酮	硫喷妥钠	咪达唑仑
诱导剂量（IV）	1~2.5 mg/kg	0.2~0.5 mg/kg	1~2 mg/kg	3~5 mg/kg	0.1~0.3 mg/kg
作用机制	与GABA受体相互作用，延长氯离子通道开放时间	增加GABA受体复合物对GABA的亲和力；锥体外运动活性控制的去抑制作用	可将边缘皮质与丘脑分离；NMDA受体拮抗剂；与阿片受体、单胺能受体、毒蕈碱受体和电压敏感钙通道相互作用	GABA与其受体的解离率降低；直接激活氯离子通道，选择性地减少通过交感神经系统神经节的传递	大脑皮质突触后神经末梢GABA受体氯离子通道功能的增强
平均动脉压	下降	不变或轻微下降	增加	下降	下降
心率	不变	不变或轻微增加	增加	增加	不变或轻微增加
呼吸抑制	是	轻微的	否	是	是
脑耗氧量	下降	下降	增加	下降	下降
颅内压	下降	下降	增加	下降	下降
脑血流	下降	下降	增加	下降	下降
其他影响	严重低血压常见，干休克，快速苏醒，止吐，止痒	常见恶心呕吐，肾上腺皮质抑制	支气管扩张剂，肾作用，镇痛，苏醒期谵妄，分泌物增加，儿茶酚胺储存耗尽后可显示出直接心肌抑制作用	严重的低血压常见，干休克	抗焦虑，特异性拮抗剂（氟马西尼）

缩写：GABA=γ-氨基丁酸；NMDA=N-甲基-D-天冬氨酸

表7.7　挥发性麻醉药的生理效应

	氧化亚氮	异氟烷	七氟烷	地氟烷
MAC（%）	105	1.2	2	6
平均动脉压	不变或轻微增加	下降	下降	下降
心率	不变或轻微增加	升高	不变	升高
心排血量	不变或轻微增加	不变	下降	不变或轻微下降
心肌收缩力	下降	下降	下降	下降
通气	不变或轻微下降	下降	下降	下降
脑耗氧量	升高	下降	下降	下降
颅内压	升高	升高	升高	升高
脑血流	升高	升高	升高	升高
说明	由于可能对胎儿造成致畸作用；避免在怀孕早期使用；避免用于患有气胸、肠梗阻、颅内积气、空气栓塞、鼓膜移植的患者，因为它能扩散至含气空腔中	支气管扩张剂；分钟通气量比其他挥发性麻醉药下降更明显；冠状动脉扩张剂和存在冠状动脉窃血综合征的担忧	无刺激性，是吸入诱导的理想选择；支气管扩张剂；患儿苏醒期谵妄；1.5 MAC时增加心率	由于刺激性和气道易激惹，不宜选择用于吸入诱导；苏醒时间比异氟烷快；儿科患者苏醒期谵妄

缩写：MAC＝最小肺泡有效浓度

麻醉药以各种方式影响心血管系统：
- 它们有直接的心血管抑制作用。
- 它们抑制代偿性血流动力学反射，如在低血容量时维持血压的中枢儿茶酚胺传出和压力感受器反射。
- 与静脉麻醉药相比，吸入麻醉药的压力感受器抑制通常更大。
- 准确估计低血容量的程度和减少麻醉药物的剂量对此类低血容量患者很重要。
- 低血压的出现反映了无代偿的低血容量，麻醉药几乎总是会导致血压进一步恶化。

- 在持续出血的情况下，控制气道可能需要用最小量的麻醉和琥珀胆碱，即使这种方法可能会导致术中记忆。

如果可行，在诱导前使用小剂量的东莨菪碱（0.4 mg IV）可能有助于减少术中记忆。咪达唑仑也可用于术中遗忘。此外，如果时间允许，可以放置双频指数（BIS）监测器，并且当该值降至60以下时可以进行插管。在低血压患者中，依托咪酯或氯胺酮是优于丙泊酚或硫喷妥钠的诱导药物。丙泊酚通过降低体循环阻力（SVR）、心肌收缩力和前负荷来降低动脉血压。SVR的降低是由于交感神经系统介导的血管收缩活性的抑制。丙泊酚的负性肌力作用可能是由细胞内钙摄取的抑制所引起。此外，丙泊酚会损害压力反射对低血压的反应。低血容量患者、老年患者和左心室功能受损患者的血压变化通常被放大。在正常患者中，通过直接喉镜检查和插管产生的刺激通常会抵消血压的降低；然而，对于血容量不足的患者来说并非总是如此。丙泊酚所致的低血压比硫喷妥钠更明显。硫喷妥钠通过抑制髓质血管舒缩中枢和随后的外周静脉血管扩张引起血压降低。这导致血液在外周血管汇集并降低前负荷。在血容量正常的患者中，前负荷的减少可通过心率的增加和代偿性压力反射来增加心脏的收缩力从而得到代偿。在低血容量患者中，因为压力反射不充分而导致心排血量和血压显著下降，可能由于直接心肌抑制和未代偿的外周静脉血液汇集所致。与这些药物相比，依托咪酯具有更好的心血管稳定性。血压的轻微下降反映了SVR的降低。心率、心排血量和心肌收缩力通常保持不变。氯胺酮通常可增加血压、心率和心排血量，使其对血容量不足的患者有利。这些作用是由于交感神经系统的刺激和去甲肾上腺素再摄取的抑制。然而，它也是一种直接的心肌抑制剂，可能是由于抑制钙离子瞬时电流。在正常患者中，儿茶酚胺释放的作用掩盖了心脏抑制作用，导致高血压和心动过速。对于已经耗竭其儿茶酚胺储存（罕见）的患者，心肌抑制作用可能占主导地位。

低血容量创伤患者的麻醉维持同样复杂。根据出血的程度，最小肺泡浓度（MAC）可降低25%。在正常患者中，氧化亚氮（N_2O）的心肌抑制作用被交感神经刺激和增加心率、心排血量和血压所抵消。在出血性创伤患者中，交感刺激已经增加，此时 N_2O 的心肌抑制作用占主导地位，因此可能会导致低血压。由于 N_2O 导致儿茶酚胺水平升高，可能与肾上腺素诱发的心律失常发生率较高有关。此外，使用 N_2O 会降低吸入氧浓度，并可能加重肺和心脏损害患者的低氧血症。通常，由于担心未确诊的气胸和含气腔扩张的风险，N_2O 不用于外伤患者。异氟烷、七氟烷和地氟烷都通过降低 SVR 和降低心肌收缩力来降低动脉血压。异氟烷和地氟烷都会增加心率，以代偿血压的下降，并正常维持心排血量。七氟烷在达到超过 1.5 MAC 之前不会增加心率，因此使用该药不能很好地维持心排血量。对于已经心动过速的低血容量患者，使用这些挥发性麻醉药可能会损害心排血量和器官血流，导致心血管衰竭。它们应该在低浓度下使用，或者在最不稳定的创伤患者中不使用。

颅脑外伤和全身麻醉

用于创伤性脑损伤的麻醉药应该对颅内压增加和平均动脉血压的降低以及脑氧代谢率（$CMRO_2$）的降低影响最小。由麻醉药产生的低血压可导致脑缺血的产生，因此使用时必须减少剂量或避免使用（参见第 13 章）。硫喷妥钠、丙泊酚、咪达唑仑和依托咪酯呈剂量依赖性地减少脑脊液生成、脑血管收缩，导致脑血流减少和 $CMRO_2$ 减少。另一方面，氯胺酮增加 $CMRO_2$ 并引起脑血管收缩增加，从而增加 ICP，理论上不合适选择用于创伤性头颅外伤患者。硫喷妥钠所见的 ICP 下降通常大于动脉血压的下降，因此脑灌注压得以维持（脑灌注压是平均动脉压与 ICP 或颈静脉压之间的差值，如果该值大于 ICP）。硫喷妥钠对脑血流量的减少对患者无害，因为脑氧耗量的减少程度更大。硫喷妥钠可能有助于保护大脑免受局部缺血的短暂发作，但它无助于全脑缺血。

丙泊酚在诱导时导致比硫喷妥钠更严重的低血压，因此可导致 ICP 升高患者的脑灌注压降低。如果使用该药物，必须采取措施维持平均动脉压。咪达唑仑可降低脑血流量、脑耗氧量和 ICP，但不会达到硫喷妥钠的作用效果。就降低脑血流量、脑氧耗量和颅内压而言，依托咪酯类似于硫喷妥钠。它对心血管的影响最小，因此可以很好地维持脑灌注压。无论使用何种诱导剂，都必须小心确保脑灌注压不受诱导剂的心血管抑制作用的影响。通过应用合适剂量的阿片类药物（芬太尼 2～3 μg/kg IV）可以减轻该问题，以减少所需的诱导药物的剂量。阿片类药物也可能有助于预防肌阵挛（会升高 ICP），有时在依托咪酯和丙泊酚给药后出现。然而，通过合适的时间点给予神经肌肉松弛剂可以更好地预防肌阵挛。

使用喉镜和气管插管可增加颅内压；因此，在插管前达到足够的麻醉深度很重要。琥珀胆碱引起颅内压的短暂增加，这对于患有创伤性头颅外伤的患者脑血流量或脑灌注压力未显示有害。没有非去极化肌松剂会增加颅内压。所有吸入麻醉药都可以通过脑血管舒张增加颅内压，从而增加脑血流量和体积。然而，脑自动调节功能、对动脉 CO_2 和 $CMRO_2$ 的反应性减少。吸入麻醉药可减少 $CMRO_2$，同时增加脑血流量。这与硫喷妥钠形成对比，硫喷妥钠降低 $CMRO_2$ 和脑血流量。在挥发性麻醉药中，异氟烷对脑血流具有最小的血管舒张作用，而七氟烷已被证明能最好地保持脑自动调节功能。如果动脉 CO_2 正常或升高，当与吸入麻醉药同时使用时，N_2O 可通过脑血管舒张增加 ICP。如果患者过度通气或接受巴比妥类药物，则可以消除这种影响。N_2O 对 $CMRO_2$ 的影响是可变的，无论是增加还是减少均有观察。尽管在 ICP 升高最小的患者中 N_2O 可能是安全的，但创伤患者通常会避免使用 N_2O。

心脏损伤和麻醉药

创伤性钝性和穿透性心脏损伤的患者处于复杂的生理状态，在全身麻醉时必须仔细管理（另见第 16 章）。钝性心脏损伤是由超声心动图上非特异性心律失常或局部室壁运动异常诊断的一系列损伤（见第 10 章）。这些损伤可能会导致心脏功能障碍、瓣膜断裂、冠状动脉损伤、室间隔或房间隔破裂。在那些受到钝性心脏损伤的患者中，建议保持心肌收缩力和较低的肺血管阻力。可能需要使用米力农等药物来实现这一目标。此外，可能需要通过静脉麻醉药和阿片类药物维持麻醉，以避免吸入麻醉药引起的心肌抑制。如果可能，建议在给予麻醉药物之前恢复血管内容量，并维持SVR。

对于存在创伤性心脏压塞的患者，目标是维持心肌收缩力、前负荷和心排血量。这些患者通常表现为低血压和心动过速。由于心包积液，他们具有固定的每搏量。必须及时纠正心率的任何降低，以维持心排血量。如果需要全身麻醉以排出积液，则应在给予诱导剂之前对患者进行准备和铺单，以便于快速缓解心脏压塞。在施加正压通气时可能发生循环虚脱。由于氯胺酮可导致儿茶酚胺释放，因此成为最佳的诱导药物。在作者的经验中，心脏压塞患者应用氯胺酮后低血压很少发生。实际上，低血压最常发生在开始正压通气时。因此，应避免呼气末正压和高气道压力，直到压塞得到缓解。其他诱导剂如丙泊酚和硫喷妥钠可降低心肌收缩力并引起血管舒张，最好在患有心脏压塞的患者中避免使用。

胸部钝性伤后最常见的大血管损伤是主动脉夹层，通常在动脉韧带处。如果与主动脉瓣关闭不全或夹层进入冠状动脉相关，则为外科急症。否则，在可控的条件下进行腔内血管修复是首选（见第16章）。保持严密的血压和心率控制以减少进一步剥离的机会非常重要。麻醉诱导应谨慎进行。β受体阻滞剂可有效预防喉镜和插管时心率增加和 dP/dT 心内压迅速升高。诱导药物的剂量可能需要减少以防止严重的低血压。相反，使用阿片类药物和硝酸甘油可以减轻直接喉镜、经食管超声心动图探头插入或胸骨切开引起的高血压。这些患者可能需要深低温停循环以修复其损伤。

麻醉药物和烧伤

烧伤伤员处于代谢亢进状态，并且通常需要多次手术（另见第19章）。必须立即评估这些患者的气道受累情况。气道阻塞可能由直接伤害和烟雾吸入伤以及水肿引起。头颈部的烧伤、烧伤的鼻毛，或在口腔或喉咙中看到的烟灰非常令人担忧，应该立即评估插管情况。正常的气道会迅速恶化至不能氧合，不能通气的情况。此外，烧伤患者可能含有非常高水平的一氧化碳，这可能会导致低氧血症。然而，脉搏血氧计读数可以仍为 100%，因为它无法检测氧合血红蛋白和碳氧血红蛋白之间的差异。应使用辅助血氧计测量碳氧血红蛋白水平。这些患者应该用 100% 氧气治疗，直到排除临床显著的一氧化碳中毒。根据烧伤面积大小，他们通常需要大量的液体复苏、体温管理、液体控制、电解质和凝血异常的管理以及药物的调整。在复苏时应该减少诱导剂的剂量，以防止血流动力学抑制。另一方面，烧伤患者通常需要非常高剂量的阿片类药物来控制疼痛。他们对神经肌肉阻滞剂的反应在烧伤后的最初 24 h 内没有改变，但在继发于乙酰胆碱受体上调的那段时间后发生急剧变化。烧伤后 48 h 应避免使用琥珀胆碱，因为存在大量的钾离子释放和危及生命的高钾血症的风险。在第一周后，患者对非去极化肌肉松弛剂产生耐药，需要增加这些药物的剂量。

维持体温正常

创伤患者的低体温是一种常见的结果，通常为多因素所致。原因包括寒冷环境、酒精中毒、休克、烧伤，暴露面积大的外科手术以及体温调节异常。它也可能通过输注冰冷液体或血液而引起或加剧。全身麻醉的诱导导致外周血管舒张，导致热量分布到外周。这导致核心温度在第一个小时内降低 $1.0 \sim 1.5 \, ℃$，并且在此之后持续缓慢降低。低体温是导致许多负面影响的原因，包括心脏受抑、心肌缺血、心律失常、外周血管收缩、组织氧供减少、对儿茶酚胺的反应迟钝、代谢性酸中毒、血液黏度增加、凝血因子功能下降、血小板功能受损、降低肝药物代谢、影响伤口愈合和感染抵抗力受损（表 7.8）。在休克期间，应选择测量核心温度，因为血液从外周转移至核心器官。核心温度的测量可以通过食管远端、鼻咽、肺动脉和鼓膜中的热敏电阻来实现。在创伤患者中，舌下，直肠、腋窝和膀胱的温度测量被认为是次选的并且不太准确。

表 7.8　低体温导致的后果和并发症

受影响的系统	示例
心肺功能受损	• 心脏抑制 • 心肌缺血 • 心律不齐 • 外周血管收缩 • 组织供氧减少 • 复温时耗氧量增加 • 对儿茶酚胺的反应迟钝 • 血液黏度增加 • 酸中毒 • 血红蛋白解离曲线左移
凝血功能受损	• 凝血因子功能下降 • 血小板功能受损
肝肾功能受损和药物清除率下降	• 肝血流减少 • 乳酸清除率降低 • 药物肝代谢降低 • 肾血流量减少 • 寒冷诱导的利尿
对感染的抵抗力受损（肺炎、脓毒症、伤口感染）；伤口愈合受损	• 血管收缩介导的皮下组织灌注减少 • 抗炎和免疫抑制 • 胶原沉积减少

改编自 Smith CE，Yamat RA. Avoiding hypothermia in the trauma patient. Curr Opin Anaesthesiol 2000；13：167–174

　　多种方法已被用来预防低体温或使已经低体温的创伤患者复温（表 7.9）。最容易被忽视和未充分利用的简单方法之一是对所有创伤患者在诱导之前将手术室的温度提高到 24 ℃以上。手术台上还可放置可重复使用的凝胶加温垫系统（对于仰卧手术非常有用）。凝胶垫温度设定在 39~42 ℃。通过封装的凝胶垫内的循环水可将热量传递到患者的背部表面。对流加温毯通常应用于非手术部位。使用高效的输液加温系统输注温暖的静脉液体和血液，这是一种有效的常规保温方法。在作者的实践中，每个静脉注射部位均应连接到液体加温器，以尽量减少输注未加温的晶体、胶体和血制品引起的医源性低温的风险。

119

表 7.9 复温方法

类别	方法	评价	复温率（℃/h）
被动外部复温	毯子	将患者从寒冷的环境中移开，弄干湿润皮肤。加温房间（>24℃）	0.5~2.5
	加湿空气	减少蒸发热损失	可变的
主动外部复温	压缩空气（对流加热）	降低体温和复温性低血压的风险。由于手术暴露的要求，可能难以应用。热调节性血管收缩限制热传递	0.5~2.5
	循环温水毯、凝胶垫、导电加温毯、辐射加温毯器	有烧伤、体温下降和复温性低血压的危险	可变的
主动内部复温	热（42℃）加湿空气	隔离呼吸道，防止与呼吸气体有关的热量损失。传热能力低	0.5~1.2
	（42℃）静脉输液加温	特别适用于低温创伤患者的复苏。快速输注使热量输送最大化。有效防止静脉输液的热量损失：在成人中，20℃时的 2 L 晶体对应于核心温度下降 0.6℃；2 L 冷血对应于核心温度降低 0.9℃	可变的
	体腔灌洗加温（胃、膀胱、结肠、胸膜腔、腹膜腔）	数据有限，黏膜损伤的风险，洗胃误吸的风险	可变的
体外	血液透析和血液滤过	广泛可用，启动快速，需要足够的血压	2~3
	连续动静脉复温	快速启动，不需要训练有素的灌注师，可用性较低，需要足够的血压	3~4
	体外循环	提供完整的循环支持，允许氧合，可用性较低，需要训练有素的灌注师和肝素化，启动过程慢	7~10

改编自：Aslam AF，Aslam AK，Vasavada BC，Khan IA. Hypothermia：evaluation，electrocardiographicmanifestations，and management. Am J Med 2006；119：297–301

全身麻醉和损伤控制手术

通常难以区分损伤严重程度、失血性休克、用液体和血制品复苏、凝血病和体温过低是由创伤引起的还是治疗的结果。低于 34 ℃的低体温、凝血病和酸中毒（pH＜7.10）被称为致死性三联征，并标志着患者对确定性手术修复的耐受性限制（图 7.1）。出血性创伤患者复苏的主要目标之一是避免致死性三联征的发生，因为每个损害都会加剧另一种损害并导致危及生命的出血。然而，如果发生这种情况，麻醉医生需要提醒手术团队注意，并且患者应该缩短手术，称为损伤控制手术。这适用于开腹手术、开胸手术和矫形外科手术。损伤控制手术的目标是止血并防止任何持续的污染。伤口包扎后，患者被转运至 ICU。在 ICU 中，患者将被复温、复苏，并且纠治任何正在进行的凝血功能障碍。如果患者在 ICU 期间血流动力学变得不稳定，他们可能不得不返回手术室进行第二次探查以纠正任何手术出血。一旦患者情况稳定，则可以完成确定性手术修复，通常在一两天后完成。

要点

- 标准监测和安全的静脉通路对于为创伤患者提供全身麻醉至关重要。通常需要有创性监测。
- 时间允许时应完成病史和体检，浏览所有影像学和实验室数据，并在手术前对创伤患者进行内科调整优化。
- 创伤患者通常被认为有饱胃，并且在全身麻醉期间发生误吸的风险增加。
- 在中度至重度失血的情况下，创伤患者可能对麻醉药有过度的反应。在出现休克时应特别小心。
- 对于创伤性脑损伤患者，应选择使颅内压增加最少，平均动脉血压降低最少，脑代谢率降低最多的麻醉药。
- 患有心脏压塞的患者应在给予诱导药物之前进行准备和铺

阶段1 急诊科 初步评估和复苏
快速转运到医院
识别严重受伤的活动性出血患者
启动损害控制——止血而不是过度复苏
通知手术室、麻醉和血库（启动大量输血方案）
防止低体温
测量动脉血气以确定pH和碱缺失
快速转运至手术室

每个阶段的预计
时间线

30 min

第2阶段 急诊手术室
房间保温（>24 ℃）
静脉输液和血液加温。防止低体温
控制出血和污染
考虑介入放射学（出血点栓塞）
腹腔内填塞
穿戴"真空组件"
快速腹部临时关闭术
与外科医生沟通（pH、碱缺失、Hb、核心温度）
移交给重症治疗医师

90～120 min

第3阶段 重症加强医疗病房，二次复苏
复温
逆转凝血功能障碍
优化灌注和通气
纠正酸中毒和血容量
如果患者变得不稳定，请返回第2阶段

12～48 h

第4阶段 确定性手术
在12～48 h内，一旦生理稳定，计划第二次探查
如果继续出现严重失血，返回手术室
返回手术室以进行冲洗和进一步清创
为创伤进行确定性手术

1～21天

图7.1 创伤中损伤控制的四个阶段。Modified from Parr MJA，Buehner U. Damage control in severe trauma. In Smith CE，ed.Trauma Anesthesia. New York，NY：Cambridge University Press；2015

单，以便于快速减轻心脏压塞。在建立正压通气后可能发生循环虚脱。由于氯胺酮可诱导儿茶酚胺释放，因此是最佳的诱导药物。

- 由于受体上调和高钾血症的风险，烧伤后 48 h 应避免使用琥珀胆碱。
- 烧伤患者通常需要高剂量的阿片类药物来达到充分的镇痛。
- 低体温常常使创伤患者的治疗复杂化，且与发病率和死亡率增加相关。需要尽早采取预防措施，包括手术室保温（>24 ℃）、将 IV 液体加温至常温，以及使用对流和（或）凝胶垫加热。
- 损伤控制手术对于预防致死性三联征即低体温、凝血病和酸中毒很有必要。

（黄捷　姚寒译　马宇校）

拓展阅读

1. American Society of Anesthesiologists. Standards for Basic Anesthetic Monitoring. *Effective date* October 28, 2015. http://www.asahq.org/~/media/Sites/ASAHQ/Files/Public/Resources/standards-guidelines/standards-for-basic-anesthetic-monitoring.pdf

2. Barash PG, Cullen BF, Stoelting RK, eds. *Clinical Anesthesia*, 7th edition. Philadelphia, PA: Lippincott Williams & Wilkins; 2013.

3. Butterworth JF, Mackey DC, Wasnick, JD, eds. *Morgan & Mikhail's Clinical Anesthesiology*, 5th edition. New York, NY: McGraw-Hill; 2013.

4. Chou HG, Wilson WC. Anesthesia considerations for abdominal trauma. In: Smith CE, ed. *Trauma Anesthesia*. New York, NY: Cambridge University Press; 2015.

5. Donati F. Pharmacology of neuromuscular blocking agents and their reversal in trauma patients. In: Smith CE, ed. *Trauma Anesthesia*. New York, NY: Cambridge University Press; 2015.

6. Kaplan J. *Essentials of Cardiac Anesthesia*. Philadelphia, PA: Saunders Elsevier; 2008.

7. Miller R, ed. *Miller's Anesthesia*, 8th edition. Philadelphia, PA: Elsevier Churchill Livingstone; 2015.

8. Miller RD, Pardo MC, eds. *Basics of Anesthesia*, 6th edition. Philadelphia: Elsevier Churchill Livingstone; 2011.

9. Parr MJA, Buehner U. Damage control in severe trauma. In: Smith CE, ed. *Trauma Anesthesia*. New York, NY: Cambridge University Press; 2015.

10. Soreide E, Strand K, Smith CE. Hypothermia in trauma. In: Smith CE, ed. *Trauma Anesthesia*. New York, NY: Cambridge University Press; 2015.

11. Waibel BH, Rotondo MF. Damage control in trauma and abdominal sepsis. *Surg Clin North Am* 2012;**92**:243–257.

8 创伤患者的区域麻醉

Monique Espinosa，Sripad Rao

概述

外周神经阻滞经常用于门诊或住院患者的择期手术。虽然在麻醉和矫形外科文献中充分描述了神经阻滞麻醉的益处，但有关创伤人群中外周神经阻滞的应用的研究较少。然而，根据美国军队的经验，以及最近关于在大地震受害者中成功使用神经阻滞的报道，区域麻醉技术似乎不仅可以成功地用于创伤，而且也可能是在野外恶劣环境中首选的麻醉方式。

区域麻醉：创伤患者的问题

获得知情同意

由于医生接诊创伤患者的特殊性，获得知情同意可能颇具挑战。外周神经阻滞为患者带来确切的益处，甚至可以获得更好的手术预后（例如，连续交感神经阻滞以防止断指再接后的血管痉挛），因此有必要通过其他替代途径获得知情同意。如果患者无法提供知情同意，下列选项之一已证实是可行的方法：

- 获得代理人或家庭成员的同意。
- 如果预计区域神经阻滞具有确切的益处，则考虑在紧急情况下获得两位医生的同意。
- 推迟外周神经阻滞，直到获得同意。

血流动力学不稳定

根据受伤情况和其他因素，创伤患者可能表现出显著的血流动力学不稳定性。在这种情况下进行区域麻醉操作可能进一步导致低血压，特别是如果该操作会引起广泛的下半身交感神经阻滞。区域阻滞还可以通过减弱患者的正常拟交感神经应激反应从而表现为相对血容量不足。在存在血流动力学不稳定或疑似血容量不足的情况下，以下措施较为合理：

- 避免椎管内麻醉。
- 选择交感神经严重阻滞或硬膜外局部麻醉药意外扩散低风险或无风险的外周神经阻滞技术（例如，股神经阻滞或髂筋膜阻滞比腰丛阻滞更理想）。
- 如果情况允许，恢复患者的容量状态至正常。

凝血状态

美国区域麻醉和疼痛医学协会（ASRA）已经公布了关于在接受预防性或治疗性抗凝治疗的患者中实施椎管内麻醉技术的指南。然而，关于区域麻醉技术在凝血状态因创伤和显著失血发生改变，需要积极的液体替代治疗的患者中的使用相对较少。在这种情况下，应考虑以下预防措施：

- 当患者出现大量失血和液体替代治疗时，应进行凝血试验，包括血小板计数、凝血酶原时间、国际标准化比值和部分促凝血酶原激酶时间。如果条件允许，可回顾床旁凝血试验结果如血栓弹性图和血栓弹力测定计。
- 仔细权衡区域麻醉的益处与血肿形成的风险。
- 考虑使用超声来降低意外穿刺到神经邻近血管的风险。
- 考虑选择"浅层"神经阻滞技术而不是"更深层"技术，以便在意外穿到血管时能够压迫出血部位。
- 当实施任何靠近脊柱的外周神经穿刺或置管时（例如，腰丛或椎旁神经阻滞导管），考虑应用ASRA指南（现在可下载相关移动app软件查询）以避免不良后果，例如硬膜外血肿形成。

创伤性神经损伤

创伤患者会偶尔出现创伤性神经损伤。这可能使实施区域麻醉的决定变得复杂化，因为可能引发的神经损伤是先于区域麻醉存在，还是由区域麻醉引起或加剧的问题。然而，这样的担心将会阻止创伤相关神经损伤患者享受到区域麻醉的益处，特别是周围神经阻滞技术的优势。平衡这些顾虑的策略方法包括：

- 在进行区域麻醉之前，检查患者是否已经存在神经损伤。
- 回顾外科记录，了解有无神经损伤的证据。
- 记录任何异常发现，并在与您的评估结果与外科同事评估之间存在差异时与他们讨论。
- 如果患者有椎管内神经或复杂神经丛损伤的迹象，请勿实施区域麻醉。
- 如果可能，远离疑似神经损伤部位进行区域麻醉。

感染风险

在任何受伤严重的患者中，感染和脓毒症都是可怕的并发症。 麻醉医生应采取谨慎的预防措施，以尽量减少感染风险，具体如下：

- 对任何单次穿刺操作保持无菌，对任何连续导管的放置采用完善的消毒隔离措施。
- 不要在皮肤不完整的区域使用神经阻滞针或放置导管。
- 持续导管技术的管理需要每日进行导管部位的检查。更换任何潮湿或不完整的敷料。在发红和肿胀之前，患者可能在导管置入部位处出现疼痛，这是局部感染的早期迹象。

骨筋膜室综合征

骨科医生非常关注的是骨筋膜室综合征的发生（例如，在长骨骨折的髓内钉固定之后）。为了早期发现和及时干预，外科医生依靠患者报告受累肢体中的缺血性剧烈疼痛作为监测来提醒医护人员。因此，外科医生对周围神经阻滞，特别是神经阻滞置管是否可能掩盖骨筋膜室综合征表现出明显的担忧。当围术期疼痛管理的其他进展（例如患者自控镇痛，PCA）被引入临床实践时，也出现了类似的担忧。然而，局部神经阻滞通常不能很好地控制缺血性疼痛。实际上，明显起作用的神经阻滞与患者主诉的新发疼痛之间的差异常会提醒医务人员患者正在发生的潜在问题。对于存在骨筋膜室综合征风险的患者，解决实施周围神经阻滞的顾虑的建议如下：

- 与外科同事一起，识别有风险的患者。
- 向同事宣教缺血性疼痛的相关知识。
- 考虑其他监测方法，例如测量间隔室压力。
- 初期阻滞考虑短效局部麻醉药，放置神经阻滞导管，注入生理盐水，这将产生"无神经阻滞效应时间"以允许在手术结束后（例如，术后 24 h）评估，确认无筋膜间隙压迫后通过导管注射局部麻醉药并开始局部麻醉药输注。
- 在用长效局部麻醉药阻滞外周神经或将神经阻滞导管放置于有风险的患者体内时，如果出现新的疼痛或预期疼痛控制水平与达到的疼痛控制水平之间存在明显差异，应立即通知外科医生。

跌倒风险

跌倒风险是矫形外科和区域麻醉文献中越来越受关注的话题。跌倒被医疗保险和医疗补助服务中心视为医院获得性疾病。解决这一日益增长的问题的建议包括：

- 为接受下肢神经阻滞的患者提供跌倒风险腕带或图表标签。
- 与外科团队讨论患者的行走 / 物理治疗需求。
- 术后镇痛时使用的局部麻醉剂浓度低于手术阻滞时使用的浓度。
- 考虑将内收肌阻滞作为股神经阻滞的替代方案。

区域麻醉超声检查

随着新技术的出现，使用超声引导的区域麻醉使操作者能够在实施周围神经阻滞时识别目标和邻近结构。此外，可以在穿刺阻滞神经的路径上观察到针；同样可以观察到局部麻醉溶液的扩散。因此，单纯超声引导或联合应用神经刺激技术的外周神经阻滞已得来越来越广泛的应用。

尽管有证据表明使用超声引导技术可以更快地进行感觉和运动阻滞，但几乎没有证据表明其可以改善手术准备程度、提高阻滞成功率或降低并发症发生率。对于锁骨上或肌间沟阻滞，使用小剂量的麻醉技术可能有利于降低阻滞相关的副作用，如阻滞侧半侧膈肌麻痹。

超声物理学

医用超声中使用的频率范围是 2.5～15 MHz。超声频率范围可以在波长较短的高频传感器上进行调整，以获得更好的分辨率，也可以在波长较长的低频传感器上进行调整，以获得更好的穿透力。探头中的压电晶体振动产生电荷，发出声波穿透组织并返回声波。反射波被重新转换成电能，信号被处理，再以图像的形式显示出来。

当信号强度穿过组织通过反射、散射、折射和吸收，信号强度逐渐减弱。调整屏幕深度以将目标结构放置在屏幕中心有助于优化图像。

超声束的宽度小于 1.0 mm，且可以相对于目标的关系为导向以提供短轴或横向视图，以及长轴或矢状视图。由于探头被校准以接收约 1500 m/s 的声速，因此无法看到骨骼和空气。空气和肺以大约 350 m/s 的速度传输声波，骨骼以大约 3500 m/s 的速度传输声波。

结构可以显示为：

- 黑色：充满液体（血管、囊肿、腹水）

- 灰色：实体器官，软组织
- 白色：像肌肉一样致密的组织
- 黑色扇形：骨骼的声学阴影
- 雾：来自肠道和回声的噪声伪影

大多数超声机都配有彩色血流和脉冲波多普勒，以帮助区分静脉和动脉，并确定流速。血流多普勒显示的颜色由血流方向决定。远离探头的液体将显示蓝色；流向探头的液体显示红色（Blue Away Red Toward，BART）。

在开始操作之前，检查超声波机器的深度、频率和增益以及探头的方向非常重要。

穿刺针接近神经

取决于超声探头与目标结构的对齐关系，以及针与超声探头的对齐关系，有四种可能的方法：

- 短轴–平面内
- 短轴–平面外
- 纵轴–平面内
- 纵轴–平面外

短轴–平面内

引导探头获得目标结构的横向视图。然后将针平行于超声波束刺入。由于探头产生的超声波束宽度小于 1.0 mm，因此将针头插入探头中心下方非常重要。只有当针头在超声波束内时，才能看到针头。这是用于周围神经阻滞的最常用方法，因为当针头接近目标结构时，它会显示包括针尖在内的整个针头（图 8.1）。

短轴–平面外

引导探头获得目标结构的横向视图。然后在探头中间以与探头完全垂直的角度进针。从技术上讲，使用这种方法可能很难看到针尖。进针时，将探头对准针尖至关重要。由于操作员只能看到穿刺针的单个点，因此针体的图像可能会被误认为是针尖。然而，这种方法允许针的方向平行于目的结构的轴线，并且在放置神经阻滞导管时可能是首选的方法（图 8.2）。

长轴-平面内

引导探头以获得目标结构的矢状视图。然后将针平行于超声波束进入。重要的是，针尖要从探头中心下方进针，因为探头产生的超声波束仅约 1.0 mm 宽。穿刺针只有在超声波束内时才能显影（图 8.3）。

长轴-平面外

引导探头以获得目标结构的矢状视图。然后在探头中间以与探

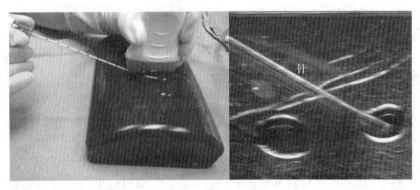

图 8.1 短轴：平面内

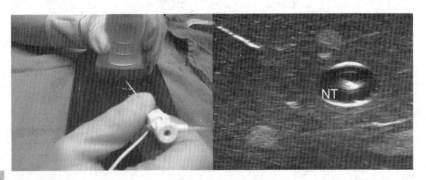

图 8.2 短轴：平面外。NT＝针尖

头完全垂直的角度进针。从技术上讲，用这种方法可能难以看到针尖。重要的是在进针时，要将探头对准针尖。由于操作人员只能看到穿刺针的单个点，因此针体的图像可能会被误认为针尖（图8.4）。

上肢神经阻滞

在选择任何上肢神经阻滞技术之前，必须全面了解上肢神经支配皮区（图8.5）和臂丛解剖（图8.6）。

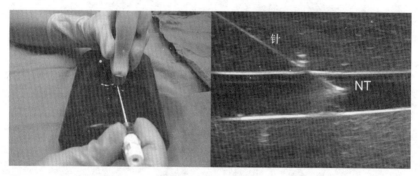

图8.3　长轴：平面内。NT＝针尖

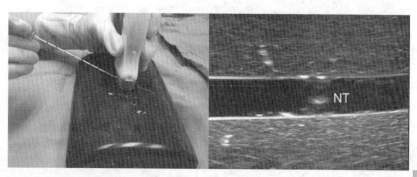

图8.4　长轴：平面外。NT＝针尖

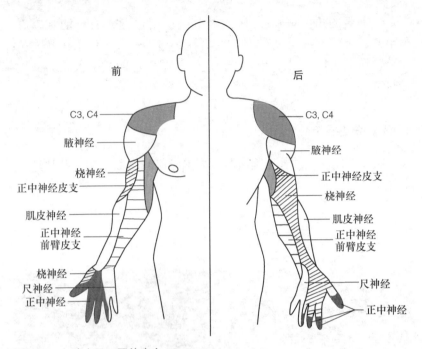

图 8.5　上肢皮区。图片来自 M. Gatlin

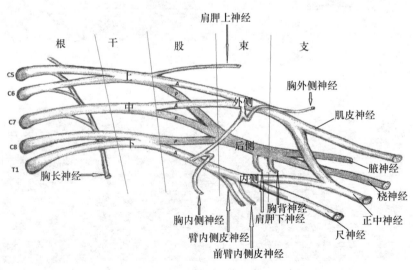

图 8.6　臂丛神经。图片来自 M. Gatlin

大多数人群的臂丛起源于 C5 到 T1 的前支，当发生变异时，臂丛接受 C4 和 T2 神经分支，可表现为前后两个神经丛。神经根位于椎动脉后，这是进行肌间沟阻滞时要记住的一个重要结构。

神经根出现在前中斜角肌之间形成神经干。肩胛上神经支配菱形肌，来自 C5 的感觉神经支配肩部后上方。支配前锯肌的胸长神经来自于 C5、6、7 神经根。上方的 C5 和 C6 神经根以及下方的 C8 和 T1 神经根分别形成上下干，而 C7 神经根继续走行形成中干。神经干形成于胸锁乳突肌和斜方肌之间的下后三角区，恰好位于锁骨中三分之一上方。神经干向尾端继续延伸到第一肋骨，分为前后两股。上、中干的前股连接形成外侧束，下干的前股继续作为内侧束，后股连接形成后束。它们通过锁骨下方，并根据它们与腋动脉的关系命名。这些束在胸小肌的边界处分成五支穿过肱骨头的神经。

来自外侧束的肌皮神经进入喙肱肌并支配肱二头肌和肱肌。然后它延伸为前臂外侧皮神经，位于肘部肱二头肌肌腱的外侧。来自外侧束和内侧束的外侧和内侧分支形成正中神经，该神经位于腋动脉上方并且位于肘部水平的肱动脉内侧。后束延伸为桡神经，环绕肱骨并向后通过动脉。桡神经位于肘部水平的肱桡肌和肱肌之间。内侧束继续延伸为动静脉之间的尺神经，走行于肘部内侧髁的后方。

在进行区域麻醉之前，对患者实施标准监测并吸氧。执行"暂停"（timeout）以核对患者，然后对患者适当镇静并且以无菌的方式准备和覆盖神经阻滞部位和超声探头。

当使用止血带时，应通过皮下注射长效局部麻醉剂进行肋间臂神经（T2）阻滞，从胸大肌三角沟开始一直到手臂的下部。肋间臂神经支配手臂上半部分的内侧。

肌间沟阻滞

- 适应证：肩部、锁骨外侧部和上臂的手术。
- 解剖学：臂丛的根和干穿过环状软骨水平的肌间沟。此沟位于斜角肌之间的胸锁乳突肌的锁骨头深处和侧面。
- 定位：胸锁乳突肌的外侧缘，患者头部抬起转向对侧。平环状软骨，颈外静脉以 Valsalva 动作显露，嘱患者深呼吸可显露斜角肌。

- 技术：患者处于仰卧位并且头部略转向对侧，用以下方式经超声探头确认臂丛。以深度为 3 cm，频率为 12～15 MHz 获取横断面（短轴）视图。探头于环状软骨的水平平行于锁骨放置。从内侧到外侧的扫描将识别颈动脉、颈内静脉、胸锁乳突肌、前斜角肌、神经根（低回声）和中斜角肌（图 8.7）。椎动脉通常以低回声显示于 C6 下方。彩色血流可用于区分动脉和神经根。如果神经根显影困难，可以扫描锁骨上区域来识别锁骨下动脉外侧的臂丛分支（葡萄簇）。识别臂丛分支后向头端扫描追踪，直到识别出神经根。膈神经有时可能位于胸锁乳突肌和前斜角肌之间。单个神经根可以通过神经刺激来进行确认。常用的局部麻醉剂量为 20～30 ml。
- 特异性副作用和并发症：喉返神经麻痹致声嘶、单侧膈肌麻痹、霍纳综合征、注入椎动脉血管内、意外的硬膜外或蛛网膜下腔阻滞或气胸。

锁骨上阻滞

随着超声的出现，锁骨上阻滞由于神经丛与皮肤邻近，阻滞整个手臂所需局部麻醉药剂量相对较少，这种方法已经重新获得了

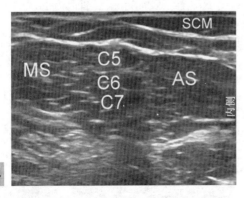

图 8.7　肌间沟阻滞。SCM＝胸锁乳突肌；AS＝前斜角肌；MS＝中斜角肌

普及。由于此处臂丛的所有分支都非常接近，因而手臂阻滞起效快速，且阻滞程度深。

- 适应证：上臂、肘部和前臂的外科手术。
- 解剖学：臂丛和锁骨下动脉的分支走行于第一肋骨上方，位于动脉的后侧和外侧。锁骨下静脉走行于动脉内侧，并由前斜角肌分开。胸膜位于臂丛的下方和后方，近至 1 至 2 cm。在锁骨的中三分之一上方的颈部后三角中朝向中斜角肌的内侧方向穿刺。
- 技术：可以获得横断面（短轴）视图，初始深度设置为 4 cm，频率为 12～15 MHz，患者仰卧，头部转向对侧。将探头置于锁骨上窝。确认锁骨下动脉后，可以在动脉外侧看到臂丛分支（图 8.8）。如果看不到动脉，则应尝试向下倾斜探头。臂丛的分支表现为葡萄簇样。尽管显示不佳，但各个神经分支之间都有精细的隔膜。在臂丛周围多次注射可确保更高的阻滞成功率。通常优选平面内操作，因为对针尖的实时显影可避免意外的胸膜穿刺，这一点非常重要。如果难以看到针尖，则探头可以垂直于患者倾斜。常用的局部麻醉药剂量为 20～30 ml。
- 特异性副作用和并发症：
  - 气胸。由于臂丛分支与胸膜接近，气胸是锁骨上阻滞的严重潜在并发症。虽然超声可以识别胸膜，并在针头朝向臂

图 8.8 锁骨上阻滞。BP＝臂丛；SA＝锁骨下动脉

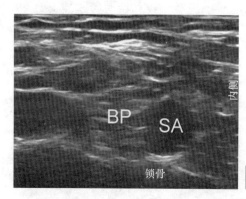

丛推进的同时可避免胸膜穿刺，但是在整个操作过程中并不能保证整个针头的显影。因此，即使在超声引导下也会发生气胸。目前尚无不同神经阻滞模式下发生气胸的对照试验。

- 血管内注射。肩胛上和颈横动脉显示为低回声（即类似于神经束），在臂丛周围可显影。因此，使用彩色血流来识别这些结构以避免意外的血管内注射非常重要。

锁骨下阻滞

臂丛神经的锁骨下入路的感觉和运动阻滞的起始和持续时间与锁骨上入路类似。锁骨下阻滞相较于锁骨上阻滞的一个优点是霍纳综合征的发生率降低。由于该部位的臂丛位置较深，该方法可能在技术上更具挑战性；另一方面，该深度可以更安全放置连续神经阻滞导管。锁骨下阻滞时患者取仰卧位，手臂位于侧面，当由于疼痛导致体位受限时，它是腋路阻滞的良好替代入路。

- 适应证：上臂远端、肘部、前臂和手部的手术。
- 解剖学：臂丛的神经束在此水平被阻滞。外侧束、后束和内侧束以其与锁骨下/腋动脉的位置关系进行命名。臂丛位于该部位的胸大肌和胸小肌的后方，使其成为固定导管的良好部位。
- 技术：通过将超声探头放置在锁骨下方和喙突内侧的旁矢状平面中获得动脉和神经束的横断面短轴视图。7-MHz探头更适合于这种位置较深的阻滞。可以使用线阵或凸阵探头获取图像。穿刺针从探头的头端以平面内方式进针，将针尖置于动脉后面。目的是在动脉和三条神经束周围形成U形扩散。常用的局部麻醉药剂量为20～30 ml。
- 特异性副作用和并发症：这种阻滞没有特异性的并发症。有报道认为这种方法存在局部麻醉药全身毒性的反应。

腋路臂丛阻滞法

- 适应证：肘部、前臂和手部的手术。该方法也可用于上肢交感神经阻断。腋窝阻滞是疑似颈椎损伤患者的极佳选择，因为摆放体位时不需要移动颈部。此外，该方法不存在膈神经意外阻滞或气胸的风险。

- 解剖学：臂丛的末端分支在此水平被阻滞。肌皮神经分支于外侧束上方，在腋动脉周围单次注射时容易被遗漏。肌皮神经显示在喙肱肌的腹部或在二头肌内的更远端水平处。正中神经、尺神经和桡神经分别在 10、2 和 6 点钟位置包绕腋动脉。根据与腋动脉相关的神经位置的多种解剖变异已有报道。

- 技术：患者处于仰卧位并且手臂外展至 90 度，探头垂直于手臂放置在腋下尽可能高的位置。频率为 12～15 MHz，深度为 3 cm，可获得短轴（横断面）视图（图 8.9）。探头应沿着肱骨的纵轴向远侧移动，直到可以识别所有结构，并沿着横向平面移动直到定位到肌皮神经。神经特征可以通过电刺激来确认。神经可能是圆形或椭圆形，可能显示为蜂窝状，因为神经束为低回声，周围的筋膜为高回声。在局部麻醉注射后，由于解剖结构的破坏，结构的确认可能存在困难。通过减轻探头压力来确认腋静脉对于防止意外血管内注射非常重要。每个神经周围 5～10 ml 局部麻醉药可提供足够的手术麻醉剂量。在支配手术部位的主要神经位置单次注射 20～30 ml 局部麻醉药通常足以提供术后镇痛。

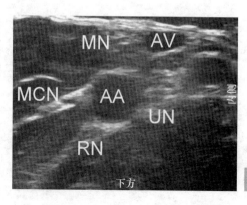

图 8.9　腋窝阻滞。AA＝腋动脉；AV＝腋静脉；MCN＝肌皮神经；MN＝正中神经；RN＝桡神经；UN＝尺神经

- 特异性副作用和并发症：尽管该阻滞没有特异性并发症，但可能出现血肿形成和意外的神经内或血管内注射。

肘部阻滞

- 适应证：手部手术，臂丛不完全阻滞的追加。
- 解剖：支配手部的三支神经和支配前臂的皮神经可以在肘部被阻滞。正中神经位于肱动脉的内侧。桡神经位于肱桡肌的深处，桡骨头的正上方。尺神经位于鹰嘴沟内。
- 技术：将患者置于仰卧位并将手臂旋后。通过沿横向平面放置探头可获得神经的超声短轴视图（图 8.10、8.11 和 8.12）。深度为 2～3 cm，频率为 12～15 MHz。在每个神经周围注射 5～10 ml 局部麻醉药物足以实施成功的阻滞。

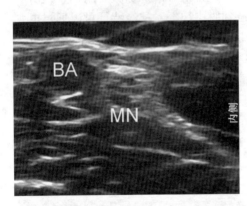

图 8.10 肘窝阻滞：正中神经。**BA**＝肱动脉；**MN**＝正中神经

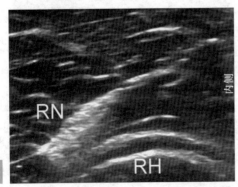

图 8.11 肘部阻滞：桡神经。**RH**＝桡骨小头；**RN**＝桡神经

图 8.12 肘部阻滞：尺神经。
UN＝尺神经

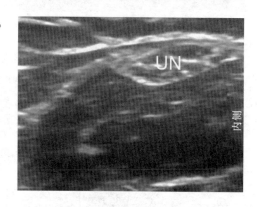

- 特异性副作用和并发症：尺神经应在鹰嘴沟附近数厘米进行阻滞。在鹰嘴沟内阻滞神经可能会导致神经间隔室综合征。

下肢神经阻滞

下肢由两支大神经丛支配，腰丛和骶丛。腰丛（图 8.13）支配大腿和膝盖的前部，腿部的内侧部分和大脚趾（隐神经）。骶丛支配大腿后部（大腿后部皮神经）、膝关节后部和膝盖以下腿部的其余部分（图 8.14）。

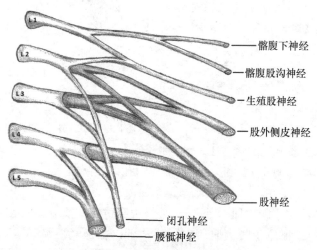

图 8.13 腰丛：L1 至 L5。图片来自 M. Gatlin

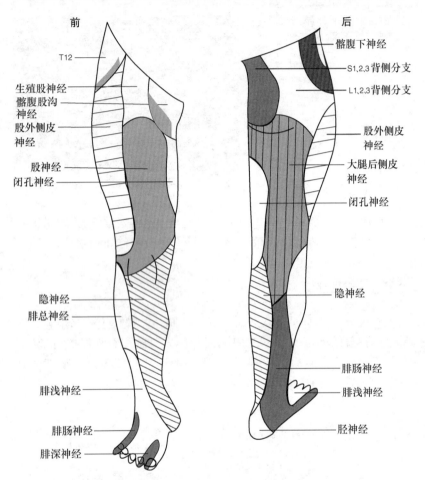

前　　　　　　　　　　　　　　　　后

T12

生殖股神经
髂腹股沟
神经
股外侧皮
神经

股神经
闭孔神经

隐神经
腓总神经

腓浅神经

腓肠神经
腓深神经

髂腹下神经
S1,2,3背侧分支
L1,2,3背侧分支

股外侧皮
神经
大腿后侧皮
神经
闭孔神经

隐神经

腓肠神经
腓浅神经
胫神经

图 8.14　下肢皮区。图片来自 M. Gatlin

　　L1 神经发出髂腹下神经, 接收来自 T12 的分支和髂腹股沟神经。生殖股神经起源于 L1 (股神经分支) 和 L2 (生殖分支)。股外侧皮神经起源于 L2 和 L3, 股骨和闭孔神经接收来自 L2、L3 和 L4 的神经纤维。

　　腰丛位于腰大肌深处, L1 神经根穿过肌肉前方, 而 L2、L3 和 L4 的神经根位于腰大肌后方。腰丛可以在神经根水平被阻滞。然而, 这种方法在创伤患者中不建议使用, 因为局部麻醉药易扩散到硬膜外腔并且可能对血流动力学状态产生不良影响。

腰丛走行于骶骨附近的腰大肌内侧。坐骨神经起源于腰丛，坐骨神经向坐骨大切迹会聚，深入骨盆底，出现在坐骨结节和大转子之间的中间位置，深至臀大肌。该神经向尾端垂直穿过腿筋膜腔，在腘窝顶端分为胫神经（L4、L5、S1、S2、S3）和腓总神经（L4、L5、S1、S2）。胫神经分出腓肠神经，该神经在腓骨头周围侧向通过，并支配腿和脚的侧面。胫神经深入到腓肠肌并支配足底。腓总神经分为腓浅神经和腓深神经，分别支配足背和第一和第二趾之间的网状区域。

股神经阻滞

- 适应证：大腿、股骨和膝盖的手术。
- 解剖学：股神经深入髂筋膜并在腹股沟韧带后面出现进入大腿。髂筋膜将位于包含股动脉和静脉的血管鞘外侧的神经分开。
- 技术：患者仰卧，下肢处于中立位，将探头置于股骨褶皱上，由外侧至内侧扫描。可以获得频率为 12～15 MHz，深度设置为 4 cm 的短轴（横截面）视图（图 8.15）。看到一个以上动脉血管表明探头位于股动脉分叉为浅支和深支的位置。在这种情况下，探头应该向头侧移动，直到只能看到股动脉。如果看不到股静脉，建议减轻探头压力。髂筋膜显示为高回声线，其穿过股神经上方和股动脉下方。股神经位于髂筋膜

图 8.15 股神经阻滞。FA＝股动脉；FN＝股神经

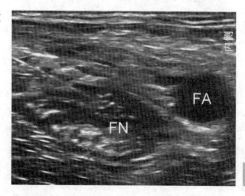

下方和股动脉侧面，显示为楔形高回声结构。淋巴结也可以表现为高回声结构。可以通过在头部或尾部方向扫描来区分股神经，识别淋巴结的边界。平面外或平面内技术均可进行阻滞。最常见的是平面内入路，即进针方向从外侧到内侧。放置导管时采用平面外方法。为了避免意外刺穿股动脉和股静脉，整个穿刺针的显影非常重要。这种阻滞通常使用的局部麻醉药是 25～30 ml。

收肌管阻滞

最近的研究认为，收肌管（隐神经）阻滞可以提供与股神经阻滞相媲美的镇痛效果，但又能保留股四头肌的肌力，有助于术后早期运动和康复，因而收肌管阻滞日益普及。

- 适应证：膝关节和（或）腿内侧或踝关节皮肤受累的外科手术。
- 解剖：收肌管（亚关节管或亨特管）是大腿中部三分之一处的一个腱鞘管，由缝匠肌、股内侧肌和内收长肌连接。管内含有隐神经和股动静脉。
- 技术：收肌管的解剖定位尚需要更好的界定，不同的研究中其确切的位置存在差异。线性超声探头可用于获取收肌管中股动脉横截面（短轴）视图。局部麻醉药注射到缝匠肌深部，靠近股动脉。这种阻滞常使用的局部麻醉药容积为15～30 ml。

股外侧皮神经阻滞

- 适应证：股神经阻滞后不能覆盖大腿后外侧，在大腿和膝盖外侧进行的手术。
- 解剖：股外侧皮神经起源于 L2 和 L3，仅包含感觉纤维。神经位于髂前上棘下方和内侧，支配大腿前外侧部分直至膝盖。
- 技术：患者取仰卧位。探头放置在髂前上棘上方，可显示为骨性声影（图 8.16）。然后将探针从髂前上棘向内侧和尾端移动，以定位显示为明亮纤维带的阔筋膜。神经位于髂前上

图 8.16 股外侧皮神经阻滞。FL＝阔筋膜；LFCN＝股外侧皮神经

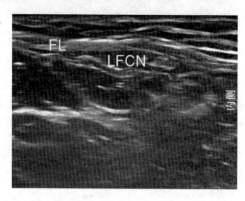

棘内侧下方约 2 cm 处。在髂前上棘内侧注射少量局部麻醉剂，可以更容易地显示神经。注射 5～10 ml 局部麻醉药足以达到成功的阻滞。

坐骨神经阻滞

坐骨神经可在从臀部到腘窝的沿神经走行的多个水平和各种角度获得其图像。本章仅介绍两种在创伤人群中易于使用的常用超声引导方法。

臀大肌入路

- 适应证：涉及膝后、膝以下、足和踝部的手术。
- 解剖：坐骨神经在臀下区的位置非常固定。坐骨神经位于大转子和坐骨结节中间坐骨切迹的位置，大多数患者都能轻易触及坐骨切迹。
- 技术：患者处于侧卧位，拟阻滞侧朝上，腿稍弯曲。为便于更好地穿透，建议使用低频曲阵探头。如果使用线性探头，频率为 7～8 MHz，深度为 6～8 cm 时可获得最佳图像质量（图 8.17）。坐骨结节和大转子可以很容易地识别，因为这些骨骼结构将产生骨性声影。坐骨神经可在坐骨结节和大转子的中间显示为三角形结构。坐骨神经位于臀大肌下方，刚好位于坐骨结节处股二头肌长头进入的外侧。穿刺针可以平面

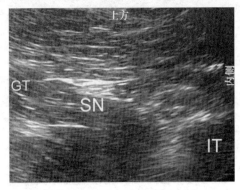

图 8.17 坐骨神经阻滞：臀部入路。GT＝大转子；SN ＝坐骨神经；IT＝坐骨结节

内方式从外侧向内侧方向刺入。神经刺激技术可与超声结合使用，以确定穿刺靶点的神经特征，因为在坐骨结节处插入的股二头肌可能被误认为坐骨神经。常用局部麻醉药的容积为 25～30 ml。

腘窝外侧入路

● 适应证：脚部和踝部手术以及膝以下截肢术。

● 解剖：腘窝的外侧为股二头肌，内伸为半腱肌和半膜肌内侧，下方为腓肠肌下部。窝内充满脂肪，并包含位于腘窝前外侧腘动脉下方的坐骨神经。坐骨神经通常于该窝的顶端分为胫神经和腓总神经，但在此水平的分支变异度很高。

● 技术：患者仰卧或俯卧均可实施阻滞。在创伤患者中常首选仰卧位，因为俯卧位可能会导致患者严重不适。如果选择仰卧位，腿部应位于中立位置，膝关节弯曲约30°。小腿应抬高并支撑，以便在腘窝下方留出足够的空间，使超声波探头可以小腿下方滑动。深度设置为 3～5 cm，频率为 10 MHz，探头横向放置在腘窝下方，可以获得坐骨神经的短轴视图（图 8.18）。操作者应从腘窝皱褶处开始向头侧方向扫描。通过这种方法，腓总神经和胫神经将在腘动脉上方显示为两个椭圆形蜂窝状结构（操作员需要记住，这种方法因为超声探头被反向放置将导致图像倒置）。由于腓总神经和胫总神经在同一鞘内汇合形成坐骨神经，因此可以通过沿头侧方向走

图 8.18 坐骨神经阻滞：腘窝
        入路。CP＝腓总神经；
        PT＝胫后神经；PA＝
        腘动脉

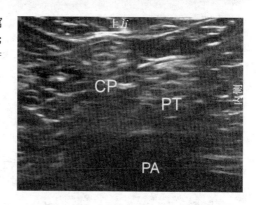

行来确认神经。可以通过在分叉处的水平以平面内方式入针
来完成阻滞。作为一种替代方法，在靠近腘窝皱褶处可以以
腓总神经和胫神经为目标分别注射一次。常用于该阻滞的局
部麻醉药容积为 30～35 ml。

外周神经阻滞中的局部麻醉药和留置导管选择

局部麻醉药的选择和浓度在很大程度上取决于麻醉药是用于手
术麻醉还是术后镇痛，被阻滞的神经数量以及被阻滞区域的血管
情况。

起效迅速，中短时程作用的局部麻醉药如 2% 利多卡因和 1.5%
甲哌卡因，常与长效局部麻醉药 0.2%～0.5% 罗哌卡因联合用于外
科麻醉，持续时间 5～6 h。0.2%～0.5% 罗哌卡因通常单纯用作术后
镇痛，作用通常持续 12～14 h。

置管指征

● 持续超过 24 h 的中度至重度疼痛。

● 积极的术后理疗。

● 血管痉挛引起的缺血性肢体交感神经切断术。

推荐使用低剂量 0.2% 罗哌卡因，自臂丛留置导管输注 6～
8 ml/h，下肢留置导管 10～12 ml/h。

局部麻醉药毒性

局部麻醉药的毒性很大程度上取决于注射剂量、吸收和注射区域的血管分布。全身毒性作用主要涉及中枢神经系统和心血管系统。中枢神经系统（CNS）中毒的临床体征通常在心血管系统之前出现。然而，中枢神经系统症状通常很微弱或无症状，心血管症状可能是严重局麻药毒性反应的唯一表现。因此，在区域麻醉后，任何精神状态改变或循环系统不稳定的患者都应考虑该诊断。

局麻药毒性的中枢神经系统症状和体征包括以下内容：

- 唇周感觉异常、头晕、眼花、注意力不集中、耳鸣
- 不安和躁动
- 言语不清、嗜睡和无意识
- 寒战、肌肉抽搐、震颤和全身性癫痫发作
- 呼吸抑制甚至停止

局部麻醉毒性的心血管体征和症状包括：

- 心动过缓
- 低血压
- 难治性心律失常（室性心律失常、多形性室性心动过速和心室颤动）
- 心血管虚脱和心脏停搏

局麻药全身毒性的处理包括停止给药、气道管理、控制癫痫发作（如果需要）和高级心脏生命支持。脂肪乳剂疗法已被证明可有效治疗布比卡因和利多卡因的心脏毒性作用。脂肪乳剂的确切作用机制尚未明确。据推测，其可能是通过与药物结合来减少循环中的药量，或者通过直接以"能量源"作用于心肌。脂肪乳剂的推荐剂量如下：

- 1.5 ml/kg 20% 脂肪乳剂静脉推注。
- 持续输注 0.25 ml/（kg·min），在达到循环稳定后持续至少 10 min。
- 如果未达到循环稳定，则考虑第二次推注并增加至 0.5 ml/（kg·min）。

- 建议将约 10 ml/kg 脂肪乳剂持续 30 min 作为初始剂量的上限。

椎管内和椎旁神经阻滞

蛛网膜下腔阻滞

对于接受急诊手术的创伤患者，通常不建议使用脊髓麻醉，因为这类患者用于阻滞的体位摆放或确定其血流动力学变化的病因时可能会存在问题。更重要的是，与脊髓麻醉相关的交感神经阻滞可能会导致容量不足患者发生灾难性的低血压和心动过缓。对于接受单纯下肢损伤择期手术的正常血容量创伤患者来说，脊髓麻醉是一个合适的选择。

硬膜外阻滞

尽管在创伤患者中不推荐使用这种神经阻滞作为唯一麻醉方式，但椎管内阻滞具有良好的术后止痛效果，可能会减少阿片类药物的使用，减轻手术应激反应，减少术后肠梗阻，允许早期活动，并减少肺部并发症。然而，支持在胸部创伤中使用硬膜外镇痛优于其他疼痛管理技术的证据的数量和质量都很有限。此外，患者的选择通常受到相关损伤的限制。

- 适应证包括肋骨骨折、胸廓造口置管和胸腹部大手术。禁忌证包括不稳定的血流动力学状态、疑似脊柱损伤、凝血障碍、缺乏知情同意和精神状态改变。创伤患者通常需要抗凝药物来预防或治疗静脉血栓栓塞；在选择患者和手术时机时必须将这些因素考虑其中。
- 解剖标志：
  - C7：颈部最突出的棘突
  - T3：肩胛冈
  - T7：肩胛角的下缘
  - L1：第 12 肋骨的下缘

147

- L4～5：髂嵴
- 技术：
  - 首选体位为坐位，同时颈部和上背部屈曲。
  - 其次还可选择颈部、大腿和膝盖屈曲的侧位。
  - 由于T3～T11棘突的尾端角度太大，中线入路困难。
  - 有些操作者选择旁正中入路，从而绕过脊突。
- 硬膜外输注溶液：
  - 低剂量局部麻醉药用于术后肠梗阻、阻塞性睡眠呼吸暂停或长期恶心呕吐的高风险患者。然而，局部麻醉药的单独使用通常受到低血压和运动阻滞的限制。
  - 阿片类药物作用于脊髓背角的μ受体。亲脂性阿片类药物（例如芬太尼和舒芬太尼）弥散通过硬脑膜和蛛网膜扩散。亲水性阿片类药物（例如吗啡、氢吗啡酮）通过脑脊液的被动运动向头侧扩散，并作用于注射部位远端的部位。阿片类药物输注并不常用，因为具有副作用增加的风险如瘙痒、恶心和呕吐、呼吸抑制、镇静和术后肠梗阻等。
  - 局部麻醉药和阿片类药物的联合输注表现出协同效应并降低副作用的发生率。
- 并发症包括阻滞失败、意外的硬脊膜穿刺、硬膜外血肿、硬膜外脓肿、神经根性疼痛和脊髓损伤。

椎旁神经阻滞

- 适应证：肋骨骨折和连枷胸的疼痛管理，胸壁手术和胸外科手术。
- 解剖学：椎旁间隙呈楔形，内含肋间血管和神经、脊神经背支和交感链。该空间前界为壁层胸膜，后界于肋横韧带，底部为椎体。椎旁间隙与硬膜外间隙和肋间间隙内侧相邻。它从颈部延伸到腰肌起点的L1。
- 体表标志引导技术：将患者取坐位或患侧朝上的侧卧位。在所需水平确认棘突。在棘突最突出的部分旁侧2.5 cm作标记点。注射局部麻醉药作皮肤局麻后，使用22G Tuohy针寻找横突，通常在 2 至 4 cm 深度处出现。如果在第一次穿刺时没有遇到横突，则应将针稍微转向头侧或尾端。一旦接触横突，针头在不超过横突 1.0～1.5 cm 深的尾部方向上离开横突。通常会感觉到轻微的咔哒声或爆裂声，表明针已经穿过肋横突韧带。重要的是，将针推进超过横突的距离不超过 1.0～1.5 cm，因为椎旁空间位于非常接近横突的位置，进一步的进针可能导致意外的胸膜刺穿。如果进行多个水平的阻断，则每个椎旁间隙使用 3～5 ml 局部麻醉药。与"低容量-多节段"技术相比，单次注射 15～20 ml 局部麻醉药可能导致多达 5 个皮区的阻滞，但是局部麻醉药的硬膜外扩散的风险更高。与胸部或腰部硬膜外麻醉相反，椎旁阻滞较少产生交感神经较低程度阻滞导致的血流动力学副作用，因此非常适合为由于其他损伤导致多发肋骨骨折和低血容量的创伤患者提供有效的镇痛效果。此外，对肠道或膀胱功能的影响很小。

要点

- 神经阻滞麻醉可以成功用于创伤患者，但必须仔细考虑血流动力学不稳定，凝血状态，既往神经损伤和骨筋膜间隙综合征的风险。
- 选择导致血流动力学变化最小的阻滞。
- 使用长效的深度神经阻滞时，有可能有掩盖创伤患者的骨筋膜综合征的症状和体征。
- 对接受硬膜外阿片类药物治疗的患者静脉注射阿片类药物会增加呼吸抑制的风险。
- 进行区域神经阻滞麻醉时：
  - 在开始阻滞之前熟悉解剖结构。
  - 选择适当的局部麻醉药并保持总剂量低于中毒剂量。
  - 在注射麻醉药之前使用超声确认目标区域中的血管结构。
  - 如果感觉到阻力，请不要注射。

- 在推进针头时始终保持针尖可见。
- 不要刺入神经内。

（姚寒译 马宇校）

致谢

作者感谢 Ralf Gebhard 在 2012 年第 1 版《创伤麻醉精要》中对"创伤的区域麻醉"一章所做的贡献。

拓展阅读

1. Bhatia A, Lai J, Chan VW, et al. Case report: pneumothorax as a complication of the ultrasound-guided supraclavicular approach for brachial plexus block. *Anesth Analg* 2010;**111**:817–819.

2. Buckenmaier CC, McKnight GM, Winkley JV, et al. Continuous peripheral nerve block for battlefield anesthesia and evacuation. *Reg Anesth Pain Med* 2005;**30**:202–205.

3. Capdevila X, Pirat P, Bringuier S, et al. Continuous peripheral nerve blocks in hospital wards after orthopedic surgery: a multicenter prospective analysis of the quality of postoperative analgesia and complications in 1,416 patients. *Anesthesiology* 2005;**103**:1035–1045.

4. Cometa MA, Esch AT, Boezaart AP. Did continuous femoral and sciatic nerve block obscure the diagnosis or delay the treatment of acute lower leg compartment syndrome? A case report. *Pain Med* 2011;**12**:823–828.

5. Dhir S, Sharma R, Ganapathy S. Regional anesthesia. In: Smith CE, ed. *Trauma Anesthesia*. New York, NY: Cambridge University Press; 2015.

6. Galvagno SM, Smith CE, Varon AJ, et al. Pain management for blunt thoracic trauma: A joint practice management guideline from the Eastern Association for the Surgery of Trauma and Trauma Anesthesiology Society. *J Trauma Acute Care Surg* 2016;**81**:936–951.

7. Hazarika R, Rajkhowa T, Nath PB, et al. A comparison of two approaches to brachial plexus anaesthesia. *Int J Res Med Sci* 2016;**4**:1335–1338.

8. Horlocker TT, Wedel DJ, Rowlingson JC, et al. Regional anesthesia in the patient receiving antithrombotic or thrombolytic therapy: American Society of Regional Anesthesia and Pain Medicine Evidence-Based Guidelines (Third Edition). *Reg Anesth Pain Med* 2010;**35**:64–101.

9. Hussain N, Ferreri TG, Prusick PJ, et al. Adductor canal block versus femoral canal block for total knee arthroplasty: a meta-analysis. *Reg Anesth Pain Med* 2016;**41**:314–320.

10. Jaeger P, Nielsen ZJK, Henningsen MH, et al. Adductor canal block versus femoral nerve block and quadriceps strength: A randomized, double-blind, placebo-controlled, crossover study in healthy volunteers. *Anesthesiology* 2013;**118**:409–415.

11. Liu SS, Ngeow J, John RS. Evidence basis for ultrasound-guided block characteristics: onset, quality, and duration. *Reg Anesth Pain Med* 2010;**35**:S26–S35.

12. Missair A, Gebhard R, Pierre E, et al. Surgery under extreme conditions in the aftermath of the 2010 Haiti earthquake: the importance of regional anesthesia. *Prehosp Disaster Med* 2010;**25**:487–493.

13. Sites BD, Spence BC, Gallagher JD, et al. Characterizing novice behavior associated with learning ultrasound-guided peripheral regional anesthesia. *Reg Anesth Pain Med* 2007;**32**:107–115.

9 创伤患者的监测

Richard McNeer，Albert J. Varon

引言

对麻醉医生来说，在急诊手术中对创伤患者进行监测尤具挑战。当患者进行性出血、失血性休克时，由于麻醉药物对患者血流动力学的不利影响，麻醉医生常常会减浅麻醉深度，这样无法保证预防术中知晓和镇痛。此外，在发生严重低血压的情况下，甚至最基本的监测功能也可能存在问题。当外科止血完成后，复苏的终点指标尚未清晰界定，且会随着患者特异性因素和创伤的病因而变化。过度的液体复苏导致包括肺水肿、充血性心力衰竭、肠道水肿、腹腔间隔室综合征、未计划的术后再次开腹手术、气道水肿等不良结局，从而影响患者的发病率和生存率。创伤患者的监测策略遵循美国麻醉医师协会（American Society of Anesthesiologists，ASA）基本麻醉监测的标准，与一般手术患者的监测相同。对氧合、通气、循环、体温进行持续监测。这些监测在手术早期可以通过常规、无创的方式进行。但对于创伤患者，常常需要额外的（多数为有创）监测。最终需要根据以下的因素决定采用何种监测：

- 所获得数据的准确性
- 与数据获取相关的潜在并发症
- 数据的临床相关性
- 数据对临床结果的影响

通常，单个时间点上测量的信息不如一段时间内测量的数据集趋势有意义，趋势监测在评估治疗效果和患者状态变化上非常有

151

用。指导复苏的策略可能会影响患者的结局，而液体治疗是这一策略的重要组成部分。一个经常被问及的相关问题是：患者的心排血量（每搏量）会随着液体输注而增加吗？而可用的监测在预测"可恢复的"心排血量这方面的能力有所不同。本章节旨在从基本的原理和局限性方面分类讨论常用和实用的监测，这两大方面直接决定了监测数据结果的解读、患者的风险以及在监测适用时，此类监测在界定复苏终点指标中的作用。

无创监测

脉搏氧饱和度

脉搏氧饱和度可以无创地监测动脉血氧饱和度和心率，但其在创伤患者中的应用可能会有些问题。休克患者通常都表现为低血压、外周血管收缩、通常四肢冰冷，这些表现联合起来会影响信号获取。由于手指和四肢的创伤性损伤，探头放置的位置可能会受到限制。当探头放置在远端时，检测缺氧的响应时间会延长，探头放在脚趾时，响应时间延长 1 min。此外，目前的脉搏氧饱和度探头只能用于特定手指；例如，Masimo 手指探头仅对示指、中指和无名指进行了校准。将探头放置在拇指、小指、脚趾、耳垂、嘴唇、鼻和前额上都可能会导致虚假的或不准确的数值。如果受伤机制涉及某些燃烧成分（如汽车火灾），可能会导致碳氧血红蛋白血症，测量的血氧饱和度会高于真正的血氧饱和度。多波长脉搏血氧仪的使用可以让麻醉医师无创地诊断血红蛋白功能障碍并防止错误解读氧饱和度的信号。

无创血压监测

最常用于评估液体状态的监测就是血压。目前自动无创血压监测仪在大多数情况下采用的是振荡技术。振荡技术直接测量的是平均动脉压，而收缩压和舒张压则是衍生计算而来。在血压正常的情况下，振荡技术测量结果与有创血压监测相关性较好。然而，振荡技术对于急性失血的敏感性较差，并且血压在极高和极低的情况下准确度降低，限制了其在失血性休克中的使用。此外振荡技术测量需要时间比较长，血压大幅变化时检测可能会有所延迟。此外，许多患者创伤发生在四肢，限制了袖带的放置。有效测量位置包括上臂、前臂、大腿和小腿，只需袖带尺寸与测量部位周长匹配。重复和频繁的袖带充气导致软组织和神经损伤。患者移动和非心源性振荡（如外科医生接触袖带）均可能会导致测量伪差。

二氧化碳描记图

呼气末二氧化碳（end-tidal carbon dioxide，$EtCO_2$）的存在可以反映机体是否有通气和心排血量。这对困难插管和存在失血性休克等患者特别重要。

对于进行机械通气的手术患者，$EtCO_2$ 可以代替动脉 CO_2 分压（arterial CO_2 tension，$PaCO_2$），用于指导通气管理。在正常的机体中，由于存在肺泡无效腔，$EtCO_2$ 稍稍低于 $PaCO_2$ 2～5 mmHg。在以下某些情况下，两者的差值会变大：

- 处于全身麻醉中
- 处于低灌注状态，包括失血性休克
- 胸部创伤后（如导致无效腔增加和通气／血流比失调）
- 肺栓塞或脂肪栓塞后
- 患者体位不是仰卧位（如沙滩椅位、侧卧位）

由于在处理创伤患者时会发生以上多种情况，且许多创伤患者会置入动脉导管，因此通过 $PaCO_2$ 来校正 $EtCO_2$ 是一种可行且重要的方法。一项研究提示，当 $EtCO_2$ 维持在 35～40 mmHg 之间时，创伤患者 80% 的时间通气不足（$PaCO_2 > 40$ mmHg），30% 的时间严重通气不足（$PaCO_2 > 50$ mmHg）。此外，由于高碳酸血症对颅内压（intracranial pressure，ICP）的不良影响，了解 $EtCO_2$–$PaCO_2$ 差值对管理创伤性脑损伤（traumatic brain injury，TBI）患者呼吸十分有用。在单纯性 TBI 创伤患者中，$EtCO_2$ 和 $PaCO_2$ 之间的相关性最佳，但即使在此亚群患者中，如果单独使用 $EtCO_2$ 指导管理通气，也存在高碳酸血症的风险。$EtCO_2$ 与 $PaCO_2$ 差值在手术过程中可能发生变化。因此，谨慎起见，应在多个时间点测量两者之间的差值。

心电图

心电图是 ASA 的标准监测。创伤患者可能出现不正常的心电图表现。发生严重的失血性休克后，心肌灌注和氧供不能满足心肌氧需，心电图可能会表现为 ST 段改变和心律失常。输注血液制品进行复苏可能会导致高钾血症，心电图表现为 T 波高尖。颅脑损伤患者的心电图会发生显著的心电图改变，表现类似于心肌缺血。胸部创伤后，心脏可能会发生钝性或穿透性损伤。除了非特异性 ST 段和 T 波异常以外，心电图可能表现为以下心律失常：

- 窦性心动过缓
- 心房颤动
- 室性期前收缩
- 房室传导阻滞及室间传导阻滞
- 室性心律失常

心脏损伤患者的治疗包括重症加强医疗病房的持续心电监护、使用正性肌力药物和缩血管药物治疗心力衰竭、手术治疗心脏压塞或修复结构异常（见第 16 章）。胸部钝性创伤的患者，如果 12 导联心电图正常，则心脏钝性损伤的可能性较低。

无论是否有胸部创伤，创伤患者都有可能会发生心肌缺血。当怀疑和诊断心肌缺血时，麻醉医生应敏锐地利用一切可用信息（包括病史、创伤的病因）。持续监测 ECG 的 ST 段趋势分析和 12 导联分析对诊断心肌缺血可能会有帮助。

体温监测

在创伤患者中进行体温监测十分重要。测量体温的部位包括：

- 肺动脉
  - 被认为是测量核心温度的金标准，但需要由于其他适应证（见"有创监测"章节）放置肺动脉导管。
- 鼻咽腔

- 可很好地反映核心温度。
- 食管
  - 如果放置位置较远，对核心温度的反应较好。
  - 当测温胃管贴壁时，测量可能会不准确。
- 膀胱
许多导尿管有内置温度探头。
- 腋窝
  - 当其他部位不可行或有困难时，可以使用。

由于休克后体温调节发生变化、环境暴露、热量产生减少，在创伤发生时就已经开始存在发生低体温的风险，并一直持续到送达医院前。低体温对创伤患者的影响包括：

- 血红蛋白解离曲线左移，氧供减少。
- 血小板功能、凝血因子活性下降，导致止血功能障碍。
- 心房颤动（体温<30 ℃）。
- 心室纤颤（体温<25 ℃）。
- 减少心肌对正性肌力药物的反应。
- 药物代谢、消除减慢（如神经肌肉阻滞药物）。
- 降低监测的有效性（如脉搏氧饱和度监测）。

创伤患者到达手术室时，经常处于低体温的状态，麻醉医生有责任采取一切可能的手段提高患者体温。包括以下方式：

- 提高手术室温度。
- 减少患者暴露。
- 使用对流暖风毯。
- 对所有液体和血液制品进行加温（包括外科医生使用温水冲洗）。

经食管超声心动图

经食管超声心动图是一种微创技术，可以作为创伤患者的血流动力学监测和诊断工具（如用于诊断心脏压塞）。应采用系统的方法来识别创伤相关的损伤并评估血流动力学不稳定的原因。在急性血流动力学紊乱的患者，TEE 常常可以对外科或内科治疗产生重要影响。评估血流动力学不稳定的创伤患者的超声心动图关键参数如下：

- 右心室和左心室（RV 和 LV）的前负荷。
- 整体和局部心脏功能。
- 瓣膜功能。
- 可能导致休克的心脏和心外解剖或结构性病变。

详见第 10 章创伤患者超声心动图

意识水平的监测

对于有可能回忆术中事件的高危者，通常需要监测意识水平：

- 需要进行运动或感觉诱发电位监测的脊髓手术（详见第 14 章）。
- 心脏创伤手术，特别是需要体外循环的时候。

众所周知，麻醉药物会使出血性休克患者的血流动力学状况恶化。在这种情况下，应用基于心率、血压以及患者体动的意识监测颇为困难，因为此时心率已经升高、血压可能持续偏低且使用了神经肌肉松弛药。鉴于以上的原因，创伤患者出现意外的术中知晓的风险增加。已有人建议所有创伤患者使用双频指数（bispectral index，BIS）监测意识水平。作为目前最常用的意识监测设备，BIS 号称是检测并防止知晓的有效监测，它可以处理脑电图，并以 0～100 之间的数值呈现来反映麻醉深度。然而，有证据表明，在高风险患者中使用 BIS 进行意识监测和预防知晓的效果并不优于依靠临床评估和使用呼气末吸入麻醉药气体浓度。由于术中知晓与包括创伤后应激障碍在内的严重不良后果相关，所以在创伤患者的麻醉维持期间，利用所有可获得的信息（包括来自 BIS 监测的数据）来监测意识似乎较为合理。

神经肌肉监测

当使用神经肌肉阻滞药物时，应监测其效果，确定最佳用量。当计划在手术结束时拔除气管导管，神经肌肉监测对于减少术后残余阻滞的风险尤为重要。评估神经肌肉阻滞的最常用方法是基于临床体征和周围神经的四个成串刺激（TOF）的标准定性监测。但这些方法不如加速度肌动描记图等定量（客观性 TOF）监测方法。

有创监测

动脉导管

放置动脉导管可以有创监测收缩压、舒张压和平均动脉压。在无创血压不能使用或不是最优的选择时、需要频繁抽取动脉血时、需要实时监测动脉血压时，则有指征进行动脉穿刺置管。动脉压波形由顺行性（收缩）和逆行性（反射）的压力波复合而成，受到血管顺应性、与心脏的距离及血管树的结构特征的影响。麻醉医生需要了解可能会导致不准确读值的一些情况。当导管和管道的固有频率（通常大于 40 Hz）减小到与构成生理波形的频率一致的程度时会产生共振，共振可导致动脉波形的扭曲。波形看起来像是"振铃"或称为欠阻尼。通常是由于连接导管和传感器之间的导管太长。或者，也可能由于软管或管中存在气泡，波形出现过阻尼，波形变钝。平均动脉压（mean arterial pressure，MAP）受监测系统动态响应特性的影响最小。准确的血压数值需要校正传感器与心脏水平持平。在无导致错误读值的情况下，正常患者的有创血压读值通常非常准确。然而，患者处于失血性休克时，收缩的外周动脉血管可以将"弹回"波反射回至导管所在的血管。这将会导致收缩压估值过高，在这种情况下，MAP 更为准确。区分共振、欠阻尼与伴严重失血性休克时的波形非常重要，这可以通过考虑所有可用的监测和生命体征数据来实现。在处理创伤患者时，手动计算监测系统的固有频率和阻尼系数尽管可行，但通常不切实际。如果在冲洗传感器之后，如果在生理波形恢复之前能观察到超过 2 至 3 个振荡波，则可以认为是欠阻尼。从动脉波形获得的有用信息包括机械通气的压力变异（参见下面的液体冲击反应性的动态监测部分）。本书第 5 章讨论了动脉导管置入和并发症。

中心静脉导管（CVC）

中心静脉压（central venous pressure，CVP）通常使用中心静脉导管或肺动脉导管在上腔静脉或右心房处测得。CVC 置入可以为输注液体和血管活性药物（以及后续的肠外营养）提供非常需要的中心通路。CVC 还可用于在空气栓塞的情况下抽吸空气和放置心脏起搏器及下腔静脉过滤器。中心静脉血氧饱和度（$ScvO_2$）的测量可以通过连续或间歇采样进行，在"静脉血氧饱和度"这部分中讨论。

尽管 CVP 的趋势监测有助于评估患者的容量状态，但由于创伤和危重患者特异性因素，CVP 对这些患者的价值和解读受到一定的限制。此外，放置 CVC 并非没有风险，其并发症在第 5 章中讨论。除了 CVC 以外，还有创伤更小的监测，这些监测在评估患者容量状态和预测液体反应性方面具有优势（参见"液体冲击反应性的动态监测"部分）

肺动脉导管

当需要更为准确的血流动力学评估以及这些信息有助于指导复苏和治疗时，则可以考虑 PA 导管。从 PA 导管可以获得的信息包括：

- CVP
- PA 压（收缩压、平均压和舒张压）
- PA 阻塞压（PAOP 或"楔压"）
- 心排血量（使用热稀释法）
- 连续混合静脉血氧饱和度 $S_{\bar{v}}O_2$
- 通过间歇取样测量混合静脉血气（$P_{\bar{v}}O_2$ 和 $P_{\bar{v}}CO_2$）

PA 导管置入和使用的潜在风险包括：

- 心律失常
- 传导异常（例如，右束支传导阻滞）
- 肺动脉破裂
- 异常的导管位置
- 血栓栓塞

● 肺梗死

● 感染

从处置的优先级和时间限制考虑，PA 导管的置入并不切实际。存在活动性失血、休克、明显需要复苏的患者通过 PA 导管获得的数据解读也显得多余。此外，随着如超声心动图和液体反应性的动态监测等创伤更小的监测的发明，诊断性的信息更加准确，PA 导管的临床使用显著下降。因此，PA 导管很少用于创伤患者的初始管理。但是，与其他创伤性更小的心排血量（cardiac output，CO）监测相比，热稀释法仍然是金标准。

心排血量

对于预计会出血、大量液体交换以及血流动力学不稳定的重症创伤患者，监测心排血量是一个重要的工具。许多因素会导致心排血量下降，包括：

● 血管内容量耗竭（绝对或相对）

● 心室功能下降

● 张力性气胸

● 心脏压塞

● 肺栓塞

运用监测 CO 辅助诊断依赖其他可用监测数据和临床检查的同步评估。可用于测量 CO 的方法包括：

● 使用 PA 导管的热稀释法

● 动脉脉搏波形分析

● 锂稀释法

● 胸部生物阻抗法

● 食管多普勒

在这些方法当中，热稀释法被认为是金标准，也是在过去使用最多的方法。使用热稀释法测量 CO 时，诱导循环中的某点血液的含热量发生变化，然后在下游的某点测量由此引起的温度变化。含热量的变化可以通过注入已知温度、已知体积的液体，或通过加热导丝产生处于安全水平的热量来实现。使用后一种技术的 PA 导管容易获得并且可以连续评估 CO。两种方法均在远端位置上测量随时间变化的温度，这些数据可通过计算机来计算 CO。

用于测量 CO 且创伤较小的方法中，使用动脉脉搏波形分析的设备越来越多地应用于临床实践，且正在探索其在创伤患者（通常已有留置动脉导管）监测中的作用。动脉脉搏波形分析依赖于以下原理：每搏量（SV）与动脉脉搏波形下的面积成正比，并与血管顺应性成反比。这个观点在一个多世纪前被提出，并从那时起取得了许多理论上的进步，而微电子和研究的进展促进了使用专有算法（理论上和经验上得出）监测 SV 和 CO 的设备的发展。脉搏波形设备和热稀释法相比，有很好的相关性和准确性，误差在 0.03～0.55 L/min 之间。但这种相关性受以下因素影响：

- 变化的血流动力学
- 动脉波形的变化
- 药物导致体循环阻力增加（如去氧肾上腺素）
- 潮气量变化
- 呼气末正压的水平
- 存在主动脉反流
- 主动脉内球囊反搏的使用

当前利用动脉脉搏波形分析的设备的敏感程度因制造商和专有算法的不同而有所差异，且研究和开发正致力于解决这些局限性。在创伤较小的 CO 监测中，利用动脉脉搏波形分析的设备可作为热稀释法和使用相关的 PA 导管的可行替代方案。除了创伤小，这些设备也易于使用，且不需要过多的对于数据解读的培训。此外，一些动脉脉搏波形分析的设备，可以通过例如测量每搏变异指数作为机械变异的函数等用来动态监测（参见"液体冲击反应性的动态监测"部分）。但是，脉搏波形分析设备在血流动力学不稳定的创伤患者上临床使用的研究还很少，需要进一步研究。

静脉血氧饱和度

通过 PA 导管，测量来自肺动脉的血液的氧合血红蛋白饱和度

被称为混合静脉或 S_vO_2（正常值为 75%），而通过 CVC 测量的氧合血红蛋白饱和度被称为上腔静脉饱和度（$S_{cv}O_2$）。会减少静脉饱和度的因素包括：

- 动脉饱和度降低。
- 氧耗增加。
- 心排血量降低。
- 贫血（如失血所致）。

S_vO_2 的监测已用于创伤患者可能发生的许多临床情况，包括：

- 早期发现心肌功能障碍。
- 休克。
- 心律失常。
- 评估心肺复苏的有效性（当 S_vO_2 低于 40% 时，死亡率 100%）。

在处于失血性休克的特殊情况下，当 S_vO_2 低于 65% 时，主张对患者实施进一步的复苏或手术干预。因此，建议将监测 S_vO_2 作为确定创伤患者的复苏终点指标的手段。

设计用于连续血氧监测上腔静脉血液饱和度的 CVC 现在已经可用。但在同一患者中同时获得的 S_vO_2 和 $S_{cv}O_2$ 值并不总是具有相关性。正常患者的 ScvO2 准确反映了 S_vO_2，但在休克患者中，$S_{cv}O_2$ 始终比 S_vO_2 高 5%～18%。这种差异的发生是因为更多的来自冠状窦的去饱和血液和因为脾、肠系膜和肾的血流在休克期间重新分布到脑和冠状动脉循环中。尽管如此，在失血性休克和其他血流动力学条件下，趋势监测显示两个参数的轨迹较为接近。此外，低 $S_{cv}O_2$ 意味着更低的 S_vO_2，在临床上这比两个参数的绝对值不相等的事实更为重要和有用。不稳定的创伤患者一般都会有中心静脉通路。可以将通过放置更简单和更安全的 CVC 获得 $S_{cv}O_2$ 监测作为 S_vO_2 监测的可行替代方案，特别是在已有连续测量血氧饱和度的 CVC 情况下。一项针对重症脓毒症患者的研究发现，以 $S_{cv}O_2$（≥70%）作为主要终点指标之一的目标导向地早期治疗可以改善患者死亡率（Renner 等，2016）。同样的结论是否适用于创伤患者尚不能确定。

液体冲击反应性的动态监测

患者的心排血量（和相关的生命体征）是否会随着血管内扩容而得到改善？这是一个有助于指导复苏的重要问题。最近，有报道认为在 50% 的重症患者中，答案是否定的。无反应者存在液体超负荷的风险，可以更为谨慎地通过使用正性肌力药和升压药治疗。不幸的是，目前使用的大多数"静态"参数，如 CVP、PAOP 甚至通过 TEE 测量的 LV 舒张末期面积，在预测可恢复的心排血量这一方面并不十分有效（表 9.1）。在评估容量状态和预计可恢复的心排血量上更为有效的"动态"指标包括收缩压变异度（SPV）、脉压变异度（PPV）、每搏量变异度（SVV）。这些指标是正压通气引起的 LV 每搏输出量的周期性变化的结果。在机械通气的患者中留置动脉导管有助于在创伤患者中测量这些指标。

在机械通气中，吸气相导致右心室前负荷减少、右心室后负荷增加以及由此导致的右心室每搏量减少。在吸气末，右心室的每搏量最小。在大约 2～3 次心脏搏动后，左心室前负荷和左心室每搏量也可能出现类似的减少（通常在呼气相观察到）。这种动态方法评估心脏对前负荷可逆性变异的反应，且依赖于具有可恢复的心排血量的患者位于 Frank-Starling 曲线的上升阶段。使用对可恢复的心

表 9.1　测液体冲击反应性的静态和动态血流动力学参数的比较

	静态指标	动态指标	相关性（r）	曲线下面积
CVP	是	一	0.13	0.55
LV 舒张末期面积指数	是	一	一	0.64
整体舒张末期容积指数	是	一	一	0.56
脉压变异度		是	0.78	0.94
收缩压变异度	一	是	0.72	0.86
每搏量变异度		是	0.72	0.84

缩写：CVP＝中心静脉压；LV＝左心室。

曲线下面积值高表示预测性更好。

修订自 Marik PE，Cavallazzi R，Vasu T，Hirani A 的汇总数据（95% 置信区间）。Dynamic changes in arterial waveform derived variables and fluid responsiveness in mechanically ventilated patients：a systematic review of the literature. Crit Care Med 2009；37（9）：2642–2647

排血量监护的局限性包括以下：

- 患者不能自主呼吸。
- 潮气量不应低于 8 ml/kg。
- 胸廓不能打开。
- 患者不能有心律失常。

由于自主呼吸和压力支持模式和其他包含自主呼吸的通气模式会干扰数据的正确解读，所以必须采用机械通气。幸运的是，上述这些通气模式对使用了神经肌肉阻滞药物的急性创伤患者通常并不适用。反映液体反应性的动态监测要求潮气量不小于 8 ml/kg，但在某些创伤患者中，这样的潮气量可能不实用或不安全。在心脏受损后可以观察到的心律失常可能会混淆数据的解读。重要的是要记住，可恢复的心排血量监测不能提供患者 Frank-Starling 曲线形状的信息（即心室功能）。但在面对生命体征不稳定并且确定患者心功能处于在曲线的平坦部分（即变化不显著），可以明确包括启用正性肌力或升压药等有价值的指导。

虽然大多数手术室目前尚未配备可恢复的心排血量的监测设备，但仍可对创伤患者进行可恢复心排血量的评估。例如，SPV 和 PPV 可以非正式地通过"目测"血流动力学监护仪上的动脉波形来评估。在机械通气期间存在收缩压的大幅波动，患者通常被描述为"周期性"。许多监护仪可以通过调整，在网格中显示动脉脉搏波形，并允许在图形用户界面放置光标以跟踪压力变化。通过这种方式，可以更准确地测量 SPV 和升高的差值和降低的差值。

与静态监测或指标（如 CVP、RV 和 LV 舒张末期面积和超声心动图）相比，动态指标如 SPV、PPV 和 SVV 能更好地预测机体对液体的反应性（表9.1）。在这些动态指标中，PPV 已被证明具有比 SPV 和 SVV 更高的诊断准确性。原因尚不清楚；推荐使用 SVV 计算每搏量时可能会增加最终评估的误差。而 PPV 是通过对动脉压波形的单独分析而获得。在手术室内应用这些方法可能变得更加普遍，特别是开发并上市了具有自动算法和软件分析的新型设备。考虑到一半血流动力学不稳定的重症患者对液体复苏治疗没有反应，预测液体冲击反应性的能力和明确的复苏终点指标可能有助于降低患者的发病率。

颅内压（ICP）监测

创伤性颅脑损伤在多发伤的患者中较为常见（见第 13 章）。约 40% 的严重 TBI 患者会出现颅内高压，导致患者功能预后明显较差，死亡率增加。体格检查结果往往不可靠，无法确定 ICP 是否升高。直接评估 ICP 的唯一方法就是测量。测量 ICP 可用于计算脑灌注压（cerebral perfusion pressure，CPP），CCP 等于 MAP 减去 ICP。因此，单独出现 ICP 的增加或 MAP 的下降均会导致 CPP 下降。当 ICP 升高到 20 mmHg 以后，CCP 可能就会不足。在过去，控制在安全水平内的 ICP 被认为是中枢神经系统监测的一个终点指标，但现在已转为关注 CPP 本身。治疗颅脑损伤时，维持脑血流需要使用升高的最低 CPP 阈值。建议保持 CPP 在 70 mmHg 以上。

严重头颅外伤是 ICP 监测的最常见的适应证。对 Glasgow 昏迷评分≤8 分（见表 2.3）和 GCS 运动评分≤5（即不遵循指令）的患者，强烈建议进行 ICP 监测。

- 头颅 CT 影像正常且 GCS 评分≤8 患者，如果具有少于两个以下特征，则发生颅内高压的可能性非常低：
  · 低血压发作病史。
  · 年龄>40 岁。
  · 异常姿势。
- 颅脑损伤患者最初可能在无 ICP 监测的情况下进行治疗，但出现任何病情恶化都应立即重新考虑 ICP 监测和影像学检查。

有数种 ICP 测量方法可供使用（图 9.1）。脑室内导管通过充满液体的管道与标准应变仪传感器相连，可以显示良好的波形特征，并可引流脑脊液（cerebrospinal fluid，CSF）。然而，当脑水肿或血肿引起侧脑室系统的移位或塌陷时，该导管可能难以置入。蛛网膜下腔螺栓在任何情况下都易于置入，但有时可能会出现错误的读数，具体取决于其与受伤部位的相对位置。与脑室内导管相比，使用蛛网膜下腔螺栓获得的波形较差，而且通常不能进行脑脊液引

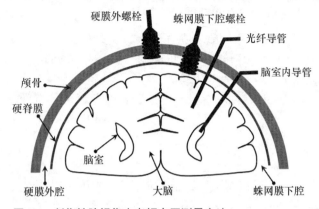

图 9.1 创伤性脑损伤患者颅内压测量方法

流。置入硬膜外螺栓的并发症风险较低，但不如脑室内导管或蛛网膜下腔螺栓精确，且不能引流 CSF。使用光纤或导管尖端应变仪技术的非流体耦合系统可以放置于脑室、硬膜下或脑实质处。这些设备与传统的 ICP 监测设备相比具有优势，特别是其具有测量脑实质压力的能力。ICP 监测设备的并发症包括：

- 感染，
- 出血，
- 设备故障，
- 阻塞，
- 位置不正确，
- 细菌定植（植入 5 天后风险显著增加，但严重的颅内感染并不常见）。

组织灌注和氧债的血清标志物

乳酸

可以通过测量血清中的乳酸和碱缺失来间接评估由于失血性休克导致的组织灌注不足。当氧供低于氧化磷酸化所需要的阈值时，细胞开始将葡萄糖转化为丙酮酸，继续生成乳酸（无氧糖酵解）。

因此，全身氧债的程度和乳酸水平间接相关。高乳酸血症和结局的关系已有研究。初始的乳酸水平大于 4 mmol/L 和高死亡率相关。高乳酸血症的程度和持续时间也和高死亡率和发病率相关。同时，在液体复苏的第一个小时内乳酸水平降低超过 5% 与预后良好有关。高乳酸血症患者的乳酸降至 2 mmol/L 及以下的时间与存活率成反比。

碱缺失

碱缺失是全身组织酸中毒的近似值，组织酸中毒的主要介质是乳酸。碱缺失可被用来评估失血性休克的严重程度：
- 重度：−15 或更低
- 中度：−6 到−14
- 轻度：−5 或更高

碱缺失可用于指导液体复苏，碱缺失的趋势可为复苏的有效性提供有价值的反馈。尽管经过复苏努力，若碱缺失仍在恶化，65%的患者可能仍在出血。

碱缺失和乳酸的相关性尚不清楚，有些研究认为密切相关，而有些研究认为关系不大，并认为乳酸比碱缺失更为可靠。在评估患者氧债和治疗结局上，碱缺失和乳酸的联合监测比任何单一监测更为有效。当创伤患者接受了碳酸氢钠治疗后，可能会影响碱缺失数值的解读，因为这种医源性代谢性碱中毒可能会高估碱缺失的数值（看上去不太严重）。在这种情况下，乳酸似乎是更为可靠的监测指标。

基本监测失败时创伤患者的监测

创伤患者非常不稳定，以至于最基本的监测的实施也可能是有问题的。
- 在大汗或烧伤的皮肤上使用 ECG 导联可能颇为困难。
- 由于休克、低血压、外周血管收缩和低体温，脉搏血氧可能无法产生准确的读数。

- 示波法测量血压将不准确或根本不显示读数。
- 低血压和外周血管收缩的情况下，动脉导管置入可能比较困难。
- 在正在出血的急诊手术中和对容量减少的患者，CVC 置入可能较为困难。

这种情况并不少见，当监测无效时，应检查患者有无脉搏。如果患者无脉搏，应启动包括胸部按压的高级生命支持措施。脉搏的存在使得估测收缩压成为可能：

- 有桡动脉搏动提示收缩压最低为 80 mmHg。
- 有股动脉搏动提示收缩压最低为 70 mmHg。
- 有颈动脉搏动提示收缩压最低为 60 mmHg。

然而，一项研究表明，这些压力可能被高估。尽管存在脉搏，但是在肥胖的低血压创伤患者中触摸脉搏可能较为困难（假阴性）。由于所有这些原因，一个非常有用但经常被忽视的灌注监测是二氧化碳描记图，每个 OR 中都有并且在任何能够通气的患者中易于实施。$EtCO_2$ 的存在表明存在肺血流量（右侧心排血量）。在没有其他传统或有创监测的情况下，$EtCO_2$ 的趋势对评估复苏治疗可能具有不可估量的价值。在处理 $EtCO_2$ 急剧减少时，麻醉医生必须获取所有临床信息并考虑手术情况（即心排血量减少或其他原因如空气栓塞或呼吸机回路泄漏）。此外，通气-血流比失调，无效腔变大和 CO_2 潴留会随着时间的推移而进展，可能会混淆 $EtCO_2$ 趋势监测的解读。尽管如此，$EtCO_2$ 监测可以作为最后的手段，暂时用于指导液体和血管活性药物治疗，评估胸外按压或心脏按摩的有效性，直到可以实施更精确的有创监测。

要点

- 对创伤患者的有效监测应利用来自于临床评估、标准和有创监测以及组织灌注的血清标志物的所有可用数据。
- 是否使用有创监测应基于对利用其获得数据所带来的风险与指导液体复苏和药物治疗中的作用之间的权衡。

- 动脉导管经常用于创伤患者，可以进行有创血压监测、间歇抽血和容量情况评估。
- 作为通过 PA 导管利用热稀释法测量 CO 的替代方案，脉搏波形曲线分析应用得越来越多，但是需要更多的研究来确定在创伤患者中的临床效用。
- 动态监测可能在手术室中会变得更为常见，使得评估可恢复的心排血量并合理预测患者对液体输注的反应性成为可能。
- 怀疑患有严重 TBI 的患者可能有监测 ICP 的指征。
- 血清标志物如乳酸和碱缺失可以在复苏期间监测氧债和低灌注，并可以预测患者结局。

（郭品豪译　马宇校）

拓展阅读

1. Bartels K, Esper SA, Thiele RH. Blood pressure monitoring for the anesthesiologist: A practical review. *Anesth Analg* 2016;**122**:1866–1879.

2. Bendjelid K. System arterial pressure and fluid responsiveness: not only a swing story. *Crit Care Med* 2011;**39**:1579–1580.

3. Cavallaro F, Sandroni C, Antonelli M. Functional hemodynamic monitoring and dynamic indices of fluid responsiveness. *Minerva Anestesiol* 2008;**74**:123–135.

4. Giraud R, Siegenthaler N, Gayet-Ageron A, et al. ScvO2 as a marker to define fluid responsiveness. *J Trauma* 2011;**70**:802–807.

5. Marik PE, Cavallazzi R, Vasu T, Hirani A. Dynamic changes in arterial waveform derived variables and fluid responsiveness in mechanically ventilated patients: a systematic review of the literature. *Crit Care Med* 2009;**37**:2642–2647.

6. Napolitano LM. Resuscitative endpoints in trauma. *Transfus Altern Transfus Med* 2005;**6**:6–14.

7. Renner J, Grunewald M, Bein B. Monitoring high-risk patients: minimally invasive and non-invasive possibilities. *Best Pract Res Clin Anaesthesiol* 2016;**30**:201–216.

8. Rivers EP, Ander DS, Powell D. Central venous oxygen saturation monitoring in the critically ill patient. *Curr Opin Crit Care* 2001;**7**:204–211.

9. Rivers EP, Nguyen B, Havstad S, et al. Early goal-directed therapy in the treatment of severe sepsis and septic shock. *N Engl J Med* 2001;**345**:1368–1377.

10. Shepherd SJ, Pearse RM. Role of central and mixed venous oxygen saturation measurement in perioperative care. *Anesthesiology* 2009;**111**:649–656.

11. Varon AJ, Kirton OC, Civetta JM. Physiologic monitoring of the surgical patient. In: Schwartz SI, ed. *Principles of Surgery*, 7th edition. New York, NY: McGraw-Hill; 1999.

12. Wilson M, Davis DP, Coimbra R. Diagnosis and monitoring of hemorrhagic shock during the initial resuscitation of multiple trauma patients: a review. *J Emerg Med* 2003;**24**:413–422.

创伤患者的超声心动图检查

Ashraf Fayad，Marie-Jo Plamondon

引言

自从经食管超声心动图（transesophageal echocardiography，TEE）作为心脏手术室（cardiac operating rooms，ORs）中的监测仪引入以来，该技术有了新的变化、改进和扩展，并有其临床应用和适应证。诸如多平面和多频探头、多普勒技术和便携式超声心动图仪器等创新技术，促进了超声心动图更广泛的临床应用。在心脏 OR 中，TEE 不仅可以作为血流动力学状态的监测手段，而且也是一种重要的诊断工具。随着这些进展，其作为一种血流动力学监测手段在非心脏手术的高危患者（包括创伤患者）中的应用也进一步深入。

超声心动图是一种用于评估双心室功能、容量状态和瓣膜功能，以及检测心脏急症（如心脏压塞、主动脉破裂和夹层）的有效监测手段。超声心动图的血流动力学评估优于来自肺动脉（PA）导管提供的信息，且是一种敏感工具，其临床价值高于其他监测手段。

局部超声检查如创伤重点超声评估（Focused Assessment with Sonography for Trauma，FAST）或扩展 FAST（extended Focused Assessment with Sonography for Trauma，eFAST）的益处，在急诊科（ED）中得到很好的体现。重点超声心动图检查通常足以排除主要的心血管急症。此外，超声心动图是评估患者钝性胸部创伤的一种实用、灵敏且低成本的方法。创伤患者可能需要立即进行外科手术，在 OR 中血流动力学可能不稳定。超声心动图，特别是 TEE 显示的图像，是一种理想的监测工具，用于指导低血压患者的围术期管理。该类患者需要通过补液、输血、血管升压药和正性肌力药物进行持续复苏，以优化器官灌注。本章的目的是强调超声心动图作为一种诊断和监测工具在管理接受非心脏手术的创伤患者中的临床应用。

接受非心脏手术的创伤患者超声心动图的适应证

经胸超声心动图（transthoracic echocardiography，TTE）是诊断创伤患者血流动力学不稳定的心脏急症的首选检查方法。也可用于创伤性心脏骤停患者的诊断。创伤性心脏骤停的最佳预后需要在停跳前确定病因并采取治疗以迅速逆转或预防心脏骤停（床旁即时TTE）。

如果创伤患者存在血流动力学不稳定并且需要紧急手术，TEE应被视为术中指导血流动力学管理的监测手段，并应在不明原因的、无法纠正的血流动力学不稳定持续存在的情况下使用。

围术期使用 TEE 的适应证主要是根据美国麻醉医师协会（ASA）和心血管麻醉医师协会（SCA）发表的专家意见。一般而言，创伤患者超声心动图最常见的使用指征是确定低血压的原因（表 10.1）。

表 10.1 心脏手术创伤患者围术期经食管超声心动图的适应证

- 术中评估对治疗无反应的急性、持续性和危及生命的血流动力学不稳定患者
- 术前快速评估疑似胸主动脉夹层或破裂的不稳定患者
- 围术期用于评估不明原因血流动力学紊乱、疑似急性瓣膜病变或任何心脏急症的不稳定患者
- 围术期用于评估心肌缺血或梗死风险增加的创伤患者
- 围术期用于评估血流动力学紊乱风险增加的患者
- 术前评估疑似急性胸主动脉夹层或破裂的患者
- 胸主动脉夹层修补术中评估

围术期 TEE 指南中，专家总结如下：

● 推荐将 TEE 用于非心脏手术患者，当患者存在已知或怀疑可能导致血流动力学、肺部或神经系统受损的心血管病变时。

● 强烈推荐在不明原因的持续性低血压时使用 TEE。

● 推荐在发生持续不明原因的低氧血症时使用 TEE。

● 强烈推荐在预期会出现危及生命的低血压时使用 TEE。

● 推荐在严重的腹部或胸部创伤时使用 TEE。

了解进行超声心动图检查的临床适应证和禁忌证（表 10.2）可使临床医生根据损伤机制和围术期过程以合理的方式进行 TEE 或 TTE。

超声心动图在创伤患者中的临床应用

超声心动图的临床应用可分为诊断性应用和监测性应用。

诊断性应用

超声心动图在创伤患者中的主要诊断优势在于 TTE 而非 TEE，其主要关注点在于排除危及生命的疾病，如血气胸、心脏压塞、严重血容量不足、心肌挫伤和导致心源性休克的急性瓣膜反流。而

表 10.2　TEE 使用的禁忌证

创伤相关
− 颅底骨折
− 上消化道活动性出血
− 气道未受保护的患者
− 食管创伤
− 口咽部创伤
疾病状况
− 食管狭窄或吞咽困难病史
− 食管或胃手术后（包括胃旁路手术）
− 食管或胃肿瘤
− 其他食管 / 胃疾病（如 Mallory-Weiss 撕裂伤、硬皮病）

TEE 可作为诊断胸主动脉夹层和扩展的心脏创伤性病变的最佳方法。自 20 世纪 70 年代以来在德国和日本，TTE 一直被用作 FAST 检查的一部分。FAST 是一种无创的床旁超声检查，用于识别创伤患者的气胸、心包积液或腹腔内出血。20 世纪 80 年代，在美国和英国 FAST 应用变得更加普遍，并随着可承受价格的高质量便携式超声机器的出现而迅速发展。

- 床旁即时超声检查或扩展 FAST（eFAST）目前是美国外科医师学会的高级创伤生命支持（ATLS）方案的一部分。
- eFAST 已经从简单地识别游离液体发展到针对休克进行的无创性评估并指导相应治疗。
- 在北美，床旁即时超声检查是许多创伤治疗科室不可或缺的一部分。
- 许多应用床旁即时超声检查的创伤中心已经制定了不同的治疗方案，包括用于休克和低血压的快速超声评估方案（Rapid Ultrasound for Shock and Hypotension，RUSH）和用于休克检查的腹部心脏超声评估方案（Abdominal Cardiac Evaluation with Sonography in Shock，ACES），以提高诊断的准确性并指导患者管理。

气胸

FAST 检查内容已扩展至包含对气胸的评估，最早在 1986 年提出，被称为扩展 FAST 或 eFAST。eFAST 使临床医生能够快速排除气胸，其敏感性为 90.9%，特异性为 98.2%，而胸部 X 射线（CXR）敏感性为 50.2%，特异性为 99.4%。但皮下气肿的存在可能使超声图像模糊不清，导致解读可信度不高。

胸部应用低频或高频探头，将其纵轴平面置于在第三、四肋间隙的锁骨中线水平，探头标记指向患者头部。若可能，应检查每侧肺的前部、后部和侧部区域。临床医生需要在胸膜线（脏胸膜和壁胸膜相接处）处以动态方式识别肺滑动征和（或）彗尾征（B 线）的存在（图 10.1）。一旦识别并检查胸膜腔，运动（M）成像模式可用于确认是否存在气胸。若不存在气胸，M 模式下可见一独特的

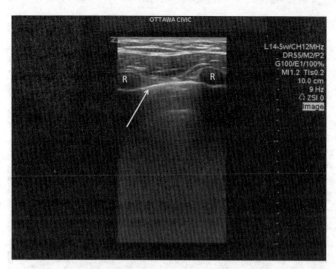

图 10.1　上方和下方的肋骨声影（R）。胸膜显示为白线（箭头处），下方为肺部的颗粒状外观

成像称为沙滩征（图 10.2）。若存在这些超声征象之一，则多数情况下可以排除气胸。无肺滑动征、B 线和阳性肺点则提示气胸。胸膜粘连、肺挫伤、肺纤维化、肺大疱性疾病和急性呼吸窘迫综合征（ARDS）的创伤患者可能不会显示肺滑动征。如果怀疑患有气胸但在首次检查时没有看到，医生需要确保对胸部的所有推荐区域（前、后和侧部）都进行了检查。

　　血胸

　　超声是检测血胸的一种敏感而特异的诊断方法。超声技术可将液体／血液水平检测为黑色回声区域。超声检查可检测到的液体体积≥20 ml，而 CXR 为 200 ml。初次接诊 ED 中的创伤患者期间，可通过床旁即时超声检查识别患者的血胸。一旦确诊，就可临床决定是否需要插入胸管或进行观察和随访（见第 16 章）。超声检查可用于辅助安全插入胸管，不损伤任何实质器官或肺，并确保其正确位置，可提供有关引流所需置入的深度、位置和插入的角度信息。如果患者需接受急诊手术，可使用 TEE 观察血胸的进展情况并指导术中管理。

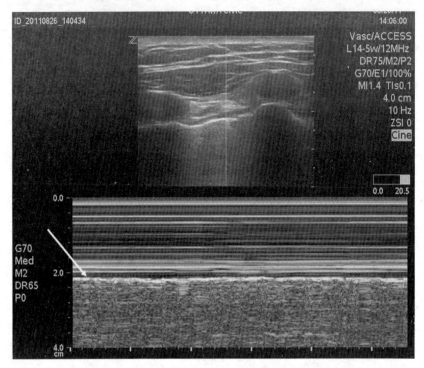

图 10.2　胸膜线（箭头处）在 M 成像模式中显示在浅表组织中的线性、层状结构下方，胸膜线下方呈颗粒状或"沙状"外观（海滩征）

将低频探头的纵轴放置于剑突水平的腋中线上，探头标记指向患者头部。此处可观察到膈肌，下方为实质器官（肝／脾）。在膈肌上方的最低处出现的黑色区域可诊断为血胸。若使用 TEE，则血胸表现为胸主动脉降段后的无回声间隙（图 10.3）。胸管的置入可通过识别液体、肺和胸膜来进行超声引导。

心包积液和心脏压塞

心包积液在超声心动图上显示为心包腔中的无回声区域。初次接诊低血压的创伤患者时，使用 TTE 早期发现这种危及生命的情况有助于进行适当的处理（见第 16 章）。TTE 有助于临床医生在超声引导下使用肋下或心尖切面进行心包穿刺，为在 OR 中进行确定

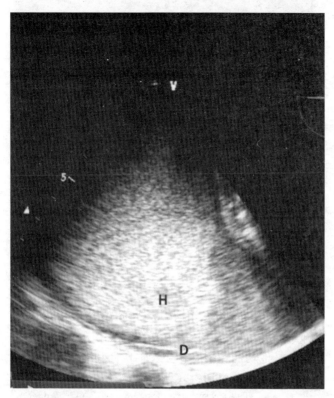

图 10.3　经食管超声心动图诊断右侧血胸的超声图像，在肋膈角（H）和胸部下方膈肌（D）上方汇集血液（血胸）

性手术治疗做准备。可根据心包腔的宽度估算心包积液的量，如表 10.3 所示。

心脏压塞是当心包积液压力超过心脏内压力时出现的一种临床诊断。在胸部创伤的患者中，当存在持续性低血压、心动过速、

表 10.3　心包积液量

分级	宽度	液体量
少量	<1 cm，局部	<100 ml
中量	1~2 cm，环状	100~500 ml
大量	>2 cm，环状	>500 ml

奇脉和颈静脉怒张时，应怀疑心脏压塞。心脏压塞的超声特征包括：

- 心包积液表现。
- 右心房收缩期塌陷。
- 右心室（RV）舒张期塌陷。
- 下腔静脉（IVC）充血：患者在自主呼吸的吸气时，扩张的 IVC 不出现正常的局部塌陷。
- RV 和左心室（LV）内径随呼吸变化：自主呼吸患者呼吸周期中正常 RV 和 LV 随呼吸的变异增大（通常在吸气时，RV 的体积和内径增加而 LV 体积和内径减小）。
- 肺动脉和三尖瓣血流速度（多普勒波）随呼吸变化：吸气期间三尖瓣和肺动脉峰值速度显著增加。

在接受正压通气的心脏压塞的患者中，与呼吸变异相关的超声心动图征象可能会被逆转。

心包积液的 TTE 检查，通过使用低频相控阵探头在剑突下切面最易探查到。在仰卧位患者中，将探头放置在剑突下方，平行于腹部，旋转朝向头侧。其他切面包括胸骨旁长轴切面和心尖四腔切面也可获得图像。若使用 TEE，可通过获得食管中段和经胃的切面来诊断心包积液（图 10.4）。如果必要，可使用 TEE 经胃切面直接观察针头以吸出周围积液。

钝性主动脉损伤和主动脉夹层

钝性胸部创伤是既往体健者中主动脉损伤的常见原因。主动脉破裂和夹层是危及生命的急症，需要快速诊断和治疗（见第 16 章）。钝性主动脉损伤（blunt aortic injury，BAI）通常发生在对应于左锁骨下动脉起源远端的主动脉峡部的区域。许多 BAI 患者当场死亡。

在最初创伤后存活的患者中，BAI 的 TEE 诊断包括：

- 主动脉部分破裂或外膜下破裂。主动脉壁出现破裂。彩色多普勒血流显像可识别病变两侧的血流。可见厚而不规则的管腔内瓣阀。相关的回声表现包括无名血管损伤、血胸

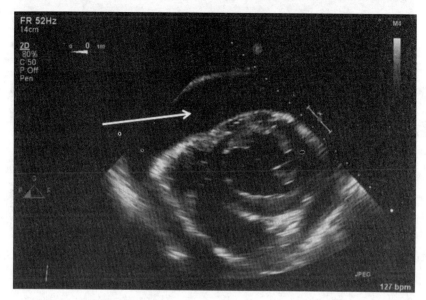

图 10.4 经胃短轴经食管超声心动图（TEE）的左心室切面提示明显的心包积液（箭头处）

和肺挫伤。

- 主动脉部分横断。由于假性动脉瘤的形成而出现异常的主动脉轮廓形状。假性动脉瘤的壁在压力作用下由外膜层组成，可检测到壁的部分厚度撕裂。相关的回声表现可能包括心包积液和左侧血胸。

主动脉夹层的 TEE 诊断特征包括：

- 主动脉夹层的诊断基于内膜瓣的识别，该内膜瓣将主动脉分为假腔和真腔（图 10.5）；彩色多普勒用于识别两个腔之间液体进出的位置。
- 无血肿的内膜撕裂是主动脉夹层的一种变异型，其特征是内膜撕裂与下方的主动脉中膜或外膜层的暴露有关。
- 主动脉壁内血肿的特征是在没有内膜撕裂的情况下主动脉壁中出现血液，可能是由于血管滋养管破裂进入主动脉壁的中膜所致。

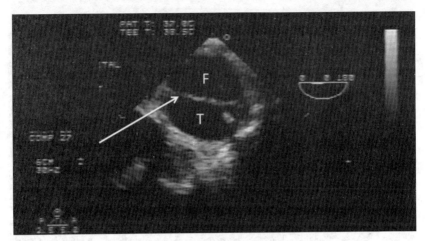

图 10.5 胸降主动脉与主动脉夹层的经食管超声心动图（TEE）的短轴图像，内膜瓣（箭头处）将主动脉分为假腔（F）和真腔（T）

　　根据患者因素、操作者技巧和损伤位置的不同，TTE 可以使用胸骨上入路显示创伤性主动脉夹层。而 TEE 的优点是更靠近主动脉，可以作出更准确的诊断。TEE 诊断胸主动脉夹层的敏感性接近100%。超声心动图检查进一步用于检测主动脉瓣关闭不全（AI）和因夹层引起的冠状动脉口是否受累。临床表现为胸部明显钝性创伤并伴有背部疼痛，提示主动脉夹层，在血流动力学稳定的患者中应立即行 TEE 检查。超声心动图机器的便携性以及检测主动脉夹层所需的扫描时间较短是 TEE 优于其他成像技术的主要优势。若需要手术时，TEE 可用于指导血管内支架的放置或评估开放手术修复的结果。计算机断层扫描也是最佳成像方式之一，其检测主动脉夹层的灵敏度接近100%。它具备对整个主动脉提供成像的功能，包括腹主动脉和主动脉弓，但扫描可能需要更长的时间，并可能缺乏关于主动脉瓣受累的信息。超声心动图技术（如果可用）是围术期诊断胸主动脉夹层的一种可靠且实用的工具。

低血容量、心肌挫伤（心肌损伤）和瓣膜反流

　　病情不稳定患者的初始 TTE 检查是用于确定低血压的其他潜在

心脏原因，包括低血容量、局部室壁运动异常（regional wall motion abnormalities，RWMA）、心肌收缩力降低和瓣膜病变。

超声心动图优于其他检测低血容量的诊断工具。快速 TTE 胸骨旁或肺尖扫描可易于识别低血容量。若使用 TEE，则首选 LV 腔的经胃切面，以估计容量状态并监测对液体治疗的反应。IVC 直径的评估是反映患者的容量状态和中心静脉压（CVP）的良好指标（表10.4）。

心肌挫伤时，RV 和右心房（RA）较 LV 和左心房（LA）更易受影响。快速的 TTE 检查 LV 可粗略提供 LV 的收缩功能。在初次 TTE 检查时观察到的 RWMA 可能较明显。而在像 OR 这样的可控环境中，RWMA 更易识别。

胸部创伤的患者存在急性严重瓣膜反流或功能不全可能导致血流动力学不稳定。通过超声心动图早期识别病变有助于合理地管理患者和外科手术干预。

由于低血容量、局部和完全心室功能障碍或瓣膜功能不全而具有血流动力学不稳定风险的创伤患者可能需要对非心脏损伤进行手术干预。在这些情况下，利用超声心动图作为围术期监测工具可能较有价值。

监测性应用

对于需要接受急诊或紧急外科手术的患者，超声心动图可用作指导围术期管理的监测工具。超声心动图的监测应用可分为一般性和特异性两类。特异性应用涉及某些外科手术（如胸主动脉腔内修复术，TEVAR）或存在特殊心脏病变时。

表 10.4 IVC 直径与 CVP 之间的相关性

大小（cm）	吸气时塌陷	CVP（mmHg）
缩小＜1.5	100%	0～5
正常 1.5～2.5	50%	5～10
扩张＞2.5	50%	15～20
扩张＞2.5	0% 伴肝静脉扩张	＞20

容量状态

前负荷和容量状态评估是成功管理血流动力学的关键因素。创伤患者静脉（IV）输液量对麻醉医师而言可能是一个挑战。血容量不足和过量的液体治疗都会导致手术患者的发病率升高。根据损伤严重程度，创伤患者可能会出现不合理的液体交换和出血，使精确的液体复苏成为该类患者管理的重要组成部分。有创和无创血流动力学监测设备已用于指导接受外科手术的创伤患者的静脉输液（见第9章）。越来越多证据表明，目标导向的液体疗法可以改善大手术期间的预后。此外，在低血容量患者中，通过血管升压药物维持血压可能导致器官血流量减少和代谢性酸中毒。超声心动图是指导目标导向液体治疗的一种准确而实用的工具。超声心动图可通过检测 LV 大小的变化来快速估测 LV 容积。TTE 左侧胸骨旁短轴（SAX）切面和 TEE LV 经胃 SAX 乳头肌水平切面是估计 LV 容积最常用的切面。心脏收缩期间 LV 腔闭塞提示严重血容量不足。此外，在 TTE 肋下和 TEE 经胃切面测量的 IVC 直径的呼吸变异是容量状态的另一个指标。IVC 直径与估计的 CVP 之间的相关性如表10.4 所示。上腔静脉直径也可用于评估前负荷。此外，在左心室充盈压正常的患者中，通过 Simpson 方法估计每搏输出量（SV）或 LV 流出道测量血流速度是评估容量和显示液体治疗反应的有效方法。

心室功能

心室功能的降低在创伤患者中并不少见，它可能是由于心肌挫伤、代谢性酸中毒、心肌灌注不足或其他病变的造成。超声心动图可实时监测 RV 和 LV 功能。心室功能障碍可表现为急性收缩或舒张功能障碍或两者兼而有之。超声心动图可用于识别血流动力学不稳定患者的舒张期或收缩期功能衰竭，并可确定其是否累及一个或两个心室。急性收缩功能障碍引起的血流动力学不稳定在接受急诊或紧急手术的创伤患者中占很大比例。经验丰富的超声心动图医师使用快速"目测法"可以快速测定左心室收缩功能，并估计左心室射血分数。若诊断 LV 收缩功能障碍，可开始滴定使用正性肌力药物并通过超声心动图密切监测心室反应。由于应用血管升压药物以维持血压而产生的后负荷的增加，可显著降低 LV 收缩力并提示 LV 功能障碍。

量化 LV 收缩功能的一种简单方法是通过使用左胸骨旁 SAX 切面和 M 模式来测定短轴缩短率（FS）。

- FS＝（LV 舒张末期内径－LV 收缩末期内径）/LV 舒张末期内径。
- FS 通常在女性中为 27%～45%，男性为 25%～43%。
- FS 乘以 2 可粗略估计心脏射血分数。

如前所述，对心室进行定性评估同样很重要，需要评估心脏整体运动以及心脏收缩和舒张期间的增厚和变薄。

当创伤患者在正常的前负荷和心肌收缩力的情况下而血流动力学不稳定时，可考虑心脏舒张功能障碍。可使用多普勒技术检查舒张期参数，如经二尖瓣血流、肺静脉血流和组织多普勒。已报道在主动脉阻断期间 LV 急性舒张功能障碍并可导致血流动力学不稳定。RV 功能障碍亦有报道可引起显著的血流动力学不稳定性。肺栓塞、气胸、血胸、心包积液、缺氧或酸中毒可导致急性 RV 衰竭。RV 衰竭的超声心动图征象包括：

- 运动功能减退。
- 室间隔形态和运动异常。
- RV 三角形状丧失。
- 三尖瓣环平面收缩期偏移减少。
- 部分收缩面积减小。

若为减少 RV 后负荷进行治疗，可使用超声心动图来确定治疗是否有效或是否需要调整剂量。

心肌缺血和 RWMA

遭受严重创伤的患者可能有心肌缺血和梗死的风险。早期发现和治疗提示心肌缺血的 RWMA 对于患者管理至关重要。超声心动图是一种公认的检测围术期心肌缺血的敏感监测手段。评估收缩期室壁运动和室壁增厚是左心室节段功能分析的基础。超声心动图研究中，按照美国超声心动图学会的建议，将 LV 分为 16 个节段，以便准确检查 LV 壁并记录任何异常的室壁运动或室壁增厚。超声心动图还可以识别受影响的冠状动脉区域。LV 的经胃乳头肌平面短轴 SAX 切面可以检测每个主要冠状动脉区域的 RWMA，因此，该切面成为每个超声心动图操作者监测 RWMA 的最流行的切面。用于描述节段性室壁运动的标准分级量表包括：①运动正常或过度；②运动不足；③无运动；④运动障碍；⑤动脉瘤。随着技术的发展，斑点追踪超声心动图（STE）可以提供一种更准确地量化室壁运动和评估 LV 整体和局部功能的方法。通过分析斑点运动，STE 可以在多个平面（纵向、径向、扭转、扭曲）中评估 LV 的运动，并独立于心脏平移和射束角度来测量心肌组织的速度、应变和应变率。超声心动图一旦检测到新发的 RWMA，就可开始治疗并进行监测。若 RWMA 持续存在且对治疗没有反应，则可能提示心肌梗死。检测到新发的二尖瓣反流（MR）或已存在的 MR 严重程度增加可能提示心肌缺血的早期超声心动图特征。

瓣膜病变

急性瓣膜反流可能发生于需要急诊或紧急非心脏手术的直接胸部创伤患者。在这种情况下，TEE 的重点是识别病因以及监测血流动力学、心排血量（CO）、充足的前向 SV 和反流量。应采取措施最大限度地提高 CO、减少反流量。由严重的二尖瓣和主动脉瓣反流引起的急性血流动力学不稳定的病例已有报道。围术期由于心肌缺血、心肌梗死或乳头肌破裂可能发生新的严重 MR，并可导致心源性休克。TEE 可以密切监测患者对药物治疗的反应。除了确认诊断之外，超声心动图检查还将评估心室的大小、心肌的运动（如正常或过度运动），以及容量超负荷的证据，并使用彩色多普勒血流检查（color flow Doppler，CFD）最终确定反流的存在和严重程度。

CO 评估和血流动力学监测

通过 TEE 监测可以容易实现围术期目标导向的液体治疗并能优化 LV 前负荷。严重创伤患者或休克患者的围术期管理是一项极具挑战性的任务，需要可靠的监测工具来确保足够的 CO。监测 CO 对临床干预措施后的反应变化仍是创伤患者血流动力学管理的关键部分。超声心动图具备测量 CO 并评估治疗反应的能力，使其成为首选的监测手段，特别是随着 PA 导管使用率的降低。联合使用 2D（LV 流出道直径）和 CFD（主动脉瓣）技术可以用来测量左心 CO。类似地可通过测量肺动脉瓣速度时间积分和 2D RV 流出直径来估计右心 CO，但技术上更具挑战性。

心内和肺内分流

据报道胸部创伤可引起分流。存在分流的创伤患者可能需要紧急外科手术。持续性低血压、缺氧和酸中毒会导致右向左分流，引起血流动力学不稳定或难治性低氧血症。可能需要紧急心脏手术来修复缺损。分流患者也可能会合并其他非心脏损伤，并需要紧急的非心脏手术。超声心动图用于识别分流并监测对其所采取治疗措施的效果。CFD 和生理盐水造影超声主要用于分流分数的诊断和监测。在非创伤情况下，房间隔缺损（ASD）或卵圆孔未闭（PFO）是分流最常见的原因。在肺动静脉瘘的存在下也可能发生右向左分流。ASD 或 PFO 的存在可能增加反常栓塞或低氧血症的风险，特别是在创伤过程中。创伤患者中，右胸压力增加、酸中毒、持续低血压和通气不足时，低氧血症的风险增加。TTE 评估 ASD 或 PFO 时使用肋下切面，而使用 TEE 时则首选双腔切面。

肺栓子、空气和脂肪栓子监测

多种因素可导致创伤患者凝血功能障碍和血栓栓塞事件的发生。肺栓塞（pulmonary embolism，PE）可导致血流动力学不稳定，发病率和死亡率增加。与其他围术期监护手段（如心前区多普勒和呼气末二氧化碳）相比，超声心动图是一种特殊而可靠的诊断术中 PE 的工具。术中 TEE 可直接观察到运输中的 PE 栓子。在食管中段升主动脉 SAX 切面和长轴（LAX）切面的 TEE 检查可显示肺动脉内 PE。肺动脉收缩压的估测可以从三尖瓣的反流中获得。TEE 和 TTE 还可显示高 RV 后负荷的继发性征象，如"D"形室间隔（室间隔偏向 LV）或累及 RV 游离壁、心尖收缩力正常的中段和基底段的运动功能减退（McConnell 征）。McConnell 征对 PE 的诊断具有较高的特异性和敏感性。已有文献介绍了术中 TEE 监测空气和脂肪栓塞在神经外科和骨科手术中的应用。

围术期超声心动图检查的应用

围术期超声心动图检查作为基础评估的使用，与美国超声心动图学会（ASE）和 SCA 推荐的综合术中 TEE 检查的步骤相同。但在血流动力学不稳定的患者中，超声心动图应主要侧重于检查心室功能和前负荷状况。

需回答以下六个问题：

1. 容量状态如何？心脏充盈还是空虚？
2. LV 和 RV 收缩是否充分？
3. 是否存在 RWMA？
4. 是否有明显的瓣膜病变？
5. 是否有明显的心包积液？
6. 是否有明显的血胸或气胸？

评估血流动力学的重点检查（重点心脏超声，focused cardiac ultrasound，FOCUS）可通过探查有限的切面来获取。临床医生应熟悉超声心动图检查中使用的术语和名词。

如果执行 TTE 检查，则应包括标准的三个声窗（见图 10.6）：

● 胸骨旁声窗（LAX 和 SAX）
● 心尖声窗（4/5 心室切面、LAX 二腔心、LAX 三腔心）
● 剑突下声窗（LAX 和 SAX）

一旦患者病情稳定，就可进行全面的 TEE 检查，包括评估主动脉。TEE 综合检查包括 28 个横截面视图，应用 2D 超声心动图技术。由于患者的体位、解剖变异、病理和合并症不同，并非所有患者都能获取所有切面。根据需要使用 CFD、频谱多普勒、M 模式、3D 和斑点跟踪等技术。获取视图的顺序可因检查者而异。

所有检查均应出具超声心动图报告。围术期超声心动图检查报告应标明其适应证。病例摘要和血流动力学管理可与辅助图像一起添加到报告中。在创伤的情况下，可能无法收集所有信息，通常会为患者分配一个临时的标识符，其他适当的信息可后续再记录。

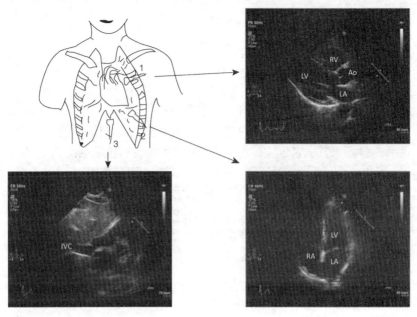

图 10.6　重点超声心动图检查。（1）胸骨长轴声窗；（2）心尖四腔心声窗；（3）剑突下声窗（**Ao**=主动脉，**LA**=左心房，**LV**=左心室，**RA**=右心房，**RV**=右心室，**IVC**=下腔静脉）

心脏骤停前状态

已有报道超声心动图在心脏骤停期间的应用价值。TTE 或 TEE 对于识别心脏停搏前状态的血流动力学不稳定创伤患者的病因可有一定的益处，例如：

- 肺栓塞
- 心脏压塞
- 严重低血容量
- 大量血胸
- 张力性气胸

此外，超声心动图可以区分心搏停止与无脉电活动或任何心室活动的存在。心脏骤停前的状况对心脏骤停患者的预后有极大影响，随着超声心动图的出现，许多心脏骤停的病因可以在患者遭受心脏骤停的后果之前被诊断和治疗。

结论

创伤患者的初始超声心动图检查和持续的围术期超声心动图监测为实时评估心血管状况提供了一种独特的手段，已经得到广泛的临床应用。超声心动图可作为创伤患者血流动力学不稳定或胸部创伤的首选诊断工具。它也应被视为接受紧急手术并有围术期血流动力学不稳定风险的创伤患者的首选血流动力学监测手段。创伤中心应尽力确保在手术室中能够实施超声心动图检查，以评估不明原因的血流动力学不稳定性并评估心脏紧急情况。如果超声心动图判断失误会对患者治疗产生灾难性影响，因此需要进行超声心动图检查培训。

超声心动图在 ED 和 OR 中的应用已不再是一种相对新颖的方法，它在创伤患者和血流动力学不稳定的非心脏手术的患者治疗中的作用迅速扩大。住院医师培训项目应考虑将超声心动图培训作为毕业后培训课程的一部分。

要点

- 超声心动图对创伤患者是一种有价值的诊断和监测工具。
- 超声心动图可实时评估心血管状态并有助于患者管理。
- eFAST、FOCUS 和局部的超声心动图检查可及早发现危及生命的疾病，并可能改变患者的治疗策略。
- 超声心动图可作为接受急诊手术且存在围术期血流动力学不稳定风险的创伤患者的首选血流动力学监测手段。
- 应用超声心动图检查需要进行适当的培训和资质的维持。

致谢

作者感谢 Michael Woo 在 2012 年第 1 版《创伤麻醉精要》中对"创伤患者的超声心动图检查"一章所做的贡献。

（金培培译　马宇校）

参考文献

1. American Society of Anesthesiologists and Society of Cardiovascular Anesthesiologists Task Force on Transesophageal Echocardiography. Practice guidelines for perioperative transesophageal echocardiography. A report by the American Society of Anesthesiologists and the Society of Cardiovascular Anesthesiologists Task Force on Transesophageal Echocardiography. *Anesthesiology* 1996;**84**:986-1006.

2. American Society of Anesthesiologists and Society of Cardiovascular Anesthesiologists Task Force on Transesophageal Echocardiography. Practice guidelines for perioperative transesophageal echocardiography. An updated report by the American Society of Anesthesiologists and the Society of Cardiovascular Anesthesiologists Task Force on Transesophageal Echocardiography. *Anesthesiology* 2010;**112**:1084-1096.

3. Atkinson PR, McAuley DJ, Kendall RJ, et al. Abdominal and Cardiac Evaluation with Sonography in Shock (ACES): an approach by emergency physicians for the use of ultrasound in patients with undifferentiated hypotension. *Emerg Med J* 2009;**26**:87-91.

4. Boulanger BR, Brenneman FD, McLellan BA, et al. A prospective study of emergent abdominal sonography after blunt trauma. *J Trauma* 1995;**39**:325-330.

5. Darmon PL, Hillel Z, Mogtader A, Mindich B, Thys D. Cardiac output by transesophageal echocardiography using continuous-wave Doppler across the aortic valve. *Anesthesiology* 1994;**80**: 796-805.

6. Fayad A, Yang H, Nathan H, Bryson GL, Cina CS. Acute diastolic dysfunction in thoracoabdominal aortic aneurysm surgery. *Can J Anaesth* 2006;**53**:168-173.

7. Hahn RT, Abraham T, Adams MS, et al. Guidelines for performing a comprehensive transesophageal echocardiographic examination: Recommendations from the American Society of Echocardiography and the Society of Cardiovascular Anesthesiologists. *J Am Soc Echocardiogr* 2013;**26**:921-964.

8. Hiratzka LF, Bakris GL, Beckman JA, et al. 2010 ACCF/AHA/AATS/ACR/ASA/SCA/ SCAI/SIR/STS/SVM guidelines for the diagnosis and management of patients with Thoracic Aortic Disease: a report of the American College of Cardiology Foundation/American Heart Association Task Force on Practice Guidelines, American Association for Thoracic Surgery, American College of Radiology, American Stroke Association, Society of Cardiovascular Anesthesiologists, Society for Cardiovascular Angiography and Interventions, Society of Interventional Radiology, Society of Thoracic Surgeons, and Society for Vascular Medicine. *Circulation* 2010;**121**:266-369.

9. Jamet B, Chabert JP, Metz D, Elaerts J. [Acute aortic insufficiency]. *Ann Cardiol Angeiol (Paris)* 2000;**49**:183-186.

10. Jhanji S, Vivian-Smith A, Lucena-Amaro S, et al. Haemodynamic optimisation improves tissue microvascular flow and oxygenation after major surgery: a randomised controlled trial. *Crit Care* 2010;**14**:R151.

11. Mueller X, Stauffer JC, Jaussi A, Goy JJ, Kappenberger L. Subjective visual echocardiographic estimate of left ventricular ejection fraction as an alternative to conventional echocardiographic methods: comparison with contrast angiography. *Clin Cardiol* 1991;**14**:898-902.

12. Osterwalder JJ. Update FAST. *Praxis (Bern 1994)* 2010;**99**:1545-1549.

13. Perera P, Mailhot T, Riley D, Mandavia D. The RUSH exam: Rapid Ultrasound in SHock in the evaluation of the critically ill. *Emerg Med Clin North Am* 2010;**28**:29-56.

14. Royse C, Royse A. Use of echocardiography and ultrasound in trauma. In: Smith CE, ed. *Trauma Anesthesia 2nd ed.* New York, NY: Cambridge University Press; 2015.

11 创伤出血患者的凝血监测

Marc P. Steurer，Michael T. Ganter

引言

血液凝固是蛋白质和细胞之间复杂且严密调控的生理交互网络。如果发生异常，会严重影响预后。因此全面了解正常的止血机制及其病理生理过程对于在围术期环境中工作的麻醉医师来说很有必要。

治疗大面积创伤出血需要依靠创伤外科医师和麻醉医师跨学科合作。现代输血策略和凝血管理是基于对凝血生理变化的全面理解和监测特定凝血功能。除了患者的病史、临床表现和实验室检查之外，床旁凝血分析（即刻检查，point-of-care，POC）越来越多地用于评估止血功能。因此，特异性、个体化和目标导向性止血干预变得越来越切实可行。

止血功能异常并不局限于出血。高凝状态和血栓形成也是止血功能的异常表现形式。凝血系统使促进凝血（凝血、抗纤溶）和抑制凝血（抗凝、纤溶）两者之间处于微妙平衡（图11.1）。评估和量化这种平衡的两个方面并保持该平衡独具挑战。为了防止异常出血和血栓形成，可以对该平衡的某一方面进行特异性的凝血功能干预。

当前凝血系统概念

止血是指血管损伤后使出血停止的过程。它在体内主要通过三

种机制相互作用维持：血管、初级止血和次级止血。此外，止血可

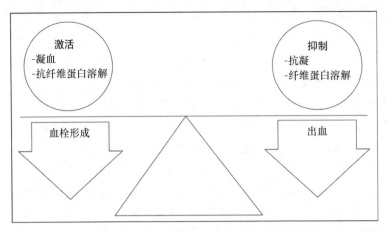

图 11.1 凝血平衡。当促凝和抗凝处于平衡时，机体的凝血处于正常状态

以促进受损的血管愈合，同时保持血液正常的流体特性。

- 血管损伤后的第一步是止血的血管部分。它由血管内皮细胞、血管壁和血管周围的即刻环境以旁分泌的方式介导。通过立即收缩受损血管，导致血管内血流和压力暂时性降低。
- 初次止血在细胞水平上描述了凝血机制，主要由血小板和血管性血友病因子（vWF）介导。血小板活化（释放具有凝血活性的物质）、黏附、聚集和最终稳定，通过血小板栓机械性堵塞受损的血管壁。
- 次级止血在血浆水平上阐述了凝血机制，并且描述了不同凝血因子之间通过复杂的相互作用，最终形成稳定的纤维蛋白网状结构。

为了防止机体不发生血栓和栓塞，天然抗凝血途径在不同程度上抑制明显的血凝块形成，纤溶系统防止过多血凝块形成，促进意外形成的血凝块裂解。

在体内，凝血系统主要由组织因子（tissue factor，TF）激活。组织因子存在于平滑肌细胞和成纤维细胞上，而离血管较远。因此，健康个体的凝血系统未被激活。然而，组织损伤会使组织因子（TF）与血液接触，并激活凝血系统以保护机体不会失血。因此在

189

类似脓毒症等特定的病理条件下，组织因子（TF）可在血管内表达于内皮细胞、单核细胞和循环微粒（细胞碎片）上。由此造成的失控的凝血过度激活可导致弥散性血管内凝血（DIC）综合征。

次级止血的关键酶是凝血酶（FIIa），一种类似于胰蛋白酶的丝氨酸蛋白酶。凝血酶除了将纤维蛋白原转化为可溶性纤维蛋白外，还可促进凝血和免疫系统激活等多种反应。凝血酶的净效应取决于环境和局部出现的分子。凝血酶促进凝血因子Ⅴ、Ⅷ和Ⅺ的活化，从而激活内源性凝血途径，最终放大自身产物。凝血酶进一步激活凝血酶活化纤溶抑制剂（thrombin-activated fibrinolysis inhibitor，TAFI）、ⅩⅢ因子，以及血小板、内皮细胞和血管周围平滑肌细胞。在这一过程中，存在两种重要的调节机制可防止凝血酶过度生成：抗凝血酶和蛋白 C 系统。抗凝血酶系统是通过不可逆结合和灭活凝血酶来实现的。活化蛋白 C 具有较强的抗凝和促纤溶特性，可有助于血栓形成的平衡。

1964 年历史性发表的凝血级联模型及其内源性和外源性凝血途径不够充分地描述了凝血机制的复杂性。但是它只局限于发生在体外的次级止血现象，不能解释体内某些凝血障碍。然而，这个模型即使在今天仍然可以简单地再现血浆凝血试验的过程，例如凝血酶原时间（PT）/国际标准化比值（INR）和活化部分凝血活酶时间（aPTT）。

基于细胞水平的凝血模型是近来更为准确的凝血模型。与级联模型相比，它假设凝血发生在活化的细胞表面。除了血小板和内皮细胞外，红细胞、白细胞的细胞表面和循环微粒表面也起着重要作用。不同的步骤区分如下：

- 凝血过程被描述为起始、放大和传播三个阶段。
- 为了强化未成形的血凝块，将在下一阶段（通过 F ⅩⅢ 介导）使其稳定。
- 存在调节机制用以终止凝血激活（由 TF 通路抑制剂、抗凝血酶和活化蛋白 C 通路介导）并且消除过度的凝块形成（由纤维蛋白溶酶介导）。

该模型比经典的级联模型能更好地说明体内凝血过程。例如，它可以解释由XI、IX和VIII因子缺陷所观察到的出血倾向，因为这些蛋白是血小板膜上生成凝血因子X（以及之后的凝血酶）所必需的。这进一步表明，内、外源性凝血途径实际上是在不同细胞表面上并行产生X因子，而并非是单个冗长的途径。因此，经典的凝血试验如PT/INR和aPTT只能代表该模型的片面部分。基于细胞的凝血模型可以通过对全血、血栓黏弹性凝血分析更好地说明。

凝血功能评估

为了更好地评估和量化患者凝血系统的状态，应收集以下四种围术期主要的凝血监测信息并将之结合起来进行临床解读。

1. 病史

患者重要的病史对于评估个体出血风险至关重要，因此需要通过特异性问卷进行采集。这种标准化方法已被证明优于术前的实验室常规凝血检测。因此，国家级的学会发表了对术前止血功能评估的标准化推荐。

2. 临床表现

异常止血的临床表现（如某些异常出血或血栓形成的表现）对鉴别诊断至关重要，并为某些潜在的凝血功能障碍的可能病因提供有价值的信息。此外，在开始任何一种止血治疗之前，实验室检测的异常凝血指标必须始终与当前的临床表现相关。如果没有出现临床相关性出血（如手术区域"无出血"），由于存在血栓生成的不良风险，因此不应使用任何促凝药物。相反，应该对患者进行密切观察和重新评估。

当患者出血时，经常会出现这样的问题：出血的原因是"手术性"还是"非手术性"的。高级凝血功能监测可有助于区分以上两种类型的出血。如果出现"手术性"出血，患者需要再次手术探查以控制出血。然而，弥漫性、微血管、"非手术"出血则需要快速、个体化和目标导向性治疗。

3. 标准实验室凝血试验

标准或常规的实验室凝血功能试验包括 PT/INR、aPTT 和血小板计数。根据当地情况，其他实验室数据包括纤维蛋白原水平、D-二聚体、XIII 因子、X 因子抗体和凝血酶时间，这些是标准实验室凝血检查的一部分。

有复杂止血功能异常的患者需要在血液科专家指导下进行更进一步的实验室凝血功能检查。关于实验室高级凝血功能试验的讨论不在本文范围之内。

标准的实验室凝血功能试验在止血异常患者的初步诊断中起着主要作用。虽然它们在监测华法林和肝素的作用以及其他方面具有一定的价值。但是和其他分析检测一样，这些检测只能回答出其中的某些问题。

4. 床旁（POC）凝血功能试验

数种方法可用于在床边分析患者的凝血情况。根据主要目的和功能，可以将床旁凝血试验的分析设备分为以下几种：

- 初级（细胞）止血，主要分析血小板功能。初次止血的试验测定血小板计数和功能，以及血管性血友病因子（vWF）活性。有几种床边试验，例如 PFA-200 和改良血小板聚集法。
- 次级（血浆）止血，这些床边测试用于监测抗凝功能。例如 ACT、全血 PT/INR 和肝素管理设备。
- 整个止血过程，从最初的凝血酶生成到最大血凝块形成再到纤维蛋白溶解。血栓黏弹性监测装置，如血栓弹力图（TEG）、旋转式血栓弹性监测仪（ROTEM）和 Sonoclot 全面评估凝血功能，分析初级和次级止血、血凝块强度和纤维蛋白溶解。

在创伤时，床旁凝血功能实验在监测整个凝血过程中最为有用。TEG、ROTEM 和 Sonoclot 在低剪切力条件下测量血凝块的物理性质，并以图像的方式显示血样在引发凝血级联后的黏弹性变化。

床边凝血试验监测整个凝血过程

床边凝血试验，特别是黏弹性试验，如 TEG 和 ROTEM，可能对避免给予一些不必要促凝物质（如血浆、血小板和浓缩凝血因子）有一定帮助，并使临床医生能够区分出手术性还是非手术性出血。这些试验也可能减少干预的延迟以及不必要的再次手术探查，最终降低死亡率。

血栓弹力图（TEG）和旋转式血栓弹性监测（ROTEM）

TEG 是一种研究单个全血标本的整体凝血功能的方法，由 Hartert 在 1948 年首次提出。由于 TEG 评测血液的黏弹性，因此它对所有相互作用的细胞和血浆成分都很敏感。在启动分析之后，血栓弹性图测量并以图像显示出凝血过程的所有阶段：开始形成纤维蛋白前的时间、纤维蛋白形成和凝块生成的动力学、血凝块的最终强度和稳定性以及血凝块的溶解。

在血栓弹力图（TEG）中，全血被加入到一个预设温度（通常为 37 ℃）的加热小杯中。一次性探针与扭力导线相连悬挂于血样中，小杯以 4°45′ 的角度震荡摆动（旋转周期 10 s；图 11.2）。当血样开始凝固时，形成的纤维蛋白丝将小杯与探针连接。小杯的旋转被传送到探针。探针的旋转运动通过机电转换器转换成电信号，并显示为典型的 TEG 示踪信号（图 11.3）。

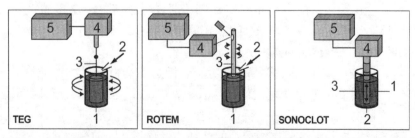

图 11.2 黏弹性床旁凝血实验设备的工作原理。TEG、ROTEM 和 Sonoclot 工作原理

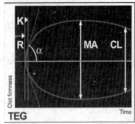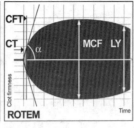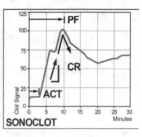

图 11.3　黏弹性床旁凝血实验设备的标准图形。TEG、ROTEM 和 Sonoclot 标准图形输出

ROTEM 技术避免了传统 TEG 的局限，具有以下优点：测量不易受到机械震动的干扰；可以同时测量 4 个样品（TEG 只能测量 2 个）；通过提供电子移液管可以更容易地进行移液操作。在 ROTEM 中，一次性探针（不是小杯）来回旋转 4°75'（图 11.2）。旋转探针由高精度滚珠轴承系统维持稳定。信号传输是通过光学探测器（不是扭力导线）进行。探针的精确定位通过在嵌入在针轴上的小镜子反射光线来检测。然后对从反射光获得的数据进行处理并以图形方式显示（图 11.3）。

虽然 TEG 和 ROTEM 描记图看起来很相似，但是它们的命名和参考范围并不具有可比较性。两种系统使用不同的材料：ROTEM 使用的小杯和探针是由塑料组成，与 TEG 的材料相比，它具有更大的表面电荷，从而导致接触活化程度更高。此外，两种系统还涉及不同的凝血专用活化剂（如成分、浓度）。例如，如果用 TEG 和 ROTEM 分析相同的血液样本，并分别使用其专用的内源性凝血活化剂、白陶土或 inTEM 试剂（部分凝血活酶磷脂），获得的结果明显不同。TEG 和 ROTEM 不能互换使用，治疗方案必须根据每种设备进行相应的专门适配。

在围术期中，大多数凝血功能分析是将全血经过枸橼酸钠处理，使其重新钙化并且被特异性激活，以减少变异度和运行时间。有数种商业试剂可以使用，它们含有不同凝血激活剂、肝素中和剂、血小板阻滞剂或抗纤溶剂的试剂，以解释与当前凝血状态相关的具体问题。血液样本可以通过外源性（组织因子如 exTEM 试剂）

和内源性（接触活化剂如 inTEM 试剂）途径活化。为了确定纤维蛋白原的功能和水平，试剂中加入血小板抑制剂（如 fibTEM 试剂中的细胞松弛素 D）。已经证明了这一方法是有效的，并且已经证实，修正后的最大振幅（MA）/ 最大血凝块硬度（MCF）与实验室测量的纤维蛋白原水平具有良好的相关性。最后，通过在活化试剂中添加抗纤溶药物（如 apTEM 中的抑肽酶），该试验可以了解当前纤溶状态，特别是与不使用抗纤溶药物的试验相比，更有助于指导抗纤溶治疗。

只要完全根据用户手册中提供的方式实施，两种监测设备的测量均具有可接受的重复性。

TEG 和 ROTEM 已成为创伤患者凝血障碍定量和检测的金标准。也有证据表明，这些检测可以预测创伤人群对于输血的需求和死亡率。

Sonoclot 凝血与血小板功能分析仪

Sonoclot 分析仪由 Von Kaulla 及其同事 1975 年发明，用来测定血液样品的黏弹性。将空心的振荡探针浸入血液中，并且测量形成的血凝块对运动阻力的变化（图 11.2）。含有不同凝血活化剂和抑制剂的不同的小杯可从市场购买。Sonoclot 分析仪进行的试验的正常值很大程度上取决于样品的类型（全血和血浆、自然样本和柠檬酸化样本）、测样小杯和使用的活化剂。

Sonoclot 分析仪可以同时提供凝血全过程的定性和定量分析，定性分析，称为 Sonoclot 凝血曲线（图 11.3），定量结果则包括了活化凝血时间（ACT）、凝固速率和血小板功能。ACT 是从样品的激活到纤维蛋白形成之间的时间，以秒为时间单位。这种血凝块形成被视为凝血信号一段向上的偏转，并由机器自动检测。Sonoclot 分析仪中的 ACT 相当于传统的 ACT，前提是使用了含有高浓度激活剂（如硅藻土、白陶土），凝固速率是以单位 / 分表示，是纤维蛋白聚合和血凝块形成初期 Sonoclot 曲线上的最大斜率。血小板功能是由血凝块回缩的时机和质量来反映。血小板功能是在纤维蛋白形成后，通过对 Sonoclot 信号的变化进行自动数值积分而衍生出的一

195

个计算值。为了获得可信的血小板功能结果，应该使用玻璃小珠对血小板进行特异性激活（gbACT＋）。血小板功能的正常范围值从 0～5，代表血小板从没有功能（纤维蛋白形成后无凝块回缩和 Sonoclot 信号低平）到血小板功能变强（凝块早期即发生回缩，提示功能很强，纤维蛋白形成后，Sonoclot 信号出现明确的峰值）。

TEG/ROTEM 读数的简化解读

虽然 TEG/ROTEM 的结果在第一次看到后可能会觉得具有一定的挑战，但是在经过相对较短的一段时间内，我们可以很快地、直观地理解它们。TEG/ROTEM 的读值可分为三个阶段：

1. 凝块形成前阶段
2. 凝块形成阶段
3. 血凝块稳定阶段

第一阶段从添加试剂（如钙、凝血活化剂）开始，这些试剂触发血浆凝血级联反应并激活血小板（图 11.4）。它结束于凝血酶的爆增和开始形成血凝块。这部分曲线持续时间不到 5 min，可以告诉应用人员关于凝血级联反应的功能状态。如果在这一阶段存在缺

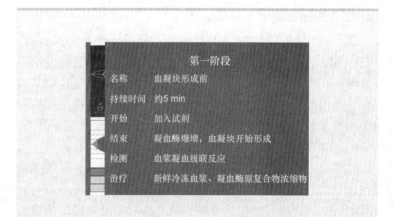

图 11.4　TEG/ROTEM 图的第一阶段

陷，凝血酶原复合物（PCC，通常含有维生素 K 依赖性凝血因子）和 / 或冰冻血浆通常可以纠正这些缺陷。在接受抗凝药物（如肝素、达比加群）治疗的患者中，推荐进行特异性拮抗（如鱼精蛋白、伊达鲁单抗）。第二阶段从血凝块形成开始，到凝块硬度达到最大值时结束（图 11.5）。这主要取决于血小板团块的功能以及纤维蛋白原的多少，并在较小的程度内取决于 XIII 因子的功能。这一阶段的任何缺陷通常在几分钟后就能看到，可以通过输血冷沉淀和（或）纤维蛋白原浓缩物和（或）血小板浓缩物来纠正。最后一个阶段描述了血凝块的稳定性，并可检测纤溶亢进（图 11.6）。黏弹性试验基本上是临床上唯一能检测和量化纤溶亢进的试验。

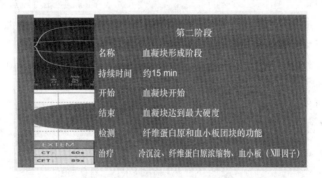

图 11.5　TEG/ROTEM 图的第二阶段

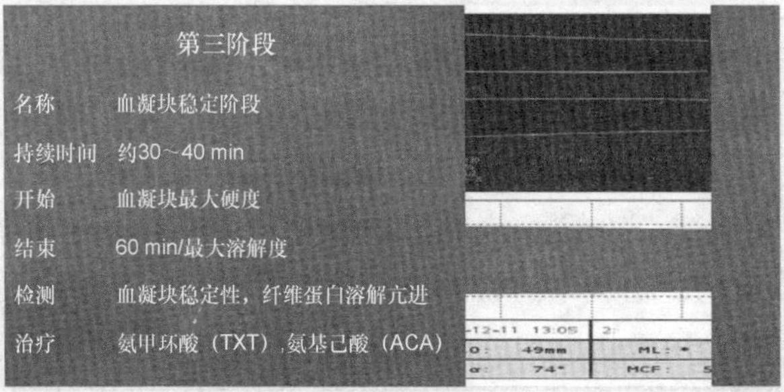

图 11.6　TEG/ROTEM 图的第三阶段

创伤的标准实验室凝血试验与黏弹性凝血试验

标准的实验室凝血试验对于判定口服拮抗维生素 K 类抗凝剂的水平、肝素作用强度以及遗传性或获得性血友病患者出血的可能性具有很高的价值。所有这些情况对于患者来说都是复杂因素，需要通过适当的标准实验室凝血试验来评估。另一方面，标准的凝血试验不能可靠地同时量化围术期总的出血风险和凝血病的具体原因。大多数研究未能证明标准实验室凝血试验在围术期凝血病出血中的作用。标准凝血试验代表了历史性确定的阈值，这些试验缺乏替代方法，且缺乏当前证据的支持。除了对其有效性的顾虑之外，标准的实验室凝血试验结果不能快速获得。在多数中心，结果的获得通常延长 25～60 min，这可能会导致在大量出血的情况下出现结果与当时的实际情况不相符。最后，尚无标准试验用于检测高纤溶和高凝状态。前者在创伤患者中具有显著的患病率，可以通过使用抗纤溶药物进行干预。高凝状态是严重创伤存活后一段时间内的主要顾虑。对高凝状态的检测和量化有助于指导进一步干预措施。

黏弹性凝血试验克服了上面列出的诸多限制。以下特点使 TEG 和 ROTEM 成为围术期和创伤性凝血病的理想检测方法：

- 是围术期和创伤性凝血障碍的有效的检测手段。
- 获得大部分信息所需的检验时间小于 10 min。
- 能同时检测到高纤溶和高凝状态。

应用床旁黏弹性凝血检测的经济学考量

随着床旁检测应用的开展，关于成本增加的争论时有发生。血栓弹力检测设备的成本高达 5 万～10 万美元，但使用这些设备可直接或间接带来显著的节约。最近发表的多项关注成本节约的研究认为，在创伤或心脏外科患者中，通过实施基于血栓弹力检测的治疗方案可以达到节约成本的目的。即使同时进行标准凝血测试，它们也能显著降低所在医疗机构的成本。节约成本的主要机制是减少血液制品和凝血因子的使用。大多数研究发现，采用基于 POC 凝血

试验的输血 / 凝血管理方案，可使血制品和凝血制品的总成本降低
25%～50%。降低的成本包括了额外测试费用的抵消。未计算在内
的包括因患者预后良好而可能间接省下的成本（如较少的并发症、
较少的 ICU 天数以及较低的器官衰竭发生率）。

凝血障碍的治疗

　　根据上述对围术期凝血评估的四项主要内容（病史、临床表
现、标准凝血试验和床旁凝血实验），出血患者可依据制定的流程，
目标导向地实施个体化治疗方案。类似创伤患者出血治疗高级治疗
工作小组（RosSanta 等）制定的循证指南，可有助于制定适用于各
单位的治疗流程（见图 11.7）。

　　必须强调的是，促凝治疗的应用应始终保持谨慎。由于血栓栓
塞不良事件存在严重的风险，因此不宜过度纠正有凝血功能缺陷患
者的凝血功能。如果出血不再与临床明显相关，那么应仔细滴定治

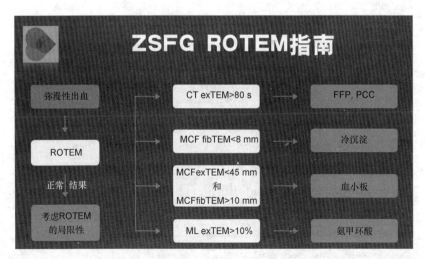

图 11.7　Zuckerberg 旧金山总医院和创伤中心基于 ROTEM 的凝血管理流程。
CT＝凝血时间；MCF＝最大血凝块形成；ML＝最大溶解；exTEM＝外源性活
化检测（使用组织因子）；fibTEM＝仅检测纤维蛋白原（抑制血小板对凝血块
的作用）；FFP＝新鲜冷冻血浆；PCC＝凝血酶原复合物

疗并中止治疗。

特异性、目标导向性的凝血管理并结合明确制定的流程可导致输血需求导致减少、成本降低和更好的治疗结局。因此，近年来在不同的医疗机构中引入了输血流程。流程考虑了大量出血患者发生凝血功能障碍的生理和病理生理学方面，为个体化凝血治疗提供了清晰的结构性指南。

结论

止血是我们身体中一个复杂重要的系统。当促凝和抗凝处于平衡时，血液的凝血功能则处于正常状态。如果系统不再平衡，将会立即出现临床相关的表型：止血、出血和血栓形成。围术期凝血障碍可能有不同的原因。为了得到具体的诊断，必须从围术期凝血评估的四个主要方面收集资料，包括：病史、临床表现、标准和床旁实验室凝血试验。现代凝血功能管理依赖于上述评估，并根据患者的需要进行特异性、目标导向性和个体化的管理。

要点

- 止血是体内让出血停止的过程，由三种相互作用的机制组成：血管、初级（细胞）和次级（血浆）止血。
- 具有历史意义的内源性和外源性途径的凝血级联模型尚不足以描述止血的复杂性。
- 基于细胞的凝血模型更为精确和全面。该模型解释了血小板和内皮细胞在凝血过程中的关键作用。
- 对围术期凝血障碍的全面评估包括患者的病史、出血的临床表现、标准的实验室凝血试验和床旁凝血试验。
- 只进行标准实验室凝血试验在围术期具有明显缺陷。
- 黏弹性床旁凝血试验（TEG/ROTEM）已成为评估围术期凝血功能障碍的性质和程度的主要方法。

- 在可能的情况下，对特定患者的凝血系统障碍应在个体化、目标导向性的基础上应用合理的流程进行治疗。

（徐业好译　马　宇审校）

参考文献

1. Da Luz LT, Nascimento B, Shankarakutty AK, et al. Effect of thromboelastography (TEG) and rotational thromboelastometry (ROTEM) on diagnosis of coagulopathy, transfusion guidance and mortality in trauma: descriptive systematic review. *Crit Care* 2014;**18**:518.

2. Ganter MT, Hofer CK. Coagulation monitoring: current techniques and clinical use of viscoelastic point-of-care coagulation devices. *Anesth Analg* 2008;**106**:1366–1375.

3. Gonzalez E, Moore EE, Moore HB, et al. Goal-directed hemostatic resuscitation of trauma-induced coagulopathy: a pragmatic randomized clinical trial comparing a viscoelastic assay to conventional coagulation assays. *Ann Surg* 2016;**263**:1051–1059.

4. Haas T, Fries D, Tanaka KA, et al. Usefulness of standard plasma coagulation tests in the management of perioperative coagulopathic bleeding: is there any evidence? *Br J Anaesth* 2015;**114**: 217–224.

5. Nardi G, Agostini V, Rondinelli B, et al. Trauma-induced coagulopathy: impact of the early coagulation support protocol on blood product consumption, mortality and costs. *Crit Care* 2015;**19**:83.

6. Rossaint R, Bouillon B, Cerny V, et al. The European guideline on management of major bleeding and coagulopathy following trauma: fourth edition. *Crit Care* 2016;**20**:100.

7. Steurer MP, Ganter MT. Trauma and massive blood transfusions. *Curr Anesthesiol Rep* 2014;**4**:200–208.

创伤患者的术后管理

Jack Louro，Albert J. Varon

引言

在创伤人群中，最初的外科手术仅是围术期治疗的开始，大量患者需要进入重症加强医疗病房（intensive care unit，ICU）进行积极的术后管理。创伤后有许多生理变化持续到术后依然存在。术后创伤患者的管理需外科医生、麻醉医生、重症医生和其他人员之间的协同努力。通常使用基于器官系统的危重管理模式来管理此类患者。本章中，我们将讨论创伤患者术后即刻治疗注意要点以及大手术（包括损伤控制手术）后 ICU 早期治疗的一些主要问题。

离开手术室后的处置和转运

决定患者在术后去哪里是一个关键的多学科讨论话题，创伤麻醉医生必须参与其中。在大多数急性创伤患者中，其去处取决于患者的血流动力学特征、受伤程度以及外科手术是否能确定性地纠正损伤。

- 患者血流动力学平稳，若无气道和通气问题，仅轻微创伤，通常可以在麻醉后恢复室（postanesthesia care unit，PACU）复苏。
- 血流动力学不稳定或呼吸功能受损的患者应移至专科 ICU，以继续进行复苏和机械通气。

对于任何具有治疗创伤患者能力的医院，能够处理多发伤患者的 ICU 是其必要的机构。亚专科 ICU 的发展是危重症领域的新模式，专用于创伤患者治疗的创伤 ICU 可以从死亡率和创伤后并发症方面改善患者治疗结局。

如果患者手术完成后、转运至 ICU 前，需要进行诊断性或治疗性操作，术后可能需要持续的麻醉管理。例如，骨盆或肝中有活动性出血的患者可能需要在麻醉医师的持续监护下送往血管造影检查室进行腔内止血。既可进行外科手术，又可血管造影操作的杂交手术室的存在可以避免将病情不稳定的患者转运至另一场所。在出血已控制但担心有颅脑损伤的情况下，可以将患者直接从手术室运送到 CT 室进行脑 CT 扫描，如果需要紧急神经外科手术干预则立即返回手术室。然而，并非所有接受损伤控制剖腹手术的患者都需要立即进行 CT 成像。在损伤控制手术后需要再次手术的腹部损伤漏诊的发生率小于 5%，并且与不进行早期腹部 CT 的患者相比，早期腹部 CT 患者的再探查率或再探查时间没有差异。关键是识别出那些高度怀疑存在损伤漏诊的少数患者，需要对他们进行进一步的影像学检查和干预，而其他大多数患者则直接送往 ICU 进行二次复苏。

二次复苏

在创伤性损伤的治疗过程中，早期即可启动血液成分治疗，且治疗以早期使用血浆、血小板以及红细胞的平衡复苏模式为指导。随着初次复苏的进行，输入血液制品的比例可能会由于血液制品制备时间或静脉输血通路有限而发生变化。手术结束后，需在 PACU 或 ICU 继续进行二次复苏，以确保凝血因子和血小板的充分恢复，以防止创伤相关性凝血障碍的恶化。由于血浆解冻和制备的时间长于红细胞（RBCs）的时间，这通常导致患者离开手术室时需要加紧输入新鲜冰冻血浆（fresh frozen plasma，FFP）。

- 在创伤发生后，尤其是损伤控制手术后，纠正患者凝血功能障碍、低体温和酸中毒是术后管理团队的重要目标。
- 作为手术室早期复苏的一部分，在损伤的前 3 h 内（最好＜1 h），出血患者通常有指征使用 1 g 负荷剂量的氨甲环酸（tranexamic acid，TXA），然后 8 h 后使用第二剂抗纤溶剂。

- 通常在手术室或急诊科即可开始使用 TXA，并在 ICU 继续使用。
- 一旦血流动力学指标稳定，目标导向的止血治疗就应取代经验性的按比例输注血制品的方法。

传统和黏弹性凝血试验如血栓弹力图（thromboelastography，TEG）和旋转血栓弹力测定（rotational thromboelastometry，ROTEM）可有助于指导术后的即刻凝血治疗（另见第 11 章）。二次复苏还包括检测实验室指标、纠正酸中毒和低体温（若存在）。由于手术暴露以及需要大量输入液体和血液制品，全身麻醉的热量丢失在创伤患者中尤其突出。体温管理应包括充气热风毯和输液加温器的应用。除密切监测呼吸功能外，还应在术后复苏期间持续评估代谢性酸中毒情况，直至酸中毒纠正。

术后镇痛和镇静管理

镇静和镇痛可显著影响创伤患者的康复和患者肺部并发症的风险。术后病情不稳定并需要气管插管和机械通气的患者需要镇静和镇痛。

- 阿片类药物优先的方法通常效果良好，通过提供充分的镇痛作用可以减少对其他镇静药的需求。
- 阿片类药物是术后镇痛的主体。

由于无活性代谢物和组胺的释放，氢吗啡酮优于吗啡。对于所有止痛方案，多模式镇痛方法有利于降低阿片类药物的副作用并增强其镇痛效能。使用强效的肠外非甾体类抗炎药（non-steroidal anti-inflammatory drugs，NSAID）如酮咯酸可减少阿片类药物的使用。对乙酰氨基酚口服剂和直肠制剂也可与阿片类药物协同作用，可用于急性疼痛。右美托咪定和氯胺酮等辅助药可用于特定人群，它们可减少所需镇静剂和阿片类药物的用量。氯胺酮是 N- 甲基 -D- 天冬氨酸（N-methyl-D-aspartate，NMDA）受体拮抗剂，可通过非阿片受体途径提供镇静和镇痛作用，并且在亚麻醉剂量下具有血流动力学稳定的特征。右美托咪定是 α2 受体激动剂，可刺激自然的睡眠途径，并与阿片类药物的镇痛起协同作用。右美托咪定可降低

ICU 谵妄发生率。氯胺酮（亚麻醉剂量）和右美托咪定也可用于非插管患者的镇痛。表 12.1 列出了术后疼痛管理的选项。

丙泊酚是一种有效的镇静药物，时量相关半衰期短。然而，生命体征不平稳的患者不能耐受高剂量的丙泊酚引起的血管扩张。虽然在急诊环境中使用苯二氮䓬类药物可以维持稳定的血流动力学，但对于肾衰竭患者或老年人，则必须谨慎使用。长期使用苯二氮䓬类药物可能会导致 ICU 谵妄，因此也建议谨慎应用。由于患有谵妄的患者的预后更差，死亡率更高，ICU 谵妄成为用药的主要担忧。ICU 谵妄的药物预防措施很少，但早期运动是预防的关键。当确实发生谵妄时，使用第二代抗精神病药物以及积极的重新定向治疗是比镇静剂或苯二氮䓬类药物更优的选择。

- 对于术后气管拔管的病情平稳患者，充分的镇痛对于正常呼吸至关重要。

肋骨骨折或上腹部手术的患者通常会浅呼吸且因疼痛而克制咳嗽。胸部硬膜外置管镇痛对肋骨骨折疼痛以及胸部和上腹部手术术后镇痛均有效（另见第 8 章）。接受单侧胸部手术的患者使用椎旁神经阻滞达到与硬膜外镇痛几乎一样的效果，并且风险较小。周围神经阻滞

表 12.1　术后疼痛管理的药物选择

药物	作用机制	代表性药物/使用说明
阿片类药物	作用于中枢的阿片类受体激动剂	芬太尼、氢吗啡酮、吗啡（PCA 优于间歇给药）
NSAIDs	作用于外周的抗炎药	酮咯酸是唯一可肠外使用的 NSAIDs
对乙酰氨基酚	抑制环氧合酶?	协同作用和节约阿片类药物 可经口服、直肠和静脉注射
钙通道调节剂	抑制伤害性神经递质释放	加巴喷丁、普瑞巴林
右美托咪定	选择性 α2 受体激动剂	刺激自然睡眠；减少阿片类药物的需求
氯胺酮	NMDA 受体拮抗剂	亚麻醉剂量高达 $10\ \mu g/(kg\cdot min)$
局部麻醉药	Na 通道阻滞剂	可局部浸润或直接作用于感觉神经

缩写：PCA＝患者自控镇痛；NSAIDs＝非甾体类抗炎药；NMDA＝N-甲基-D-天冬氨酸

对严重肢体受伤的患者有益，可减少患者对阿片类药物的需求。

呼吸机管理

在创伤大手术后患者通常需要持续机械通气。

- 由于许多患者存在发生 ARDS 的危险因素，包括肺挫伤、多次输血以及因穿透所致细菌感染产生的炎症反应，所以术后机械通气的患者应采取肺保护策略。
- 通气策略需要使用呼气末正压（PEEP）通气，以使患者足以在能耐受的最低吸入氧浓度下预防肺不张。潮气量应基于患者的预计体重，并且限制为不超过 8 ml/kg，许多机构推荐 ARDS 患者潮气量为 6 ml/kg。

应努力限制正压通气的持续时间，并尽快拔管，以减少呼吸机相关感染和肺损伤的发生率。合理选择患者进行通气支持，并采取措施尽量减少持续机械通气的时间，是减少不良并发症的关键。术后机械通气的需求应每日进行评估，且应与术后气道保护的需求区分开来。在某些情况下，如果可以通过气管造口术来建立永久性稳定气道，则不需要机械通气。

创伤性脑损伤（traumatic brain injury，TBI）或颈部外伤的患者术后经常需要气道保护，因为损伤使原有的天然气道处于危险之中。尽管对 ICU 患者的大量 RCT 研究未显示早期气管造口术的优点。但某些创伤患者，例如需要多次外科手术的颌面部骨折患者，可能会受益于早期气管切开，从而限制了持续机械通气时间。严重创伤中同时发生严重烧伤时，气管可能会发生严重水肿，需要长时间气管插管或甚至气管造口。需要开胸手术的胸外伤者可能需要术后机械通气，由于手术的紧急性质无法施行充分的超前镇痛，尤其是在需要大量液体复苏时，肺挫伤可发展为肺水肿和急性呼吸窘迫综合征（acute respiratory distress syndrome，ARDS）。

血流动力学稳定、意识恢复并且呼吸指标达标的患者应立即拔除气管插管。ICU 拔管的呼吸标准与手术中的拔管标准相似，包括神经肌肉功能的完全恢复，潮气量与呼吸频率比足够，吸气负压＜－20 mmHg 以便有效咳嗽，以及力量足以抬头或抬腿 5 s。由于这些标准在多发伤患者的评估中更具挑战性，因此应考虑吸氧或最低压力支持的自主呼吸试验，时间为 30～120 min（表 12.2）。

神经系统注意事项

意识状态改变的血流动力学不稳定的患者送至创伤中心后，可能会在未进行详细神经系统检查的情况下进入手术室。若格拉斯哥昏迷评分（Glasgow Coma Scale，GCS）与中度至重度 TBI 一致，这些患者将需要在术后立即进行早期脑成像。在颅内出血的情况下，需要神经外科紧急干预。在术后需要气管插管的患者应尽早镇静，以允许进行神经系统检查。即使是轻度 TBI（GCS＞12）的患者，如果他们的神经功能在急诊手术后不在正常水平，也可能需要进行脑 CT 检查。TBI 患者应在术后早期阶段维持充足的氧合和正常血压。尽管在出血患者中使用较低血压复苏存在一些争论，但TBI 患者需要正常的血压来保持脑灌注和氧供是明确的。

在脑成像过程中，患者精神状态低迷或存在其他部位的严重损伤时，应当影像检查脊柱是否可能存在损伤。由于在手术后即刻对患者进行充分的临床检查并不可靠，在钝性创伤中尤其如此。在进

表 12.2　自主呼吸试验的拔管标准

标准内容	参数指标
循环代偿	• HR 增加＜20 次 / 分 • SBP 增加＜20 mmHg
合理通气	• VT＞5 ml/kg • RR＜35 次 / 分 • ABG 显示无酸中毒、$PaCO_2$＜60 mmHg
足够的咳嗽强度	• NIF＜－20 cmH_2O • PF＞60 L/min
足够的氧合	• PEEP≤5 cmH_2O • PaO_2/FiO_2＞120 • FiO_2≤0.5

缩写：HR＝心率；SBP＝收缩压；VT＝潮气量；RR＝呼吸频率；ABG＝动脉血气；NIF＝吸气负压；PF＝流速峰值；PEEP＝呼气末正压

行脊柱影像学检查前，应做好完整的脊柱损伤预防措施，包括使用硬质颈托。在血流动力学不稳定的钝性创伤患者中，如果没有出血的证据，应怀疑漏诊的脊髓损伤导致的神经源性休克是影响血流动力学的元凶。对于这些患者，可能需要早期先使用升压药物和正性肌力药物，并且需要给予充足的补液以代偿血管扩张状态。

心血管注意事项

创伤患者休克的病因通常为出血和低血容量。若对患者进行手术探查但未发现明确的持续出血处而患者仍处于休克状态，则在术后即刻阶段必须排除心脏原因。心肌挫伤即使在钝性伤中亦不常见（发生率约 5%），但在伴有胸骨或前肋骨折的胸部创伤情况下可能更为常见。心肌损伤可能导致细胞损伤并导致右心室和左心室室壁运动异常并降低心室功能。受损的心脏易发生心律失常，特别是在电解质异常［例如，急性肾损伤（AKI）、大量输血、横纹肌溶解］的情况下。对疑似钝性心脏损伤的患者应在入院时行心电图（electrocardiogram，ECG）检查。如果入院 ECG 显示有新发异常，患者应在急性损伤期行持续 ECG 监测。心肌挫伤影响到血流动力学时，在超声心动图上将会显示心功能缺陷（见第 10 章）。超声心动图还可以识别压塞的生理体征，包括心包积液和心腔压迫或塌陷。然而，常规超声心动图不作为心肌损伤的主要筛查方式，而只能作为不明原因低血压或心律失常患者的诊断性检查。

随着人口老龄化和慢性心脏病治疗的进展，老年创伤患者合并多种并发症的比例将继续增加。在心力衰竭患者中，在持续失血期间的容量复苏初始阶段可能不会提示心力衰竭。然而，一旦损伤控制手术已阻止失血，并继续进行二次复苏，患者可能发展为失代偿性心力衰竭。在这些情况下，血流动力学监测可有助于患者的治疗（另见第 9 章）。有创的血流动力学监测包括使用动脉、中心静脉，甚至在特定的患者使用肺动脉导管。超声心动图可帮助发现休克的心脏病因并指导休克治疗，并且由于其无创和便携性正迅速成为血流动力学监测的首选方法。超声心动图的应用可以识别出术后显示心功能不全的患者，并可对其使用正性肌力药物支持以优化心室功能和全身灌注。

肾和酸/碱的注意事项

在复苏和损伤控制手术后的即刻阶段，代谢性酸中毒较为常见，且与并发症和死亡率的增加有关。应通过输注必需的血制品及电解质平衡溶液确保充分的组织灌注和血管内容量，努力纠正酸碱平衡。应及时测量碱缺失和乳酸水平，通常在早期12～36 h内，从而可以考虑确定性的治疗，并可减少并发症。早期的术中治疗和损伤严重程度决定二次复苏的力度，但应怀疑存在关键的电解质紊乱并进行治疗。对于在创伤后接受大量输血的患者，还需监测钙和钾水平。由于组织再灌注并且继续使用红细胞，在术后可能出现组织损伤、缺血以及红细胞溶血，可引起危及生命的高钾血症。在创伤后，大量输血时常见低钙血症，需要持续纠正和监测。

急性肾损伤是创伤后患者的普遍问题，其病因可能是由于组织损伤导致横纹肌溶解所致，但更多的证据认为是休克状态时的肾低灌注所致。诸如挤压伤、头部损伤和使用呋塞米等多种因素与创伤ICU患者的AKI有关。发生AKI的患者比无AKI的创伤患者具有更高的死亡率和更长住院时间。失血后迅速恢复足够的肾灌注，有助于防止肾损伤的进展。对于AKI患者，术后必须对含抗生素在内的药物进行调整，以防止药物中毒剂量或肾衰竭的恶化。

TBI和颅内压（intracranial pressure，ICP）升高的患者应谨慎应对。术中通常采用高渗性治疗用于ICP的管理，使用高渗盐水或甘露醇后，术后将出现液体再分布。TBI本身可导致抗利尿激素（antidiuretic hormone，ADH）缺乏，从而引起尿崩症和电解质以及液体的变化。使用甘露醇后，高渗状态会引起短暂的高钾血症，并最终通过尿液丢失钾，通常会导致低钾血症。由于甘露醇的高渗透性，存在初始阶段液体超负荷的担忧。因为甘露醇是一种强效的渗透性利尿剂，如果肾储备功能尚存，患者可能会出现血容量不足。高钠血症可由医源性给予高渗盐水或脑损伤患者发生尿崩症引起。

尿崩症主要是通过充分的容量替代疗法和血管加压素受体的激动剂来进行治疗。纠正治疗应循序渐进，避免脑水肿恶化。

消化道和营养支持

胃肠道并发症常见于贯穿伤和钝性伤的患者，并且在大剂量复苏时需要考虑此并发症。损伤控制手术策略要求控制出血和控制腹腔内污染并保持腹部开放。这些患者必须保持充分的液体复苏与避免液体超负荷之间的精细平衡，液体超负荷可能会影响所推荐的在 8 日时间窗内关闭腹腔的能力。无需损伤控制的开腹手术但需要大剂量复苏的患者可能在术后发生肠水肿。ICU 对接受大量液体复苏的患者需要密切监测腹内压防止过高甚至发展成腹腔间隔室综合征的迹象。气道压力峰值、尿量以及膀胱压力可用于监测腹内压是否升高。

创伤患者术后的营养支持应尽早启动。创伤后 48 h 内接受营养支持的患者较少发生感染相关性并发症。肠内营养是营养支持的首选途径，一旦患者血流动力学稳定即可开始肠内营养，除非有肠梗阻、肠缺损、肠穿孔或出血等禁忌。行初始损伤控制手术的患者需返回手术室行确定性手术，这些患者可在术后多次进食。由于有安全的气道通气，插管和机械通气患者可考虑在术前进行肠内营养。这些患者的误吸风险较低，持续营养的获益超过了误吸的风险。对于有肠道损伤并且必须旷置或有多个吻合口和瘘管的患者，应考虑尽早肠外营养。尽早开始肠外营养（在 1 周内）直到肠道途径可用，比延迟等待肠内营养支持更好。在某些情况下，主要通过肠外途径满足机体营养的需求同时使用低剂量的肠内营养可以保护胃肠黏膜并维持肠道正常菌群。

术后感染和脓毒症

度过创伤初期的患者可能出现炎症系统失调，这与许多并发症有关。在这些并发症中，感染和脓毒症在创伤患者中仍普遍存在，并且仍然是发病率和死亡率的重要原因。脓毒症是 ICU 患者的常见诊断，如果不及早识别和治疗，则可能会致命。感染和脓毒症往往与创伤患者损伤的严重程度有关。那些损伤严重程度较高的患者最终可能会进入 ICU 并进行机械通气、留置导管和监护仪监护。创伤患者脓毒症的发病率一直在下降，但在多发患者中仍维持在 10%。尽管在过去的几十年中，创伤的死亡率普遍下降，但在创伤后发生脓毒症的这小部分创伤患者死亡率并未出现同等的下降。全身性炎症反应不管是否存在感染均可能引起多器官衰竭。

脓毒症是 ICU 患者的常见诊断，如果不及早识别和治疗，则可能致命。在过去的十年中，早期目标导向治疗得到普遍的应用，通过输注液体、红细胞和应用升压药和正性肌力药物来确保组织器官氧供充分。早期识别和积极的流程指导的管理使过去 20 年来的脓毒症死亡率降低。早期识别和启用抗生素以及支持性治疗至关重要。然而，最近的研究考察了是否需要遵循把测量 CVP 或混合静脉饱和度作为最终指标的特殊流程。这些研究的共识认为，一旦患者符合脓毒症诊断标准，就必须开始积极治疗。

创伤患者肺部原发性感染的发病率很高。因肺挫伤、TBI 和持续进行的复苏而需长时间通气的患者，通常预计出现肺部感染。与非创伤 ICU 患者主要病原体是革兰氏阳性细菌不同，创伤 ICU 患者的主要病原体是革兰氏阴性细菌。创伤 ICU 患者也容易定植和（或）感染多重耐药菌。早期识别和启用抗生素以及支持性治疗至关重要。经验性治疗时应仔细选择抗生素。目标是抗生素抗菌谱充分覆盖最常见的微生物的同时，防止多重耐药菌的蔓延。

要点

- 创伤患者的术后管理始于患者从手术室到 PACU 或 ICU 时的处置和转运。麻醉医生必须参与这个过程。
- 必须尽早积极开始二次复苏，以防止致死三联症：凝血功能障碍、酸中毒和低体温。
- 使用黏弹性凝血试验有利于血液制品和止血药物的个体化治疗。

- 术后疼痛管理应开展多模式镇痛模式。术后镇静的最小化可以预防 ICU 谵妄并降低并发症的发病率。
- 重大创伤患者有发生 ARDS 的风险。因此，呼吸机管理应该采取包含以下内容的一体化肺保护性通气策略：低潮气量、PEEP、限制平台压以及设置患者能耐受的低吸入氧气浓度。
- 在钝性伤患者中必须采取脊柱保护措施（包括颈托），直到影像学或可靠的临床检查排除颈部受伤。
- 经过充分复苏但仍持续低血压的患者，超声心动图是检测心脏损伤和评估心脏功能的有效工具。
- 初始休克状态下的低灌注可导致 AKI。因此，应确保充分的肾灌注并监测电解质失衡。
- 损伤控制剖腹术后或大量输血后患者可能出现腹腔间隔室综合征。监测气道峰压和尿量可有助于诊断。
- 创伤患者的术后早期营养支持至关重要。肠内营养为首选，即使没有肠道途径也不应推迟营养支持。
- 脓毒症和感染在 ICU 创伤人群中的死亡率仍然很高。早期即应启动积极的治疗，包括合理应用广谱抗生素和补液治疗。

（阮林星译　马宇审校）

拓展阅读

1. Curry N, Davis PW. What's new in resuscitation strategies for the patient with multiple trauma? *Injury* 2012;**43**:1021–1028.

2. Dobson GP, Letson HL, Sharma R, Sheppard FR, Cap AP. Mechanisms of early trauma-induced coagulopathy: The clot thickens or not? *J Trauma Acute Care Surg* 2015;**79**:301–309.

3. Eriksson M, Brattström O, Mårtensson J, Larsson E, Oldner A. Acute kidney injury following severe trauma: risk factors and long-term outcome. *J Trauma Acute Care Surg* 2015;**79**:407–412.

4. Fowler MA, Spiess BD. Postanesthesia recovery. In: Barash P, Cullen B, Stoelting R, Cahalan M, Stock MC, Ortega R, eds. *Clinical Anesthesia*, 7th edition. Philadelphia, PA: Lippincott Williams & Wilkins; 2013.

5. Ramsamy Y, Hardcastle TC, Muckart DJ. Surviving sepsis in the intensive care unit: The challenge of antimicrobial resistance and the trauma patient. *World J Surg* 2016: doi:10.1007/s00268-016-3531-0.

6. Schmidt GA, Hall JB. Management of the ventilated patient. In: Hall JB, Schmidt GA, Kress JP, eds. *Principles of Critical Care*, 4th edition. New York, NY: McGraw-Hill; 2015.

7. Slutsky AS, Ranieri VM. Ventilator-induced lung injury. *N Engl J Med* 2013;**369**:2126–2136.

第二部分　创伤麻醉的管理要点

13 成人创伤性脑损伤的麻醉管理要点

K.H.Kevin Luk，Armagan Dagal

引言

创伤性脑损伤（traumatic brain injury，TBI）是外部机械力对大脑造成的获得性损伤，可导致认知、身体和心理社会功能的短暂或永久性损伤。麻醉科医师最常参与中度至重度 TBI 患者多种手术的治疗，包括但又不只局限于初始评估和复苏、诊断性成像、外科手术和重症加强治疗病房（ICU）管理。

流行病学

- 据统计，TBI 的全球发病率约为每年 200/100 000。
- 2010 年，美国急诊科（ED）约有 250 万（87%）患者就诊与 TBI 相关。
- 急诊就诊导致 283 630（11%）人住院，52 844（2%）人死亡。
- 这意味着 2001 年至 2010 年间，ED 就诊率增加 70%，住院率增加 11%，死亡率减少 7%。
- 在所有与受伤相关的死亡中，TBI 继续占据约 30% 的比例。
- 跌倒（40.5%）是 TBI 的主要原因，其次是机动车碰撞（MVC，14.3%），撞或者被撞事件（15.5%），殴打（10.7%）和其他未知原因（19%）。
- TBI 相关性死亡的主要原因因年龄而异：

- 跌倒是老年人死亡的主要原因（年龄＞65 岁）。
- MVC 是导致儿童和年轻人（5～24 岁）中大多数死亡的原因。
- 殴打是儿童（0～4 岁）死亡的主要原因。
- TBI 结局存在潜在的性别差异：
  - 男性有着更高的住院率，而且 TBI 死亡率增加 3 倍。
  - 在轻度 TBI 后，女性占用更多的医疗服务，且癫痫和自杀的风险可能更高。

病理生理学

TBI 已被分为截然不同又相互关联的两个时期：初始原发性损伤和随后的继发性损伤。

- 原发性损伤是最初创伤的结果，会导致头骨和脑组织的机械性变形。
  - 血管结构的破坏导致颅内血肿。
  - 神经元、神经胶质和血管组织的剪切力和压迫力导致出血性脑挫伤。

轴突组织比血管组织更容易受 TBI 影响。因此，局灶性损伤通常更容易发生于损伤更为弥漫的神经元中。在细胞水平上，原发性损伤导致组织结构的物理破坏，血管结构的压缩，以及继发于细胞膜破坏和通透性增加的离子稳态的破坏，其最终导致细胞死亡。

- 继发性损伤被定义为对半影区神经元的进行性损伤，并且在 TBI 之后立即启动。
  - 继发性损伤导致星形胶质细胞和神经元肿胀、相对低灌注、细胞钙稳态的紊乱，自由基生成和脂质过氧化增加、线粒体功能障碍、炎症、谷氨酸能兴奋性毒性、细胞坏死、凋亡和弥漫性轴突变性。
  - 系统性损伤如低血压（SBP＜90 mmHg）、低氧血症（PaO_2 ＜60 mmHg）、低血糖、高血糖、低碳酸血症和高碳酸血症是继发性损伤的主要原因。

- TBI 的早期管理旨在将继发性伤害降至最低。通常继发性脑损伤主要由脑缺血引起，但再灌注充血也可能发生且同样有害。

根据患者的 CT 检查特征，按照 Marshall 分类法可对 TBI 进行分类（表 13.1）。

术前注意事项

在任何创伤患者中，必须优先对重要身体功能进行一般评估和稳定，初次检查应特别注意评估气道、呼吸和循环。应使用格拉斯哥昏迷量表（GCS）进行基础神经系统评估（表 13.2）。如果 GCS 评分≤8，创伤性脑损伤被分类为重度，将会导致更高的发病率和死亡率。如果 GCS 评分为 9～12 则归类为中度，如果 GCS 评分为 13～15 则归为轻度。二次检查将明确其他损害。

对损伤机制的了解对于判断预后以及预测相关性损伤非常重要。穿透性创伤的结局比钝性创伤更差。女性患者的病情可能不佳。在机动车事故中，行人和骑自行车的人比车辆乘员更糟糕，从车辆中弹出将导致更高的 TBI 风险。

表 13.1 Marshall 创伤性脑损伤分类法

分类	定义
弥漫性损伤 I	CT 扫描无明显颅内病变
弥漫性损伤 II	脑池正常并中线移位＜5 mm 和（或）病灶密度正常没有高密度或混合密度病灶＞25 ml，可能包括骨碎片和异物
弥漫性损伤 III	脑池压缩或缺失伴有中线移位 0～5 mm 无高密度或混合密度病灶＞25 ml
弥漫性损伤 IV	中线移位＞5 mm 无高密度或混合密度病灶＞25 ml
切除的占位性病损	任何手术切除的病损
未切除的占位性病损	高密度或混合密度病灶＞25 ml，未通过外科手术切除

缩写：CT＝计算机断层扫描

215

表 13.2　格拉斯哥昏迷量表评分 [a]

类别		评分
睁眼	自发睁眼	4
	呼叫睁眼	3
	疼痛刺激睁眼	2
	不能睁眼	1
言语反应	回答切题	5
	答非所问	4
	用词错乱	3
	只能发音	2
	不能发音	1
体动反应	按指示运动	6
	对疼痛刺激能定位	5
	疼痛刺激时逃避（回缩）	4
	疼痛刺激时屈曲（去皮质）	3
	疼痛刺激时僵直（去大脑）	2
	对疼痛刺激无反应（乏力）	1

[a] 总格拉斯哥昏迷量表评分（范围 3～15）是睁眼＋言语反应＋体动反应评分的总和

TBI 的手术操作包括：
- 用来清除硬膜外、硬膜下或脑内血肿的开颅术。
- 减压性半颅切除术治疗难治性颅内高压（ICH）。

麻醉执业人员应积极关注颅内压增高（ICP）的表现，包括库欣三联征：高血压、心动过缓和不规则呼吸。术前 ICP 高的患者在颅内血肿清除后存在脑缺血和低血压的风险。与紧急或急诊开颅相关的问题包括需要足够的血管通路，可用的血液制品和快速复苏的能力。TBI 患者的管理颇具挑战，可能因相关的颅外损伤和共存的血容量不足和神经源性休克而使病情复杂化。

TBI 患者的术前麻醉评估清单应侧重于：
- 气道和颈椎稳定性。
- 充足的氧合和通气。

- 血压，心率和心律。
- 神经系统的基础功能状态。
- 相关的颅外损伤。
- 可供参考的内科史、外科史、麻醉史以及过敏史。
- 目前服用的药物，包括抗凝药/抗血小板药（如氯吡格雷、阿司匹林或华法林）和中草药补品。
- 相关实验室数据（如血细胞比容、凝血功能、血气、葡萄糖、电解质）。
- 规划术后管理和出院去向（如ICU）。

TBI患者的开颅术通常很紧急，需要进一步评估的不稳定的内科病情极为少见。因此极少有延迟手术的指征。然而，许多TBI患者伴有复合伤并且可能需要进行颅外手术。首先应该进行哪种手术取决于几个因素，包括TBI的严重程度、相关性损伤的严重程度和血流动力学稳定性。例如，若具有TBI可能的多发伤患者在初始评估期间血流动力学稳定，则可以在处理颅外损伤之前进行腹部和头部CT检查。具有血流动力学不稳定和腹部创伤的有TBI可能的患者通常需要紧急剖腹手术。如果凝血参数正常并且高度怀疑TBI，则可以在行头部CT之前启动术中ICP监测。在这种情况下，可在颅外手术后再行头颅CT检查。在极少数情况下（例如，血流动力学不稳定、FAST检查有阳性结果、阳性神经系统体征），患者可能需要同时进行紧急开颅术和剖腹手术。

合并症可能会影响手术和术后病程。对于发生跌倒的老年患者，应特别注意受伤前的心脏、肺和内分泌的功能状态。因为这些老年患者常常合并充血性心力衰竭、高血压、慢性阻塞性肺疾病（COPD）和II型糖尿病。这些合并症可能会导致围术期并发症，如加重充血性心力衰竭、COPD恶化、肺水肿或高血糖症。

用于治疗上述受伤前疾病的药物可导致术中并发症：

- 抗高血压药：利尿剂可引起电解质紊乱，导致心律失常。手术前服用β受体阻滞剂的患者可能会出现心动过缓，并且在急性失血时无法反射性地提高心率来进行代偿。钙通道阻滞剂和血管紧张素转换酶抑制剂或血管紧张素II拮抗剂可能引起低血压，特别是与 β 受体阻滞剂和利尿剂联合使用时。

- 抗血小板药和口服抗凝药物：抗血小板药或抗凝药可能会增加出血和输血的风险。可能需要输注血小板或其他凝血制品。浓缩的 4 种因子凝血酶原复合物是首选的华法林拮抗剂，起效迅速且拮抗效果可被预测。如果没有 4 种因子的凝血酶原复合物，可以用新鲜冰冻血浆代替，尽管它会导致容量过负荷或拮抗不完全。达比加群是一种直接凝血酶抑制剂，可以被艾达司珠单抗（一种特异性单克隆抗体）有效拮抗。虽然目前没有 X 因子抑制剂（利伐沙班、依多沙班和阿哌沙班）的特异性拮抗剂，但鉴于 4 种因子凝血酶原复合物有一些成功的应用，它也可以作为考虑用药。
- 草药：大蒜、人参、生姜和银杏可能会干扰血小板功能，特别是与非甾体类抗炎药或华法林联合使用时，会增加出血风险。
- 口服降糖药：接受口服降糖药物治疗的患者可能发生围术期低血糖。

实验室检查

根据患者的临床表现和外科手术的紧迫性，可以选择性地对患者进行术前检查以指导或优化围术期管理。但是，这些检查不应该延误手术的开始。作为快速评估的检查内容，凝血酶原时间，纤维蛋白原，血小板计数和血细胞比容可以一起获得，组成"紧急出血评估项目"，床旁凝血黏弹性检测有助于及时的输血治疗。术前高血糖可能预示术中高血糖和术后预后不良。因此，应在手术开始前检测血糖水平并在手术期间每小时测量 1 次。TBI 患者可能存在电解质紊乱，而在进行手术的同时应该启动治疗。

术中管理

尚无正式的 TBI 术中管理指南。术中管理主要在于优化患者的生理情况，可通过脑创伤基金会 2016 年的推荐来进行指导（表 13.3）。

表 13.3　脑外伤基金会对严重 TBI 的治疗推荐

收缩压	50～69 岁患者的 SBP≥100 mmHg
	15～49 岁或＞70 岁的患者 SBP≥110 mmHg
颅内压	ICP＞22 mmHg，需要治疗
颅内压监测	建议用于头部 CT 异常的严重 TBI 患者（可缩短住院时间和降低 14 天死亡率） 头颅 CT 正常的严重 TBI 患者，具备 2 项及以上的以下特征：年龄＞40 岁，异常姿势或收缩压＜90 mmHg
高级颅脑监测	监测颈静脉球 $AVDO_2$ 作为治疗决策的信息来源，以降低死亡率和改善结局
脑灌注压	目标 CPP 为 60～70 mmHg（由于存在呼吸衰竭的风险，应避免应用大量输液和升压药来维持脑灌注压＞70 mmHg）
脑脊液引流	可考虑应用持续脑室外脑脊液引流以降低初始 GCS＜6 的患者的 ICP
预防性低体温	不推荐用来改善预后
高渗性治疗	甘露醇（0.25～1 g/kg）可有效降低 ICP，但仅用于在 ICP 监测之前出现小脑幕裂孔疝或进行性的神经功能恶化时
通气策略	不推荐长期预防性过度通气（$PaCO_2$≤25） 在受伤后的第一个 24 h 内应避免过度通气 过度通气只是一种用来降低 ICP 的临时性应对措施 过度通气时，推荐监测 $S_{jv}O_2$ 或 $BtpO_2$
麻醉/镇痛/镇静	不推荐应用巴比妥类药物来预防爆发抑制 可考虑应用大剂量巴比妥类药物治疗难治性 ICP 升高 丙泊酚被推荐用于控制 ICP（但大剂量使用会引发严重的副作用）
类固醇	不推荐常规使用（大剂量甲泼尼龙与死亡率增加相关）
预防癫痫发作	推荐应用苯妥英来减少早期癫痫发作（＜7 天），但是不推荐长期预防性应用
预防深静脉血栓形成	推荐应用间歇性充气加压袜和低剂量肝素或低分子肝素

缩写：$AVDO_2$＝动静脉血氧含量差；$BtpO_2$＝脑组织氧分压；CPP＝脑灌注压；CSF＝脑脊液；CT＝计算机断层扫描；GCS＝格拉斯哥昏迷量表；ICH＝颅内高压；ICP＝颅内压；$PaCO_2$＝动脉血二氧化碳分压；SBP＝收缩压；$S_{jv}O_2$＝颈静脉血氧饱和度；TBI＝创伤性脑损伤

应该准备至少两条大口径的上肢静脉通路。需行气管插管的全身麻醉来控制氧合和通气（见第 7 章）。一些需要行急诊开颅手术的 TBI 患者在到达手术室时可能已行气管插管。对于这些患者，必须确认气管导管处于合适的位置。对于未行气管插管的患者，根据其临床病情，通常需要行紧急气管插管。以下几个因素可能会使气道管理颇具挑战：

- 手术的紧急程度。
- 误吸可能。
- 潜在的颈椎不稳。
- 复杂的气道（气道损伤、出血、颅底骨折）。
- ICP 升高。
- 不合作或有攻击行为的患者。
- 已经存在受损的氧合、通气或血流动力学状态。

气管插管技术的选择取决于紧迫程度、医师的个人经验和可用的资源（见第 3 章）。一般而言，推荐使用快速序贯诱导（RSI），在插管时保持头颈位于中线位置不偏移。如果使用了颈托，则可移除颈托前部来实现更大的张口度并有助于喉镜暴露。颈托本身不一定能显著减少颈部运动，而实际上，颈托导致的张口度减少可能使插管更加困难。受伤的大脑对缺氧、高碳酸血症和 ICP 增加的耐受性降至最低，因此，配备随时可用的各种紧急气道设备非常重要，包括可视喉镜（如 Glidescope）、弹性探条、喉罩和紧急外科气道设备。对于有颅骨骨折、严重面部骨折或患出血性疾病的患者，应避免经鼻气管插管。

氧合和通气

缺氧、高碳酸血症和低碳酸血症应尽量避免，以防止 TBI 后的继发性损伤。应监测氧合并保持 $PaO_2 > 60$ mmHg 或氧饱和度 > 90%。过度通气可导致脑血管收缩并引起脑缺血。目前 TBI 管理指南指出，不推荐行长期预防性过度通气（$PaCO_2 \leq 25$ mmHg），并且在 TBI 后的第一个 24 h 内应避免过度通气，此时脑血流量（CBF）

通常会严重降低。仅在 ICP 升高时才建议将过度通气用作一种临时的应对措施来降低颅内压，并且在紧急清除扩大的颅内血肿期间可短暂应用。行过度通气时，建议采用颈静脉血氧饱和度（$S_{jv}O_2$）或脑组织氧分压（$BtpO_2$）测量来监测氧气输送。

麻醉技术

麻醉药，包括用于插管的镇静/催眠药物，会以多种方式影响脑生理。诱导药物的选择取决于血流动力学状态。硫喷妥钠和丙泊酚是间接脑血管收缩剂，降低脑氧代谢率（$CMRO_2$），同时相应地降低 CBF。脑血管的自动调节能力和对 CO_2 的反应性都得以保留。然而，丙泊酚和硫喷妥钠可引起心血管抑制和静脉扩张，导致低血压，特别是存在未纠正的低血容量时尤为明显。依托咪酯可降低脑代谢率、CBF 和 ICP。同时，由于对心血管影响最小，脑灌注压（CPP）得到很好的维持。然而，已证实在给药后约 12～24 h 内，依托咪酯可抑制肾上腺激素合成并导致持续的低皮质醇水平，并且可能需要使用升压药物。单次诱导剂量的依托咪酯对 TBI 结局的影响尚不清楚。氯胺酮是一种弱的非竞争性 N-甲基-D-天冬氨酸（NMDA）拮抗剂，具有拟交感神经特性。它对脑部的影响很复杂，并部分取决于同时应用的其他药物的作用。最近的研究报道氯胺酮不会导致 ICP 升高，实际上，在某些特定的病例中，它可能会降低 ICP。

在不同麻醉技术（吸入与全凭静脉麻醉）对 TBI 结局的影响的研究中，尚未发现哪一种技术优于另一种技术。但一般来说，与高剂量挥发性麻醉药相比，低剂量挥发性药物可保持脑血流动力学稳定。吸入麻醉药的脑部作用是双重的：在低剂量时，它们能够保持正常的血流-代谢偶联；而当剂量＞1MAC，直接的脑血管扩张可能导致脑充血和 ICP 增加。几乎所有临床剂量下的七氟烷都能保持大脑的自动调节能力，但其他吸入药物均呈剂量依赖性地损害大脑自动调节能力。鉴于氧化亚氮（N_2O）可增加 $CMRO_2$ 和扩张脑血管导致 ICP 增加，通常应避免使用。使用氧化亚氮会加剧原先存在的颅腔积气。

　　神经肌肉阻滞剂对 CBF 和 ICP 几乎没有影响。琥珀胆碱和罗库溴铵都是神经肌肉阻滞合适的选择（见第 7 章）。在进行 RSI 时，琥珀胆碱不大可能引起 ICP 升高。另一方面，琥珀胆碱导致的继发于缺氧和高碳酸血症的 ICP 增加已得到充分的充实，且更可能具有重要的临床意义。插管期间的咳嗽和呛咳也会导致 ICP 大幅增加。因此，对于 TBI 患者，当存在可预料的困难气道时，麻醉医师不应避免使用琥珀胆碱。

　　一般而言，阿片类药物可安全地用于接受机械通气的 TBI 患者。然而，如果气道不通畅且患者通气不足，阿片类药物可能导致高碳酸血症和 ICP 升高。在控制通气的情况下，没有证据表明阿片类药物能介导直接的脑血管扩张作用。然而，在颅内顺应性降低的患者中，代偿性血管舒张本已导致 ICP 升高，而阿片类药物介导的体循环低血压则可导致 ICP 继发性增加。短效的阿片类药物应优先选用。

术中监测

　　除了美国麻醉医师协会（ASA）的标准监测外，动脉置管术被推荐用于术中实时血压监测和血气分析、血糖和血液电解质采样。中心静脉置管可用于复苏和使用升压药时，但不应耽误手术减压的进行。如果外周静脉通路的建立有困难，可以通过股骨或骨内导管建立血管通路。超声引导可有助于颈内静脉置管，从而避免使用可能会增加 ICP 的头低脚高体位。

　　一般而言，以下患者均建议行 ICP 监测：所有可挽救的严重 TBI 患者（GCS≤8）；CT 扫描结果异常的患者（血肿、挫伤、肿胀、脑疝或基底池受压）；CT 扫描结果正常的严重 TBI 患者在入院时具备以下两项或两项以上特征：年龄＞40 岁，单侧或双侧异常姿势，或收缩压＜90 mmHg。对于接受颅外手术的 TBI 患者，术中 ICP 监测可以优化大脑生理并避免 ICP 的继发性增加。如果存在明显的凝血功能障碍，则不宜在术中放置 ICP 监测设备（另见第 9 章）。然而，对于国际标准化比率（INR）≤1.6 和血小板计数＞

100 000 的轻度凝血障碍患者，ICP 监测设备的置入是可行的。

先进的神经监测技术在 ICU 中的应用越来越多，但它们在紧急手术减压术中的应用尚未得到广泛认可。颈静脉血氧监测可以在某些特定的患者中进行，因为它可以评估大脑整体的氧合状态以及脑血流量是否充足。正常的 $S_{jv}O_2$ 为 55%～75%。据报道，脑的缺血阈值为至少持续 10 min 的 $S_{jv}O_2 < 50\%$。在 TBI 中，当患者的 ICP 增高时，$S_{jv}O_2$ 最常被用于监测脑灌注减少和滴定合适的过度通气。经颅多普勒超声和脑组织氧合监测均已应用于优化 CBF 和脑氧合。

血流动力学管理

一些研究已经证实，在 TBI 后发生过低血压（SBP＜90 mmHg）的患者的预后不良。因此，持续监测和优化血压和 CPP 是 TBI 管理的基本方法。脑创伤基金会目前推荐将严重 TBI 患者的 CPP 维持在 60～70 mmHg。值得注意的是，由于术中数据的缺乏现在尚不清楚术中最佳的血流动力学目标是什么。然而，TBI 后重要的脑自动调节能力可能会受损，当血压低于正常将导致脑缺血；而当血压高于正常将导致脑充血。因此，脑自动调节能力是 TBI 后 CBF 和预后的重要调节因素。

液体管理

在 TBI 患者的液体替代治疗中，首选等渗晶体溶液（如生理盐水和复方电解质注射液）。应避免应用含糖溶液和胶体溶液。盐水与白蛋白液评估研究（SAFE）表明，TBI 患者应用白蛋白复苏将导致更高的死亡率和不良的预后。一项多中心、随机对照的临床试验由于推定无效而被提前终止，其目的在于确定院外行高渗液体治疗是否会改善严重 TBI 患者的神经系统预后。研究者得出结论，对严重 TBI 患者行初始液体复苏时，高渗盐水／右旋糖酐或高渗盐水（HTS）6 个月的神经系统预后或存活率并不优于 0.9% 盐水。此外，基于淀粉的胶体溶液的使用会导致凝血病和肾衰竭。

治疗性渗透剂已被证明可以降低 ICP 并改善 CPP。甘露醇是用于治疗 TBI 患者 ICH 的一线渗透剂。推荐的甘露醇剂量为 0.25～1 g/kg，输注时间不低于 20 min。只有当颅内病变导致小脑幕疝或进行性神经功能恶化时才能在不监测 ICP 的情况下就应用甘露醇。然而，由于渗透性利尿作用，甘露醇会导致低血容量和低血压。甘露醇过量的反向渗透作用会加重脑水肿和急性肾损伤。因此，应监测血清渗透压，并使其不超过 320 mOsm。此外，与 HTS 相比，甘露醇更容易导致凝血障碍。有限的证据表明，与甘露醇相比，在 TBI 的治疗中 HTS 更具一定的益处和更能接受的副作用。已经证明，HTS 对损伤的大脑具有有利的血管调节、免疫调节和神经化学作用。在应用甘露醇治疗升高的 ICP 后，接着使用 HTS 作为二线治疗，可以改善脑组织氧合和血流动力学（获得更高的 CPP 和心排血量）。

贫血

有证据表明贫血和输注浓缩红细胞均与 TBI 的神经系统预后不良相关。同时，贫血与住院死亡率增加、出院 GCS 评分降低、出院 Glasgow 结局评分降低有关。输注红细胞与急性肺损伤、ICU 停留时间延长、住院时间延长以及 TBI 死亡率相关。

贫血介导的脑损伤的可能机制包括组织缺氧、活性氧物质、血脑屏障功能的破坏、血管血栓形成和贫血性脑充血。然而，许多脑保护的生理机制在贫血时被激活，包括主动脉化学感受器的激活；交感神经活动增强引起的心率、每搏量和心脏指数增加；体循环阻力降低；氧摄取增强。此外，许多脑保护的细胞机制在急性贫血时被激活，包括缺氧诱导因子、大脑中一氧化氮合酶和一氧化氮（nNOS/NO）、促红细胞生成素、血管内皮生长因子介导的血管生成和血管修复均增加。

因此，贫血对大脑的总体影响取决于在贫血和输注红细胞时，呈竞争关系的保护性和伤害性因素之间的相对平衡。目前尚不清楚 TBI 患者与其他重症患者的触发输血的指标是否有所不同，以及受损的脑组织是否更容易受到贫血的有害影响。TBI 患者的最佳血红蛋白水平仍不明确，但宽松液体治疗策略对中度至重度的 TBI 患者并无益处。

脑组织氧张力、近红外光谱和颈静脉球导管取样等监测手段可用于监测局部或整体的脑氧合，并可有助于判断是否需要输血。然而，它们对患者预后的有效性仍有待证实。在开颅手术期间，麻醉医生应根据患者已经存在的合并症和持续性失血进行利弊权衡后，来制订个体化的输血策略。

凝血功能障碍

TBI 后往往伴发凝血功能障碍。凝血障碍可导致持续性颅内出血所致继发性脑损伤并使预后不良。TBI 会导致组织凝血活酶释放从而激活外源性凝血途径。凝血级联反应的激活可导致血管内纤维蛋白的形成和促凝因子及血小板的消耗，这将导致弥散性血管内凝血（DIC）（表 13.4）。

表 13.4　国际血栓与止血协会的 DIC 诊断标准

类别	数值	评分
血小板计数（$10^3/mm^3$）	>100	0
	50～100	1
	<50	2
D- 二聚体（nmol/L）	<1	0
	1～5	1
	>5	2
PT（s）	<3	0
	3～6	1
	>6	2
纤维蛋白原（g/dl）	>1	0
	<1	1
DIC 评分	≥5 分	DIC
	<5 分	提示（但不确定）非显性 DIC

缩写：PT＝凝血酶原时间；DIC＝弥散性血管内凝血

目前尚无治疗 TBI 患者凝血障碍的标准指南。DIC 的处理包括血小板和成分血的替代治疗。不同的方案已被测试以纠正 TBI 患者的凝血功能障碍，包括血浆、血小板浓缩物、肝素、抗凝血酶Ⅲ、促凝药物如重组因子Ⅶa（rFⅦa）和抗纤维蛋白溶解药物如氨甲环酸等，以纠正 TBI 患者的凝血功能障碍。并非所有的研究结果都对结局有明显益处。尚无强有力的证据支持 rFⅦa 在 TBI 治疗中的益处。两项氨甲环酸（TXA）试验表明，TXA 组的临床预后无统计学的显著改善，但其颅内血肿减少。一项国际性多中心、随机临床试验（CRASH-3）目前正在评估 TXA 对 TBI 患者的疗效。

血糖控制

高血糖是 TBI 后的应激反应，会导致发病率和死亡率增加。我们已知，即使是术前没有合并糖尿病的患者在麻醉期间血糖也会升高。大约 15% 的成人和 23% 的儿童在行 TBI 急诊开颅手术时出现术中高血糖。术中高血糖的危险因素包括年龄<4 岁或>65 岁、严重 TBI（GCS<9）、CT 扫描示存在硬膜下血肿和术前高血糖。

术中高血糖与 TBI 后死亡率增加有关。然而，严格控制血糖的益处尚未得到证实。在 NICE-SUGAR 试验中，严格的血糖控制（<140 mg/dl）对重症患者没有益处，并且增加了低血糖的发生率。现在还没有强有力的证据支持严格的血糖控制，建议将术中血糖维持在 100～180 mg/dl 之间。更重要的是，由于低血糖对已受损的大脑有损害作用，在全身麻醉期间应至少每小时检测一次血糖。开发连续或频繁的血糖监测装置和与算法驱动的治疗方案相结合的"闭环"血糖控制系统，并将之应用于临床，可以避免过高和过低的极端血糖出现。

治疗性低体温

低体温脑保护的可能机制包括降低脑代谢率、降低血脑屏障通透性、降低氧输送的临界阈值、钙拮抗作用、阻滞兴奋毒性机制、保持蛋白质合成、减少细胞内酸中毒、调节炎症反应、减少水肿形成、抑制自由基和抗氧化剂，以及调节细胞凋亡。此外，核心温度每降低 1 ℃，脑代谢率降低 6%～7%，从而改善缺血性脑区的氧供并降低 ICP。然而，多中心Ⅲ期试验未能证明 TBI 治疗中低温的益处。一项多中心、随机对照的临床试验（NABIS：H Ⅱ）在创伤后的极早期就对患者实施维持 48 h 的轻度低温治疗；因为与常温治疗的患者相比，低温治疗患者的预后没有显著改善，这个实验被提前终止。目前的脑外伤基金会指南不推荐在 TBI 的治疗中使用治疗性低体温。此外，术中低温治疗可能会加剧现存的凝血功能障碍并增加感染的发生率。重要的是，尽管低温治疗未被证明有益处，但体温升高明显对受损的大脑有害，应该预防或治疗体温升高。

去骨瓣减压术

难以控制的持续性 ICH 导致 TBI 患者预后不良。高达 15% 的严重 TBI 患者对所有的内科治疗无效，可能需要二级治疗，包括去骨瓣减压术。此外，去骨瓣减压术可以改善脑顺应性、CBF 和脑氧合。澳大利亚多中心 DECRA 研究（严重创伤性脑损伤患者的去骨瓣减压术）报告了 155 名患有严重弥漫性 TBI 和难治性 ICH 的成年患者。该研究结果显示，早期行双颞顶去骨瓣减压术可降低 ICP 并减少 ICU 停留时间，但导致结局更差。在术后 6 个月时，颅骨切除术组（19%）和标准治疗组（18%）的死亡率相似。 最近，RESCUEicp 研究（难以控制的 ICP 升高患者行颅骨切除术的随机评估）表明，难治性 ICH 患者行去骨瓣减压术可降低死亡率（26.9% 对 48.9%），但术后植物状态率增高（8.5 % 对 2.1%），并可造成严重残疾，而中度残疾率和良好康复率没有差异。 在去骨瓣减压术组中 ICP＞25 mmHg 的持续时间较短，但不良事件发生率较高（16.3% 对 9.2%）。是否行去骨瓣减压术的决定应根据患者的预期寿命及其当前的与预期的生活质量来个体化考虑。

神经损伤患者的非神经外科手术

TBI 患者中 80% 会发生多器官功能障碍。因此，需要对 TBI 患者进行全面评估，在接受其他半紧急手术干预之前可能需要在 ICU 接受进一步治疗。在创伤的早期阶段，应该先行临时性姑息治疗（如损伤控制手术），再考虑根治性手术。严重 TBI 患者的非紧急手术应推迟，且应改善患者的内科病情以减少继发性损伤。

麻醉苏醒

TBI 患者麻醉苏醒期的管理由多种因素决定：
- TBI 严重程度。
- 术前的意识水平。
- 相关性损伤。
- 手术结束时脑部病情。
- 术中并发症。
- 是否需要持续性复苏。

TBI 患者是否可以在手术室拔除气管导管必须实施个体化策略。在苏醒期间，血压和 $PaCO_2$ 的监测很重要，因为高血压和高碳酸血症可能会有脑损害作用，应积极控制高血压和高碳酸血症。由于上述因素患者可能计划延迟气管拔管，应直接送往 ICU。多模式监测、ICP 的控制、脑保护策略和 CPP 的优化是 ICU 团队的基本目标。充分的镇痛和镇静可减少导致 ICP 增加的焦虑、烦躁和疼痛。常用的镇静药包括丙泊酚、咪达唑仑和右美托咪定。通过连续静脉输注短效阿片类药物如瑞芬太尼或芬太尼，可以提供足够的镇痛效果。患者在转运过程中咳嗽、挣扎和高血压可能导致颅内出血和 ICP 升高；神经肌肉松弛剂有助于预防这种情况。高血压（如 SBP＞160 mmHg）可以用尼卡地平、拉贝洛尔或艾司洛尔治疗。巴比妥类药物或短效苯二氮䓬类药物如咪达唑仑可用于镇静。在许多治疗中心，谨慎的做法是立即行术后 CT 扫描，以排除可补救的手术并发症。严重 TBI 患者在转运时通常抬高床头以防止 ICP 增加。

要点

- 严重 TBI 患者管理的基础包括仔细的麻醉前评估，脑创伤基金会指南所建议的生理优化以及多模式脑监测。
- 吸入麻醉与全凭静脉麻醉相比，尚无数据表明哪一种对 TBI 患者的预后更具优越性。
- 不推荐行预防性过度通气（$PaCO_2 \leqslant 25$ mmHg），严重 TBI 后第一个 24 h 内应避免过度通气。低血压和高血压可能分别导致脑缺血和脑充血，都应该予以避免。对于严重 TBI 患者，建议将 CPP 维持在 60～70 mmHg 之间。
- 等渗晶体溶液优于低渗溶液。胶体的作用仍有争议。TBI 患者的最佳血红蛋白水平尚不清楚，但宽松液体策略对中度至重度 TBI 患者并无益处。
- 应避免使用含糖溶液。连续或频繁的血糖监测装置加上算法驱动的治疗方案可避免血糖过高和血糖过低。
- 应保持体温正常，治疗性低体温对于严重的 TBI 患者没有优势。然而，体温过高有确切的坏处，应该予以预防和治疗。
- 去骨瓣减压术可降低 ICP、缩短 ICU 停留时间和降低死亡率，但似乎不能改善严重 TBI 患者的功能预后。

致谢

在 2012 年第 1 版《创伤麻醉精要》的"成人创伤性脑损伤的麻醉相关问题"章节的编写中，Deepak Sharma 和 Monica S. Vavilala 做出了极大贡献，作者对此表示诚挚的感谢。

（汪婷译　卞金俊校）

拓展阅读

1. Cancelliere C, Donovan J, Cassidy JD. Is sex an indicator of prognosis after mild traumatic brain injury: A systematic analysis of the findings of the World Health Organization Collaborating Centre Task Force on mild traumatic brain injury and the International Collaboration on Mild Traumatic Brain Injury Prognosis. *Arch Phys Med Rehabil* 2016;**97**:S5-18.

2. Carney N, Totten AM, O'Reilly C, et al. Guidelines for the Management of Severe Traumatic Brain Injury, Fourth Edition. *Neurosurgery* 2017;**80**:6-15.

3. Clifton GL, Valadka A, Zygun D, et al. Very early hypothermia induction in patients with severe brain injury (the National Acute Brain Injury Study: Hypothermia II): a randomised trial. *Lancet Neurol* 2011;**10**:131-139.

4. Cooper DJ, Rosenfeld JV, Murray L, et al; DECRA Trial Investigators; Australian and New Zealand Intensive Care Society Clinical Trials Group. Decompressive craniectomy in diffuse traumatic brain injury. *N Engl J Med* 2011;**364**:1493-1502.

5. Faul M, Xu L, Wald MM, Coronado VG. *Traumatic Brain Injury in the United States: Emergency Department Visits, Hospitalizations, and Deaths*. Atlanta, GA: Centers for Disease Control and Prevention, National Center for Injury Prevention and Control; 2010.

6. Frontera JA, Lewin JJ 3rd, Rabinstein AA, et al. Guideline for reversal of antithrombotics in intracranial hemorrhage: a statement for healthcare professionals from the Neurocritical Care Society and Society of Critical Care Medicine. *Neurocrit Care* 2016;**24**:6-46.

7. Hutchinson PJ, Kolias AG, Timofeev IS, et al. Trial of decompressive craniectomy for traumatic intracranial hypertension. *N Engl J Med* 2016;**375**:1119-1130.

8. Myburgh J, Cooper DJ, Finfer S, et al. SAFE Study Investigators; Australian and New Zealand Intensive Care Society Clinical Trials Group; Australian Red Cross Blood Service; George Institute for International Health. Saline or albumin for fluid resuscitation in patients with traumatic brain injury. *N Engl J Med* 2007;**357**:874-884.

9. NICE-SUGAR Study Investigators, Finfer S, Chittock DR, et al. Intensive versus conventional glucose control in critically ill patients. *N Engl J Med* 2009;**360**:1283-1297.

10. Roberts I, Shakur H, Ker K, Coats T; CRASH-2 Trial collaborators. Antifibrinolytic drugs for acute traumatic injury. *Cochrane Database Syst Rev.* 2012;**12**:CD004896. Review. Update in: Cochrane Database Syst Rev. 2015;5: CD004896. PubMed PMID: 23418644.

脊髓创伤患者的麻醉管理要点

K. H. Kevin Luk，Armagan Dagal

流行病学

机动车碰撞与摔倒是脊髓损伤（spinal cord injury，SCI）的主要原因。脊柱骨折通常是高能量创伤的后果，这往往导致患者多发性损伤。在所有重大创伤病例中，SCI 的发生率高达 2%～5%，其中至少 14% 的病例有脊椎不稳定的可能。此外，7.5%～10%的头部损伤患者合并脊髓损伤。据估计，颈椎骨折的患者在脊柱其他部位发生继发性骨折的风险为 20%。20%～60% 的 SCI 与并发的创伤性脑损伤有关。在美国，SCI 的年发病率约为每百万人 54 例，或每年新增约 17 000 例。据估计，美国有 282 200 人（大约每百万人中有 900 人）患有 SCI。SCI 患者的年龄呈双峰分布，第一个高峰出现在 15～29 岁，第二个高峰为 65 岁以上。损伤年龄的中位数最近增加至 42 岁。美国 SCI 人口统计资料见表14.1。

随着医疗保健的进步，SCI 生存度得到了提高，但这增加了照顾 SCI 幸存者的社会负担。最初损伤后存活至少 1 年的患者其预期寿命随年龄和受伤程度而变化。对于 1～4 级四肢瘫痪性颈椎损伤的患者，损伤后 1 年的预期寿命在 20 岁时为 36.9%，40 岁时为 21%，60 岁时为 8.7%。无论损伤程度如何，呼吸机依赖都会显著降低预期寿命（20 岁、40 岁和 60 岁患者的预期寿命分别为25.3%、12.6% 和 4%）。败血症和肺炎仍是 SCI 患者死亡的主要原因。

表 14.1 脊髓损伤人口统计资料

患者特征	发生率（%）
男性	80
非西班牙裔白人	63.5
在职者	58.1
学生	15.1
单身者	51.4
仅接受高中教育者	51.5
颈椎损伤	66.3
不完全性四肢瘫痪	45
完全性四肢瘫痪	21.3

在发达国家，SCI 的经济影响正成为日益重要的话题。在美国，SCI 护理估计每年花费 97 亿美元。2011 年，据估计，第一年医疗保健和生活费用的均值从 347 896 美元（任何水平的运动功能不全）至 1 065 980 美元（C1～C4 的高位截瘫）不等。据报道，随后的年度花费远低于第一年的花费，但仍是医疗体系的重大经济负担。终身费用介于 1 580 148 美元（任何程度的运动功能不全）至 4 729 788 美元（C1～C4 的高位截瘫）之间。

病因学

SCI 的病因可分为创伤性和非创伤性。

创伤性

- 机动车碰撞（38%）。
- 摔倒（30.5%）。
- 暴力（13.5%）。
- 运动相关性损伤（9%）。
- 其他 / 未知（9%）。

高龄与暴力行为及运动损伤相关的 SCI 的发生率降低有关。摔倒是 50 岁以上人群发生 SCI 的主要原因。

非创伤性

- 椎管狭窄 / 关节病变。
- 血管疾病。
- 脱髓鞘病变。
- 肿瘤。
- 囊肿。
- 感染。
- 医源性（如放置腰椎引流管）。

病理生理学

大多数外伤性 SCI 合并脊柱损伤，包括骨折、脱位、关节病变、椎间盘破裂 / 突出、韧带撕裂和血供中断。SCI 的发病机制可分为两个相互关联的类别：初始的原发性损伤和后续的继发性损伤。

- 原发性损伤：这是外伤的直接后果，可归因于脊髓的压迫、挫伤、剪切力作用、过度伸展、横断伤和明显出血。
- 继发性损伤：初始损伤后的几分钟至几个小时，半影区的神经元暴露于继发性损伤的危险中。从机制上分析，继发性损伤是由于水肿以及周围坚硬的椎管压迫脊髓造成的，并在损伤后 4~6 天达到高峰。

脊髓损伤的临床表现和分类

SCI 的严重程度根据美国脊髓损伤协会（ASIA）损伤量表来进行分级（见图 14.1）。

几种不完全脊髓综合征对病变部位、预后，以及早期、有针对性的治疗或干预的可能提供了见解（见表 14.2）。

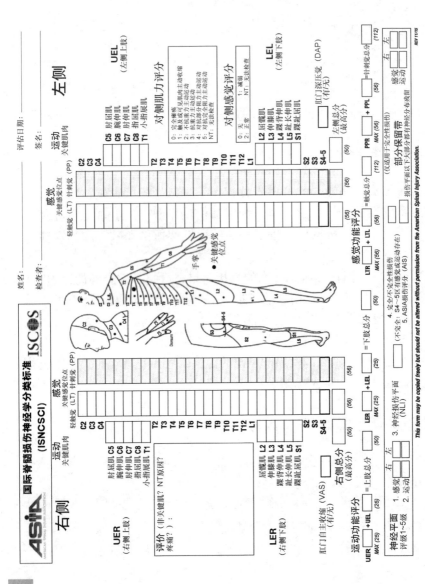

图14.1 美国脊髓损伤协会损伤评分量表（AIS）

肌肉功能分级

0=完全瘫痪

1=可触及或可见肌肉收缩

2=主动运动，去重力下全关节范围活动

3=主动运动，可抗重力下和该肢体体位的中等阻力下全关节活动

4=中等抗阻力下全关节范围内的主动运动

5=（正常）主动运动，抗重力和抗阻力的特殊体位的最大阻力情况下全关节范围内的活动

5*=（正常）主动运动，无阻抑因素（即疼痛、废用）的情况下，抗重力和一定阻力下的全关节范围的活动则认为是正常

NT=难以检测（如制动，无法分级的严重疼痛、截瘫、皮肤活动受限>50%）

感觉分级

0=无感觉

1=感觉改变、减少、受损或过度敏感

2=感觉正常

NT=难以检测

测试注关键肌群时机

对于明显属于AIS B级患者，应测该运动水平3级以上的非关键肌群功能，以准确地对损伤进行分类（区分AIS B和C级）

神经水平	运动
C5	肩：屈、伸、外展、内收、内外旋 肘：屈、后旋
C6	肘：内旋 腕：弯曲
C7	肘：近端关节屈曲、伸展 手指：掌指关节面弯曲、外展
C8	手指：近端关节屈曲、伸展 大拇指：掌指平面弯曲、外展
T1	手指：示指外展
L2	臀部：内收
L3	臀部：外展
L4	臀部：伸展、外展、内旋 膝关节：弯曲
L5	踝关节：掌心背屈和指尖关节伸展 脚趾：掌指和跖趾关节面屈曲、外展 大脚趾和脚趾：近端和远端跖趾关节同步屈曲
S1	大脚趾：外展

ASIA损伤评分

A=完全损伤。骶部S4-5节段无感觉和运动功能。

B=感觉不完全。损伤水平以下保留了感觉而非运动功能，包括骶S4-5（S4-5触压觉和针刺觉或肛门深压觉），且身体任何一侧运动平面以下无3级以上的运动功能保留。

C=运动不完全。骶区段的肛门括约肌主动收缩，或身体上保留某些感觉而非运动功能保留，且以下三个节段以上的运动功能保留（这包括疏区运动不完全定义，且以下关键肌或非关键肌群）对于AIS C级—单个神经损伤平面以下<50%的关键肌肉力>3级。

D=运动不完全。符合上述运动不完全定义，且单个神经损伤平面下>50%的关键肌肉力>3级。

E=正常。既往有神经损伤，感觉和运动经应用ISNCSCI检测被认定为正常，则AIS为E级。

备注：当ASIA损伤评分和部分保留区无法说明检查结果确认时，需记录该未受脊髓损伤。

分级步骤

建议采用以下顺序对SCI患者进行分级：

1. 确认左右两侧的感觉平面
感觉平面是针对触觉和针刺觉的最高端，完整的皮区

2. 确认左右两侧的运动平面
前至少3级以上（抑肌测试）的最低关键肌肉功能决定，前提是高于该级别的所有段代表的关键肌肉功能完整（5级）：在无肌可检测的段代表以上的运动功能完整检测正常。如果该水平以上的关键肌肉运动相同

3. 确认神经损伤平面（NLI）
这是指其有完整感觉和压力肌力正常双侧>3级的节段尾侧部肢（完整）

4. 判断是完全性损伤还是不完全性损伤（即是否存在骶部保留）
如果肛门主动收缩消失，且感觉—不存在，且肛门深压觉消失，则为完全性损伤

5. 判断损伤等级
完全功能无损伤

图 14.1 （续 ）

235

表 14.2　脊髓综合征

脊髓中央索综合征	最常见的不完全性 SCI。病变水平以下的上肢无力程度与下肢不成比例。更常见于轻微创伤后存在关节病的老年患者
Brown–Sequard 综合征（脊髓半侧损害综合征）	脊髓一侧的皮质脊髓束、后束和脊髓丘脑束损害致脊髓半侧病变的结果。同侧偏瘫，对侧痛、温觉消失。常见于穿透性创伤
前索综合征	脊髓前三分之二供血不足。表现为截瘫 / 四肢瘫，痛温觉丧失，精细触觉和本体感觉存在。常因突出的椎间盘或骨碎片的直接压迫导致，但胸腹主动脉手术中也因脊髓根最大动脉（Adamkiewicz 动脉）受损而发生
后索综合征	供应脊髓背侧的脊髓后动脉之一破裂。仅丧失同侧精细触觉、振动和本体感觉
马尾综合征	马尾神经受压。表现为下背部和上臀部隐痛，臀部、生殖器和大腿感觉丧失或改变，也与肠道和膀胱功能紊乱相关
脊髓休克 / 短暂性麻痹	SCI 后出现松弛性麻痹、感觉丧失、肠 / 膀胱控制缺失、反射消失，以及可能出现心动过缓和低血压的状态。一些患者，尤其是年轻运动员，可完全康复。然而，大多数患者发展到某种形式的痉挛性麻痹

初步评估

脊柱创伤的基本处理原则包括通过维持足够的氧合、血压支持（容量替代和心血管支持）和制动来早期发现和预防继发性损伤。颈髓是脊髓中保护最少的节段，占据半数创伤性 SCI 病例，可导致四肢瘫痪。多系统创伤患者的伴随损伤（如颅脑损伤、腹部、胸部和盆腔损伤）可掩盖 SCI 的存在。这可能会延迟诊断，并对患者预后产生不利影响。高达 8% 的颌面部骨折与 SCI 有关，可严重影响气道管理（见第 3 和 15 章）。

通常在二次评估中检查脊髓功能（见图 14.1）。应评估患者是否存在背部中线疼痛、触诊痛、运动无力、感觉和肛门张力丧失。

在精神状态发生改变的情况下，应怀疑存在 SCI，除非有证据排除。对于所有存在颈椎或脊髓损伤或有可能导致这些损伤的机制存在的创伤患者，建议固定脊椎。在穿透性创伤中，由于脊椎固定可能会延迟复苏，故不推荐使用。入院前，应使用颈托、横向支撑、肩带和脊柱板固定颈部（限制脊柱活动）。应在可行和安全的情况下尽快将患者从背板上转移下来，以最大限度减少压力性损伤。入院后应继续采用这些方法固定颈椎，直到经过适当培训的临床医生对脊椎进行清理。

气道管理

在已知或疑似创伤性 SCI 患者住院期间，通常需要进行气道干预（见第 3 章）。

对于正常脊柱，直接喉镜检查可导致颈椎伸展（寰枢关节延伸度较小，主要是寰枕关节）。颈椎下段（C4～C7）移位最小，但在颈胸交界处发生额外的弯曲。喉镜片施加于气道软组织的压力通常传递到脊柱。在直接喉镜检查种，枕-寰轴复合体的不稳定可导致寰椎前移，进一步加重椎管狭窄。

感觉中枢改变的创伤患者应视为饱胃，并常规行快速序贯诱导（RSI）和插管。然而，因肌肉失神经支配相关的乙酰胆碱受体上调可导致高钾血症，应避免在脊髓损伤后的 3 天至 9 个月内使用琥珀胆碱。罗库溴铵是一个合埋的替代药物。应利用有限的推下颌和提颏手法，尽早使用口腔或鼻腔通气道有助于减少维持气道通畅所需的力度。考虑到气道干预的紧迫性，通常需要保持轴线稳定性手法（manual in-line stabilization，MILS）下使用直接喉镜检查或视频喉镜。MILS 的目的是在气道干预过程中，对头部和颈部施加足够的稳定力以限制脊柱运动。MILS 可提供更好的颈椎稳定性，但行常规喉镜检查时可能会降低声带视野。当实施 MILS 时，通过增加喉镜片的力量以克服视野差的情况的确有可能增加颈椎不稳定骨折处的移动。然而，使用 MILS 时，由于气管插管引起的神经损伤极为罕见。弹性插管探条是直接喉镜检查的良好辅助工具，可在更有限的视野里成功插管，并在喉镜检查中使用较少的力。RSI、去除颈托前部的 MILS、环状软骨压迫（CP）和轻柔使用直接喉镜或视频喉镜也适用于紧急情况。诱导时应进行 CP，并在插管过程中维持，直到确认插管成功。如果 MILS 和 CP 阻碍了通气、插管或喉罩的置入，则可以改变或去除这些手法。

在非紧急情况下，需仔细规划安全的气道操作。牵引装置有可能进一步阻碍气道开放。某些情况，如脊椎病、类风湿关节炎、Klippel-Feil 综合征、强直性脊柱炎、脊椎肿瘤和先前的脊柱内固定装置可能会增加气道管理的难度。有几种可用的方法，但没有一种是最佳选择：

- 清醒纤维支气管镜插管：插管和定位后可行神经学检查，但需患者配合，可能会增加患者的紧张和不适。
- 直接喉镜检查（Ⅲ度视野使用弹性探条）：适用于有既往疾病和可接受的影像学结果的患者。
- 视频喉镜检查：声带视野优于直接喉镜检查。适用于已知或疑似颈椎损伤的患者。然而，这项操作仍有导致颈椎移位的可能，因此需要 MILS。此技术可用于尝试清醒和睡眠状态下插管。

最佳策略往往取决于麻醉医师对特定技术和临床具体情况的经验。本中心常采取睡眠（全麻＋瑞芬太尼或短效肌松药）下视频喉镜和可弯曲支气管镜相结合的技术为 SCI 患者插管。几种声门上气道装置有助于使用纤维支气管镜放置气管导管。

决定术后是否拔管受多种因素影响，包括插管的难易度、手术范围及持续时间、手术并发症（如喉返神经损伤）、俯卧位、失血、随后的液体复苏以及其他相关损伤和并发症。自主呼吸患者在吸气或呼气时出现气囊漏气并不能预测随后的气道梗阻。在水肿或血肿导致气道梗阻的情况下，使用气道交换导管原位拔出导管有助于紧急再插管。临床判断最为重要，如果有顾虑，应延迟拔管。

心血管系统管理

创伤性 SCI 常伴有全身性低血压和脊髓灌注压降低（spinal cord perfusion pressure, SCPP）。这反过来可导致继发性缺血性损伤，应避免发生。SCPP 由平均动脉压（MAP）和脑脊液压力（CSFp）之差决定（SCPP＝MAP－CSFp）。脊髓灌注压与脑灌注相似，可在较宽的全身血压范围自动调节，但对于损伤的脊髓，这种关系会发生改变。交感神经截断和全身血管舒张随着 L2 以上脊髓损伤程度的增加而加剧，可导致低血压。T6 以上的脊髓损伤常由于交感神经心脏加速纤维损伤而伴有心动过缓。

低血容量、出血、心率失常和交感神经切断皆可致低血压。容量复苏和对因治疗是恢复循环容量的关键。如果患者容量纠正后仍然低血压，应怀疑神经源性休克，并使用血管活性药物（见下文）维持血管张力。心动过缓可能需要抗胆碱能药物。应放置导尿管监测尿量，以缓解膀胱扩张。

充分的液体复苏是急性脊髓损伤患者的重要步骤。相反，俯卧位患者过量输液与明显水肿（包括气道水肿）、心力衰竭、电解质异常、凝血功能障碍和术后 ICU 住院时间延长相关。低渗性液体可加重水肿，应避免使用。胶体（即白蛋白）的使用仍存在争议，但其使用与俯卧位脊柱术后失明的发生率降低相关。

由于血流动力学不稳定和可能严重失血，需要足够的外周静脉（两个 16G 或更大的穿刺针）或中心静脉（一个导管鞘）通路。此外，动脉导管可持续监测血压和频繁地采集动脉血，这有助于手术期间的复苏。通过监测动脉压力，使用脉压变异度或每搏输出量变异度可进一步深入了解患者的容量状态，此方法优于 CVP 监测（见第 9 章）。

- 美国神经外科医师协会（AANS）的指南建议增高 MAP 至 85～90 mmHg，在 5～7 天内避免收缩压低于 90 mmHg。
- 尽管缺乏证据，但许多人认为积极的血流动力学目标导向治疗可显著改善脊髓运动和体感神经束的轴突功能，并可改善预后。

- 胸部和腰部的低位 SCI 可因全身血管阻力降低而导致低血压。因此，α1 受体激动剂（如去氧肾上腺素）可以恢复血管张力，但也会导致反射性心动过缓。
- 对于 T6 以上的损伤，应考虑具有额外变时性和变力性的血管收缩剂。多巴胺、去甲肾上腺素或肾上腺素等同时具有 α1 和 β1 受体激动特性的药物可满足这些需求。

血管加压素是非儿茶酚胺类的血管收缩剂，可用于治疗难治性低血压。然而其抗利尿作用可致水潴留增加，从而引起损伤后的低钠血症和潜在的水肿加重。多巴酚丁胺以正性肌力为主，但其血管舒张作用可导致低血压。因此，血管加压素和多巴酚丁胺在 SCI 患者血流动力学管理中的作用尚不明确。持续性心动过缓可见于创伤性 SCI 后高位（C1～C5）颈椎损伤的前 2 周，可能需要抗胆碱能药物或经静脉置入心脏起搏器。

早期手术减压

早期手术减压（损伤后 24 h 内）与神经系统预后改善的可能性增加 2.5～2.8 倍（定义为 AIS 提高 2 级或更多）相关。此外，与晚期手术相比，早期手术可缩短住院时间，减少并发症，降低医疗成本。

低温治疗

最近的研究表明，低温可能有助于限制脊髓创伤的继发性后遗症引起的神经毒性环境中的神经元损伤和凋亡。关于低温是否在严重持续的脊髓压迫的情况下提供任何保护作用的数据相互矛盾。考虑到低温对凝血和免疫功能的有害性，在推荐将低温作为常规治疗策略之前还需进行精心设计的人类临床结果试验。

预防失血

脊柱血管丰富，涉及脊柱的手术与大量失血相关。大量失血的预测因素包括：

- 多节段胸腰椎手术
- 术前血红蛋白＜12 g/L
- 年龄＞50 岁
- 需行椎弓根截骨手术
- 需要器械的手术

成分输血的风险已很明确。虽然术后将血细胞比容纠正至 21% 以上通常无益处，但在活动性出血和凝血因子丢失的情况下，围术期最佳输血策略仍未明确。

有数种策略已用于减少术中失血。使用 Jackson 手术床，可使腹部悬空不受压迫，从而降低腔静脉压力。

已证明抗纤溶药物通过抑制血凝块降解来减少术中及整个围术期的出血量、输血量和输血率。合成的赖氨酸类似物如氨甲环酸（TXA）和 ε - 氨基己酸（EACA）是目前应用最广泛的抗纤溶药物。两者通过可逆性阻断纤溶酶原的赖氨酸结合位点来阻止纤溶酶的活化，从而抑制聚合纤维蛋白的溶解。低剂量使用［TXA 1 g/8 h；EACA50 mg/kg 静注，25 mg/（kg•h）持续输注］似乎无不良反应。唯一的潜在并发症即大剂量使用 TXA 可致癫痫发作。

尽管有人提倡低血压复苏用于穿透性创伤，但不建议用于 SCI 患者，因为它会加重继发性缺血损伤。脊柱手术中行控制性降压存在争议，可能导致脊髓及其他重要器官的灌注受损。硬膜外静脉丛和骨内压是脊椎融合术中椎骨去皮质时失血的两个主要决定因素，与动脉血压无关。

在多节段脊椎后路融合术中使用重组因子Ⅶa（rFⅦa）的研究发现，rFⅦa组（任何剂量）的术中失血量绝对减少，但输血需求未显著降低。

利用血液回收技术减少同种异体输血需求的有效性差异较大。

血液回收的研究大多是回顾性研究，具有明显的偏倚。很少有文献支持其在常规择期脊柱手术中使用的成本效益。

　　脊柱手术中大量输血后可发生凝血功能障碍。红细胞丢失常伴随凝血因子丧失，这是一普遍规律。需积极补充红细胞、凝血因子和血小板。标准凝血实验结果太慢，不能用于活动性出血的手术患者，往往需要经验性按比例来进行输血。然而，紧急出血时检测指标（如血细胞比容、凝血酶原时间、血小板计数和纤维蛋白原）和黏弹性床旁凝血功能检测（如快速血栓弹力图、旋转式血栓弹力计）的发展有助于加快周转时间并促进目标导向治疗（见第6、11章）。

术中脊髓功能监测

　　理想的监测技术应提供：
- 早期预警，以逆转损伤或使损伤最小化。
- 连续实时评估神经状况。
- 假阳性和假阴性率最低。
- 易于解读。
- 随时可用性。
- 低成本高效能。

　　已知的术中监测技术包括：
- 唤醒试验。
- 体感诱发电位（SSEPs）。
- 运动诱发电位（MEPs）。
- 肌电图（EMG）。

唤醒试验

Stagnara 唤醒试验于 1973 年首次提出，仅提供不连续的运动功能评估。术中唤醒试验是指逐渐减轻麻醉直至患者可自主移动下肢。该试验对下行路径的运动系统进行粗略评估，不评估感觉系统的任何组成部分。它在 SCI 中的应用有限，因创伤患者可能受到包括创伤性脑损伤在内的相关损伤，减浅麻醉是不切实际的。

体感诱发电位

体感诱发电位是通过释放小电流刺激周围感觉神经而激发的，通过位于感觉通路和体感皮质上的皮肤电极来监测反应。正中神经和胫后神经分别用于监测上肢和下肢神经通路的完整性。有意义变化的响应时间从 2 分钟到 5 分钟不等，通过与初始基线值比较来评估变化。最好在切皮后即刻且在稳定的麻醉和温度下获得这些数据。

振幅变化超过 50% 和潜伏期增加 10% 时被认为不正常，振幅变化对损伤的发生较为敏感。在处理了变化的其他原因（如麻醉水平的变化、技术故障、体温过低和低血压）后，SSEP 的变化认为是有意义的。

运动诱发电位

运动诱发电位是通过刺激运动皮质或脊髓以检测皮质脊髓束活性，并且对运动通路具有选择性。MEP 通过刺激大脑皮质产生，最常见的是经颅电极。反应从硬膜外间隙或脊髓（D 波），或从复合肌肉动作电位（CMAP）中测得。最好在有丰富的皮质脊髓束神经支配的远端肢体肌肉监测 CMAP。常见部位包括上肢的拇短展肌、前臂长屈肌和伸肌，或下肢的拇收肌和胫前肌。振幅变化超过基线的 50% 认为是有意义的，而反应的潜伏期则关联不大。

肌电图

自发的肌电图活动是通过放置在被监测神经支配的肌肉上的电极来记录的。这在监测神经根机械刺激方面特别有效。它通常与 SSEP 一起作为多模式神经监测的一部分，并限制神经肌肉阻滞剂的使用。

临床应用

监测诱发电位的益处在于识别脊髓功能的恶化，提供了在发生永久性损伤前纠正致病因素的机会。这些因素包括患者的体位（如颈部位置、肩部位置）、低血压、低体温以及手术操作本身。在无诱发电位监测的择期脊柱手术中，医源性神经损伤在颈椎前路椎间盘切除术中估计为 0.46%，在脊柱侧凸矫正术中估计为 0.23%～3.2%，在髓内肿瘤切除术中为 23.8%～65.4%。

高质量证据表明，持续实时神经监测可敏感且特异地识别脊柱手术中的神经损伤，低质量证据表明，新发或恶化的围术期神经损伤的总发生率降低。几乎无证据表明，术中对神经监测警报的反应可降低围术期神经系统恶化的比率。

- 麻醉药物对突触信号传递的影响以剂量依赖的方式降低了监测质量。最显著的为氧化亚氮和挥发性麻醉剂，但也发生在静脉麻醉药物如丙泊酚和巴比妥类药物。
- 在监测 SSEPs 时，可使用挥发性麻醉剂，前提是剂量不超过 1MAC；如果不使用神经肌肉阻滞剂，则可用于自发性 EMG 记录。MEPs 对这些影响更为敏感，首选无肌松的全凭静脉麻醉（TIVA）。最好不使用氧化亚氮。与其他挥发性药物相比，地氟烷的相对效用仍存在争议，一些小型研究表明 MEP 的敏感性有所保留。
- 阿片类药物不影响诱发电位监测。
- 氯胺酮和依托咪酯已被证明可增强诱发电位监测。
- 右美托咪定已被用作 TIVA 的补充，可减少丙泊酚的剂量，且无证据表明会损害诱发电位监测。
- 在麻醉药物剂量、血压和温度无显著变化的情况下，稳定的麻醉是监测手术引起的诱发反应的变化所必需的。

术中神经功能损害的处理包括以下内容：
- 排除手术和设备相关因素：与外科医生和神经监测团队沟通。
- 排除生理性原因：纠正低血压、低体温和代谢异常，避免体温过高。
- 纠正严重贫血。
- 提高 MAP＞85 mmHg 以增加脊髓灌注。
- 关闭挥发性麻醉剂，切换至 TIVA。

SCI 治疗药物

过去研究了多种用于 SCI 恢复的药物，结果令人失望。甲泼尼龙理论上可减轻损伤脊髓的局部炎症反应和水肿，从而提供保护作用。20 世纪 90 年代发表的随机对照试验表明，对于急性 SCI 患者，受伤后 8 h 内开始使用大剂量的甲泼尼龙治疗，其运动恢复有所改善。然而，这些研究的方法存在不足。随后的研究显示，使用大剂量的甲泼尼龙会增加严重副作用的风险，包括肺部并发症、伤口感染、类固醇脊髓病和胃肠道出血等。目前，因为有关疗效和潜在严重副作用的数据相互矛盾，神经外科医师协会不建议使用甲泼尼龙治疗急性脊髓损伤。

目前利鲁唑和 VX-210（前身为赛生灵）正在进行 II 期和 III 期试验，以评估用于 SCI 患者的有效性和安全性。

要点

- SCI 多与创伤性损伤并存，很少表现为孤立性损伤。
- SCI 的病理生理学包括原发性和继发性损伤，其中继发性损伤是可能缓和的损伤。
- 建议尽快行脊髓减压术，最好在急性创伤性 SCI 后 24 h 内进行。
- 在钝性创伤患者的气道管理中，应高度怀疑存在颈椎不稳定。应始终采取脊柱保护的标准预防措施，包括轴线固定。常规喉镜下气管插管可能因声门视野不佳导致情况复杂，可利用传统喉镜的替代工具，如可视喉镜和可弯曲支气管镜。
- 当首次遇到高位颈胸部 SCI 患者时，麻醉医师应准备好处理不稳定的心血管系统（尤其是神经源性休克）。
- 对于急性 SCI 人群，标准的常规围术期血压目标可能是不够的。急性 SCI 后 5～7 天，MAP 应始终维持＞85～90 mmHg。积极的血流动力学目标导向治疗可显著改善 SCI

后的轴突功能及预后。

- 脊髓手术中可能会发生大量失血，应采取措施尽量减少术中出血量。大出血常伴有凝血因子的丢失。理想情况下应以止血试验的结果为指导进行纠正。
- 术中诱发电位监测为纠正颈部位置、低血压和永久性损伤发生前的外科手术等不良因素提供了机会。麻醉技术应根据监测方式进行调整，以防止信号质量不良。
- 目前尚无包括甲泼尼龙在内的药物被推荐来改善急性 SCI 后的神经预后。

致谢

作者感谢 Michael J.Souter 在 2012 年第 1 版《创伤麻醉精要》中对"脊髓损伤的麻醉相关问题"一章所做的贡献。

（郭玉译　卞金俊校）

拓展阅读

1. Austin N, Krishnamoorthy V, Dagal A. Airway management in cervical spine injury. Int J Crit Illn Inj Sci 2014;4:50–56.

2. Cheung V, Hoshide R, Bansal V, et al. Methylprednisolone in the management of spinal cord injuries: lessons from randomized, controlled trials. Surg Neurol Int 2015;6:142.

3. El Tecle NE, Dahdaleh NS, Hitchon PW. Timing of surgery in spinal cord injury. Spine 2016;41:E995–E1004.

4. Fehlings MG, Vaccaro A, Wilson JR, et al. Early versus delayed decompression for traumatic cervical spinal cord injury: results of the Surgical Timing in Acute Spinal Cord Injury Study (STASCIS). PLoS One 2012;7:e32037.

5. Furlan JC, Verocai F, Palmares X, Fehlings MG. Electrocardiographic abnormalities in the early stage following traumatic spinal cord injury. Spinal Cord 2016;54 (10):872–877.

6. Hadley MN, Walters BC. Introduction to the guidelines for the management of acute cervical spine and spinal cord injuries. Neurosurgery 2013;72(Suppl 2):5–16.

7. Kirshblum S, Waring W III. Updates for the international standards for neurological classification of spinal cord injury. Phys Med Rehabil Clin N Am 2014;25:505–517.

8. National Spinal Cord Injury Statistical Center. Spinal cord injury (SCI) 2016 facts and figures at a glance. J Spinal Cord Med 2016;39:493–494.

9. Patel MB, Humble SS, Cullinane DC, et al. Cervical spine collar clearance in the obtunded adult blunt trauma patient: a systematic review and practice management guideline from the Eastern Association for the Surgery of Trauma. J Trauma Acute Care Surg 2015;78:430–441.

眼创伤和颌面部创伤的麻醉管理要点

Suneeta Gollapudy，Olga Kaslow

引言

多学科的方法来管理眼外伤和颌面部创伤往往需要麻醉医师的参与，特别是在急诊室（emergency department，ED）建立和维持气道方面，并为紧急或择期的损伤修复术提供麻醉。

眼外伤

眼睛受伤是导致严重疾病的常见原因，它可能导致毁灭性的后果——失明。由于其特殊的生理和药理要求，眼外伤患者的手术治疗给麻醉医师提出了独特的挑战。

眼外伤的机制

外伤后的视力丧失可能是由于眼球的直接损伤如撕裂、破裂、挫伤后，视神经损伤、眼结构低灌注或眼睑完整性丧失所致。

对眼睛的直接损失分为开放性和闭合性两种。开放性眼球损伤包括穿透由角膜和巩膜组成的眼球壁的全层伤口，如果眼球壁完好常为闭合性损伤（如挫伤）。最常见的眼外伤的类型是异物损失（35%），其次是开放性创面和挫伤（25%），其他则为烧伤。

眼外伤患者的术前评估

眼外伤常合并有眼眶、面部、头部、颈部损伤，以及创伤性脑损伤和颈髓损伤。多发伤需要全面评估以确定外科手术的优先次序，眼科医生应尽早对患者进行全面的眼部检查。当损伤危及生命，患者病情不稳定时，眼科手术可能会被推迟，对于单纯性眼外伤的患者，必须考虑视力的预后影响。如果视力丧失的风险较低，则应选择延迟手术，这可以降低饱胃患者发生误吸的风险。很多眼外部组织（眼睑、结膜和角膜）的损伤，可在急诊室局部麻醉或表面麻醉下进行治疗。开放性眼球损伤的外科修复需要在损伤后 24 h 内首次闭合，并使用抗生素预防眼内炎症。

麻醉关注点包括：

- 饱胃患者的反流误吸风险。
- 咳嗽、干呕、哭泣或麻醉药物引起的眼内压（intraocular pressure，IOP）升高，引起眼内容物受挤压的风险。
- 眼心反射（oculocardiac reflex，OCR）引起的心动过缓。

眼外伤的类型决定了手术的紧急程度和麻醉管理的需求。保证外科手术成功的基本麻醉目标包括：

- 诱导和苏醒平稳。
- 良好的肌松（眼肌麻痹）。
- 镇痛。
- 降低 IOP。
- 消除 OCR。
- 减少出血。

眼内压

了解 IOP 的生理学和 ICP 发生改变的可能机制对于麻醉医师来说至关重要。正常眼内压范围是 10～20 mmHg，高于 25 mmHg 即不正常，最终会导致失明。麻醉操作可能对眼内压有不利影响，麻醉医师控制的眼内压主要决定因素见表 15.1。

眼心反射（OCR）

OCR 可能是由眼外伤引起的，在眼科手术中很常见。反复的刺激会导致 OCR 疲劳。引起 OCR 的常见原因包括眼球受压、眼球外

表 15.1 引起 IOP 升高的因素

↑眼内血容量	持续的全身性高血压 ↓眼内血管张力：高碳酸血症和低氧血症引起脉络膜动脉舒张
↓房水流出	↑静脉压 – 咳嗽 – 呕吐 – 瓦氏动作 – 头低脚高位（屈氏体位） ↓房水排出： – α-肾上腺素能刺激→瞳孔放大→流出阻力增加
眼球外部压迫	– 面罩通气压迫 – 手术操作压迫眼部 – 眼外肌收缩

肌肉的牵拉、球后或眶内神经阻滞、血肿或水肿压迫眼眶。

OCR 的三叉迷走神经机制：

- 传入支：睫状长神经和睫状短神经→睫状神经节→半月神经节沿着三叉神经的眼支→位于第四脑室底部的三叉神经感觉主核。
- 传出支：沿迷走神经走行。

OCR 可能导致负性肌力和负性传导效应，如窦性心动过缓、异位搏动、传导阻滞、室性二联律、多源性室性早搏、室性心动过速甚至是停搏。增加 OCR 发生率和严重程度的因素包括低氧血症、高碳酸血症和浅麻醉。

OCR 的治疗包括要求外科医生移除对眼球的压力，静脉注射（Ⅳ）阿托品，剂量为 0.01～0.4 mg/kg。反复发生 OCR 时可以眼外肌局部浸润利多卡因治疗。

麻醉管理

气管插管全身麻醉是穿透性眼外伤修复手术的必要麻醉方式，这种方式也适用于不合作或中毒的成年患者以及小儿。虽然对于眼睑和角膜受到有限创伤的配合的患者可以应用球后阻滞麻醉，但通常禁忌应用此种麻醉方式，因为它可能增加眼内压导致眼内容物受挤压。表面麻醉通常禁忌使用，因为它达不到使眼球麻痹制动和眼内操作的要求。

对于创伤患者的首要任务是预防误吸。这些药物不影响眼部生理机能，通过促进胃排空或减少胃液酸度，降低导致 IOP 升高的误吸和呕吐风险。常用的药物如下：

- 5 羟色胺受体拮抗剂（昂丹司琼，0.15 mg/kg IV，最大剂量 16 mg）可预防呕吐。
- 非颗粒抗酸剂（枸橼酸钠，30 ml）具有快速降低 pH 值的作用，持续时间 30～60 min。
- 甲氧氯普胺（入院时静脉注射 0.15 mg/kg，然后每 2～4 h 给药一次，直到手术）加速胃排空。
- 一种 H_2- 组胺受体拮抗剂（法莫替丁，20 mg IV）可手术前 1.5～2 h 给药，虽然它抑制胃酸分泌，但它不会降低已经存在于胃中的胃酸 pH 值。

眼外伤患者的快速序贯诱导（rapid sequence induction，RSI）和插管对麻醉医师颇具挑战（见第 3 章和第 7 章）。关键目标是平稳、快速地建立气道，最低程度的交感神经刺激和血流动力学改变，以避免 IOP 增加。

- 轻柔地扣上面罩后进行预充氧，尽量减少对受伤的眼睛和面部的外部压迫。
- 小心地对环状软骨施加压和，避免中断头部的静脉回流。
- 避免呛咳、咳嗽或哭泣以防止 IOP 升高。
- 静脉注射利多卡因（1.5 mg/kg）和阿片类药物（例如，瑞芬太尼 0.5～1 μg/kg）减轻喉镜插管时交感神经的反应。
- 患者采取头高脚低位（反屈氏体位），以增加头部静脉回流至心脏。

诱导药物

除氯胺酮外，大多数诱导药物都对 IOP 具有保护性作用。丙泊酚和硫喷妥钠均可降低 IOP，丙泊酚还具有止吐作用。依托咪酯是保持血流动力学稳定性的首选药物，尽管它的肌阵挛作用可能会升高 IOP。提倡预先应用咪达唑仑或瑞芬太尼减轻这种副作用。避免应用氯胺酮是因为它易引起眼球震颤和眼睑痉挛。关于氯胺酮在显著升高 IOP 中的作用目前仍有争议。

神经肌肉阻滞剂

良好的肌松对于穿透性眼外伤手术至关重要，因为患者发生体动，尤其是咳嗽，会显著增加 IOP。琥珀胆碱由于起效快，成为创伤患者 RSI 的首选药物，琥珀胆碱可以保障最佳的插管条件，使眼压仅升高几毫米汞柱。和 ICP 一样，麻醉不足或肌松不够比琥珀胆碱更容易发生眼压升高和玻璃体突出。对于开放性眼外伤来说，非去极化神经肌肉阻滞剂是首选，但麻醉不足和费力地维持气道安全比琥珀胆碱更有害。尚无令人信服的证据表明琥珀胆碱与失明有关。琥珀胆碱引起的眼压升高可能与脉络膜血管扩张或玻璃体引流减少有关。使用无肌束震颤的非去极化神经肌肉阻滞剂对于抑制 IOP 升高并无效果。推荐应用利多卡因与阿片类药物（芬太尼、舒芬太尼、瑞芬太尼和阿芬太尼）预处理来抑制 IOP 升高。非去极化神经肌肉阻滞剂通过松弛眼外肌来降低 IOP。为了让肌松药快速起效，允许 60～90 s 内插管，高剂量罗库溴铵（1.2 mg/kg）、维库溴铵（0.2 mg/kg）或顺阿曲库铵（0.4 mg/kg）均可使用。插管前应使用外周神经刺激器确认肌松程度，以减少咳嗽或干呕引起的 IOP 升高。舒更葡糖是一种新型的选择性肌松拮抗剂，如需要的话，可早期逆转罗库溴铵或维库溴铵的深度肌松作用。舒更葡糖的主要优点是快速和完全逆转肌松作用，不依赖于可能导致自主神经不稳定的抗胆碱酯酶和抗毒蕈碱药物。

麻醉维持（参见第 7 章）

吸入麻醉药已被证明可降低 IOP，与麻醉深度呈正相关。在控制通气的情况下维持血碳酸水平也是控制 IOP 的重要因素。丙泊酚与瑞芬太尼［和（或）右美托咪定］的全凭静脉麻醉（total intravenous anesthesia，TIVA）提倡用于降低 IOP 和预防术后恶心呕吐。当玻璃体腔内注射气体治疗视网膜脱离时，应避免使用氧化亚氮，因其可能会引起气体再次膨胀导致 IOP 增加。

麻醉苏醒

实现眼外伤患者平稳的苏醒和拔管颇具挑战，因为气管导管对气管和喉部的刺激引起的任何咳嗽和挣扎均会导致胸腔内和腹腔内压力急剧上升。麻醉苏醒期的咳嗽和挣扎可能会显著增加 IOP。但由于存在误吸风险，饱胃创伤患者深麻醉下拔管实际并不可能。此外，面罩通气和放置鼻咽通气道会加重眼睛和眼眶的损伤。最终目标让患者在清醒时拔管，仅最低限度的咳嗽和挣扎。可能有助于达到这些条件的做法（假设肌松完全恢复）包括：

- 苏醒前 5～10 min 静脉注射利多卡因（1.5～2.0 mg/kg）。
- 挥发剂（如七氟烷）停药后立即静脉给予 2 μg/kg 芬太尼，在自主呼吸下，患者一旦有反应（例如紧握双手），拔除气管导管。
- 手术结束后应用短效阿片类药物（如瑞芬太尼 0.5～0.7 μg/kg）。
- 从手术开始直到拔除气管导管，持续泵注右美托咪定，每小时 0.2～0.7 μg/kg。
- 麻醉苏醒前预防性给予大剂量的止吐药物，避免因恶心和呕吐引起的 IOP 升高。

值得注意的是，阻碍平稳复苏的因素有睡眠呼吸暂停、吸烟、慢性阻塞性肺疾病 / 高反应性气道疾病以及病态肥胖。

颌面部创伤

颌面部创伤患者的管理对麻醉医师来说是一项独特的挑战，因为创伤相关的解剖变形直接累及气道。

颌面部创伤机制

颌面部创伤的常见机制包括以下：
- 由枪伤或刀伤引起的穿透性损伤。

- 机动车碰撞、跌倒、暴力犯罪造成的钝性伤。
- 化学、电气或火焰烧伤（参见第 19 章）。

穿透性损伤引起的骨折或牙齿损伤可导致解剖标志消失。出血和组织水肿使得气道评估和面罩通气变得更加困难。虽然钝挫伤较穿透性创伤导致的面部结构消失程度较轻，但中面部创伤会导致更加严重的气道清晰度丧失，也可能与颈椎和头部受伤有关（参见第 13 章和第 14 章）。化学、电气或火焰烧伤可由于组织水肿和软组织易损伤而发生严重的气道堵塞。随着时间的推移，持续性组织损伤和水肿会影响气道功能（另见第 19 章），因而必须立即对气道进行处理。

面部外伤分类

面部沿着特定的薄弱部位为骨折线发生骨折，并根据它们的解剖位置和移位模式而呈现不同的特征。

由于下颌骨呈"U"形，骨折常发生两处或两处以上，因此，除非经其他证实，应怀疑存在第二骨折点。双侧体部（桶柄）或下颌骨前部粉碎性骨折可能导致舌头失去支撑向后移位引起气道阻塞。髁突骨折段移位经关节窝顶进入颅中窝，可明显限制张口度。

颧弓骨折可能与眼睛损伤有关，也可能显著限制下颌打开，导致直接喉镜或可视喉镜操作失败。

中面部骨折可导致后部结构损伤，引起气道水肿和损伤，它们还与头部和颈椎损伤有关。大量血液可能被吞咽，导致胃内积血和呕吐。在 20 世纪初，Rene Le Fort 将中面部骨折分为以下类型（见图 15.1）：

- Le Fort Ⅰ：使上颌骨牙槽突基部与上颌骨的其余部分分开的水平骨折；无插管困难。
- Le Fort Ⅱ：分离上颌骨、鼻部与上外侧脸部和颧骨的上颌中央锥形骨折。这种类型的骨折应该高度怀疑是否伴有颅底骨折。
- Le Fort Ⅲ：面中部分离，常常向后移位，这种骨折通常与颅底骨折有关，盲目尝试经鼻气管插管或放置鼻胃管可能发生导管穿透颅内，面罩通气通常困难或不可能实现。

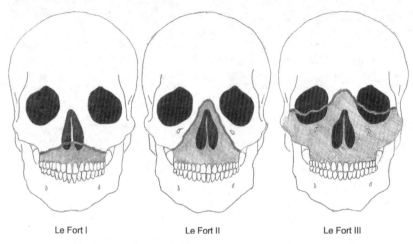

Le Fort I   Le Fort II   Le Fort III

图 15.1 中面部骨折 Le Fort 分类

术前评估

麻醉医师可能参与急诊室面部外伤患者以及手术室中急诊或择期的面部骨折修复手术的患者管理。这些患者的术前评估应包括以下内容：

- 从患者和院前急救人员了解病史，注重受伤的发病机制和程度两方面。
- 首次和再次调查结果（见第 2 章）。
- 初步或最终的影像学结果，包括胸片、脊柱评估和头部 CT，影像学检查可能有助于（在时间允许的情况下）提供关于气道周围结构及任何受压的全面信息。
- 神经学评估，特别是意识水平的改变、偏侧性神经症状、麻痹、瞳孔大小和 ICP 增高的临床症状，如高血压、心动过缓和呼吸不规律。
- 气道评估，快速发展的面部水肿可能会迅速阻塞上呼吸道，因此应对气道进行评估，包括评估面部畸形、肿胀、颈椎活动度、牙齿损伤、鼻腔通畅度、张口度和 Mallampati 分级。任何预示即将发生的呼吸系统受损的征象——发绀、发声困难、喉鸣、躁动、呼吸困难或辅助呼吸肌收缩——通常提示迫切需要一个明确的气道。服用抗凝药物的患者可能会发生无法控制的出血而导致气道受损。新型抗凝药难以被逆转，增加了出血和气道变形或受压的风险。

- 密切注意患者的需求或试图坐起的意向，这是早期气道受损迹象。坐位和前倾位可被动引流口鼻分泌物及血液，可以解除下颌骨粉碎性骨折患者的舌头向后移位引起的气道阻塞。应允许患者坐位，小心协助保持脊柱固定。如果因脊柱、盆腔或广泛肢体外伤禁忌坐位时，应迅速实施气管插管。
- 麻醉医师必须对即将发生的气道受损保持高度怀疑并对患者进行反复评估，颌面部外伤患者的气道阻塞是多种因素综合作用的结果，如表 15.2 所示。

表 15.2　导致颌面部外伤患者气道阻塞的因素

面部骨折碎片移位	－ 下颌骨粉碎性骨折导致舌头丧失支撑 － 中面部结构向后移位进入口咽部
软组织肿胀	－ 受伤几小时后即可发生面部、舌头和颈部组织肿胀
颈椎骨折咽后血肿	－ 导致气道塌陷，使插管时声门暴露变得复杂
异物	－ 由于疼痛或意识丧失导致不能吞咽的仰卧患者血和分泌物可能积聚在咽部 － 牙齿、义齿、食物渣 － 因饱胃、吞咽的血液、酒精中毒引起的呕吐
意识受损程度	－ 由于脑损伤、休克或中毒导致保护性气道反射丧失，GCS 评分低于 9 分
不能吞咽或清除分泌物	－ 继发于疼痛、肿胀和意识丧失
合并颈椎损伤	－ 与中面部和下颌骨创伤有关 － 应怀疑有颈椎损伤，除非经其他方法证实（见第14 章） － 硬颈托和人工保持轴线固定使气道评估困难并限制传统喉镜暴露声门（见第 3 章和第 14 章）。
颈部创伤有关	－ 舌骨骨折，环状软骨、喉软骨或气管损伤导致气道明显肿胀和变形 － 颈静脉或颈动脉损伤可导致颈部血肿

缩写：GCS＝Glasgow 昏迷量表

颌面部外伤的紧急气道管理（另见第 3 章）

对于面部外伤患者，麻醉医师在插管前必须有一个明确的实施计划，做好应对"困难气道"和备用计划，包括快速实施外科气道的能力，是至关重要的。

- 确保可以立即获得足够的设备和经验丰富的助手的援助：
  - 所有相关人员的保护装置。
  - 氧气、通气装置、吸引器。
  - 喉镜、不同类型的喉镜片，视频辅助插管设备（如 Glidescope 可视喉镜），可弯曲支气管镜。
  - 口咽通气道、气管导管导芯（bougie）、喉罩（LMA）、喉管导管。
  - 如果插管失败，应准备好环状甲膜穿刺包。
- 考虑清醒气管插管或诱导后插管：
  - 诱导无意识后是否有保持呼吸道通畅的能力。
  - 有意识的患者通常能够控制自己的气道，但对于不合作或无反应的患者，则不能如此。
  - 抬颌或牵引下颌骨可缓解气道阻塞，但应该谨慎使用，不要使骨折移位，并提供头部的反向支撑，以防止颈椎的任何运动。
  - 如果预估喉镜置入有困难，而患者能够配合，应该计划实施清醒气管插管。这样做的好处是可以保留患者自主呼吸和氧合。用局部麻醉剂和血管收缩剂对气道黏膜进行预先处理。
- 考虑经鼻或经口气管插管：
  - 中面部骨折或者怀疑颅底骨折的患者禁止经鼻盲探气管插管。颅底骨折的常见征象包括眶周淤血或"熊猫眼"、耳后淤血（"巴特耳氏征"）、脑脊液漏、面神经麻痹。当患者的面部骨折未跨越中线时，可选择可弯曲支气管镜引导经鼻气管插管。
  - 由于疼痛或牙关紧闭，双侧颞下颌关节骨折患者可伴有张口受限。不应该认为在麻醉诱导和神经肌肉阻滞剂应用后张口受限会改善。髁突骨折移位引起机械性梗阻时，神经肌肉阻滞剂并不能改善张口度。

预充氧和气管插管

面部严重外伤的意识丧失患者难以实现充分的预充氧。可以尝试进行面罩呼吸囊通气，但也已证明很难或不可能实现，其原因是难以达到足够的面罩密封性，并可能会进一步导致面部骨折碎片移位并加重气道梗阻，或可能迫使空气进入硬膜下腔隙、纵隔或皮下组织。

对于张口度正常的患者，常选择快速序贯诱导并压迫环状软骨的技术进行气管插管，如担心存在颈椎损伤，应手法保持轴线固定。根据麻醉医师的专业知识和可用的设备来选择使用替代方法如可视喉镜、可插管 LMA、光棒、可弯曲支气管镜、逆行引导气管导管等其他工具（见第 3 章）：

- 可视喉镜可用于颈椎损伤和张口受限的患者。在气道损伤时，咽部仅有极小程度的回缩，可视喉镜可与可弯曲支气管镜以及气管交换导管联合应用。
- 对于有经验的操作者来说，可弯曲支气管镜是一种有用的清醒气管插管工具，用于合作且有自主呼吸的患者。缺点是对于气道大量出血和分泌物过多以及有明显的气道肿胀或畸形的患者，支气管镜视野不佳。
- LMA 可为困难气道患者提供充足的通气和氧合。LMA 也可作为在可弯曲气管镜引导下行气管插管的通道。LMA Fastrach™（插管型 LMA）可辅助气管插管，尤指在紧急情况下。两种类型的 LMA 并不是稳定的气道，不能阻止胃内容的误吸，然而，它们可以防止上呼吸道误吸。
- 在熟练的医师手中，插管发光探条（光棒）是另一种有用的工具，甚至可和于那些张口受限的患者。但一个明显的缺点是，在此操作过程中房间的灯光必须调暗，这对于创伤患者来说可能不太可行。因为光棒并不能直接显示气道，对于喉部受伤的患者应避免使用。
- 当不能使用直视技术时，逆行引导技术采用一种盲探入路来建立气道，但该技术可能会加重喉部损伤。

其他手段进行插管和通气都证明是困难或不可实现时，外科气道可能是建立稳定气道管理的首选。

- 环甲膜切开术和气管切开术都需要经验丰富的外科手术技巧，对于严重水肿和解剖改变的患者则可能带来一定的问题。
- 对于不存在呼吸窘迫的合作患者，可采用清醒局麻下气管造口术。
- 急诊环甲膜穿刺术后，一旦患者稳定下来应该行气管切开术，建立稳定气道。
- 经气管喷射通气——气管插管通过环甲膜后继而行喷射通气——在困难气道情况下可能是救命的措施。然而，为了避免气压伤，需要非常小心。

颌面部外伤出血

单纯的颌面部损伤不太可能引起失血性休克。大多数受伤导致鼻或口静脉缓慢出血，并可轻易控制，但动脉快速出血需要进一步干预。若患者因疼痛或感觉中枢变化无法清除口腔分泌物，出血可能不容易被发现。血液和唾液积聚在口咽部可能导致气道阻塞和气管插管时阻碍声门显示，对于意识丧失患者可能会发生误吸。仰卧位时血液容易吞咽，易发生呕吐和误吸。

控制面部骨折出血可以改善气道通畅性，通过"损伤控制"操作来实现，如快速手动复位和稳定移位的骨头碎片，鼻腔和口腔纱布填塞，用鼻腔球囊或导尿管堵塞加压。

由于口腔颌面部血管复杂，整个面部骨折大量出血往往难以控制。当填充和骨折复位后不能有效控制出血，则有必要实施血管造影栓塞或手术干预。

择期颌面部修复手术的麻醉管理

手术注意事项

面部创伤手术修复的时机取决于创伤相关损伤的范围和严重程

度。在多发伤患者中，首先解决有生命危险、视力受损或肢体不保的病情。最终的修复可能会推迟到患者的整体情况稳定、相关的临床评估和影像学检查完成，面部水肿消退后，从而使得骨和软组织的碎片处理更加容易。

下颌骨骨折通常在 24～48 h 内修复，其他面部骨折在 7～10 天内修复。10～14 天后会使骨折更难正确复位。

通常先重建正确的牙齿咬合，然后再复位其他的骨折。手术的最终目的是恢复鼻功能、口腔咀嚼功能、眼眶完整性及眼球的位置和活动度。

气道注意事项

因为外科医师和麻醉医师共享气道，所以合理放置气管内导管的决策应由双方医师共同商定。

面部骨折咬合不正采用上下颌固定治疗，通常不能经口插管（磨牙缺失的患者除外）。下颌或中面部骨折通常需要经鼻气管插管，Le Fort Ⅱ／Ⅲ型骨折患者可以接受可弯曲支气管镜下经鼻气管插管，前提是骨折线不超过中线或影像学提示筛板完整。不鼓励经鼻盲探气管插管，因为在 Le Fort Ⅱ／Ⅲ骨折存在的情况下，气管导管有可能插入颅顶。经鼻气管插管的风险还包括鼻出血和鼻窦炎。

复杂全面部骨折修复需要同时进入鼻和口腔，当经口和经鼻插管方式都不适合手术修复时，可以实施气管造口术或颏下入路气管插管。颏下入路气管插管是通过常规经口气管插管后，将气管导管的自由端（移除连接头）经颏下切口拉出。

- 为了避免气管切开，以及便于术中、术后上下颌的固定，颏下插管由外科医师进行，避免气管切开。
- 插管后，导管的近端经由口底的外科切口穿出。
- 该技术适用于不需要长时间机械通气的患者。
- 颏下插管在技术上更容易，更加美观，引起的并发症也比气管切开更少，减少出血、气管损伤和感染。

麻醉注意事项

麻醉方案应基于面部重建的范围和时间、气道问题、失血的可能性、血流动力学状态及术后机械通气需求来制定。

诱导和插管应平稳,血压大幅度变化可以造成大量出血或影响重要器官的灌注,尤其是伴有 ICP 增高的闭合性颅脑损伤。选择药物时也应考虑其他部位的损伤。

维持可以应用吸入麻醉或丙泊酚复合瑞芬太尼〔和(或)右美托咪定〕的全凭静脉麻醉(TIVA)。TIVA 的优点包括苏醒平稳 s、咳嗽轻微及术后无恶心呕吐。

在这些手术中,通常需要监测有创动脉血压和留置导尿管(见第 5 章和第 9 章)。手术期间的控制性降压可以改善手术视野并减少出血,有些手术需要术中评估神经的完整性,因此在没有应用神经肌肉阻滞剂的情况需要维持足够的麻醉深度。液体管理应以确保充足的血流、液体替代和维持血流动力学正常为目标,尤其是在长时间的皮瓣重建手术中。

苏醒和拔管应仔细计划,如无拔管禁忌证,如水肿、出血、气道受损或其他损伤引起的意识水平改变,可以进行气管拔管。

吸引气道分泌物,评估气道水肿程度。拔管前应确保气道反射和意识完全恢复。如果使用鼻孔填塞,必须检查其位置,以避免移位引起进一步的气道阻塞。

上下颌关节内固定的患者应在床边放置钢丝钳,以备发生呕吐或气道损害时可及时处理。有进一步肿胀或出血风险(所有 Le Fort Ⅱ 和Ⅲ型骨折)的患者术后需要在 ICU 观察 12～24 h。

要点

- 眼外伤患者麻醉的目标是避免 IOP 升高,麻醉医师应熟悉 IOP 的主要决定因素及可能被改变的机制。
- 良好的神经肌肉阻滞对穿透性眼外伤手术至关重要,因为患者的体动尤其是咳嗽,会显著增加 IOP。
- 在开放性眼球创伤中,非去极化神经肌肉阻滞是首选,但麻醉深度不够和保证气道安全的忙乱要比应用琥珀胆碱的危害更大。尚无令人信服的证据表明琥珀胆碱与任何失明有关。

- 颌面部外伤患者应及早评估，并制订计划以确保气道安全。
- 面部严重外伤患者可能难以或不可能进行面罩球囊通气。
- 对于面部外伤患者，麻醉医师在尝试插管前必须有一个明确的实施计划。做好应对"困难气道"的准备工作以及后备计划的制订至关重要。
- 可弯曲支气管镜引导下经鼻气管插管可以应用于 Le Fort Ⅱ/Ⅲ型骨折患者，但前提是骨折线不超过中线或影像学显示筛板完整无损。
- 在制订颌面部外伤患者麻醉方案时，应考虑到同时并存其他创伤和潜在大出血可能。

（李荣岩译　卞金俊校）

拓展阅读

1. Chesshire NJ, Knight D. The anesthetic management of facial trauma and fractures. *Br J Anaesth* 2001;1:108–112.

2. Curran JE. Anaesthesia for facial trauma. *Anaesth Intens Care Med* 2008;9:338–343.

3. Dauber M, Roth S. Eye trauma and anesthesia. In: Smith CE, ed. *Trauma Anesthesia*, 2nd edition. New York, NY: Cambridge University Press; 2015.

4. Guglielmi M, Shaikh R, Parekh KP, Ash CS. Oral and maxillofacial trauma. In: Smith CE, ed. *Trauma Anesthesia*, 2nd edition. New York, NY: Cambridge University Press; 2015.

5. Jain U, McCunn M, Smith CE, Pittet JF. Management of the traumatized airway. *Anesthesiology* 2016;124:199–206.

6. Kaslow O, Holak EJ. Anesthesia for oral and maxillofacial trauma. In: Smith CE, ed. *Trauma Anesthesia*, 2nd edition.

New York, NY: Cambridge University Press; 2015.

7. Kohli R, Ramsingh H, Makkad B. The anesthetic management of ocular trauma. *Int Anesthesiol Clin* 2007;45:83–98.

8. Mcgoldrick KE, Gayer SI. Anesthesia for ophthalmologic surgery. In: Barash PG, Cullen BF, Stoelting RK, Cahalan MK, Stock MC, Ortega R, eds. *Clinical Anesthesia*, 7th ed. Philadelphia: Lippincott Williams & Wilkins; 2013.

9. Perry M, Dancey A, Mireskandari K, et al. Emergency care in facial trauma – a maxillofacial and ophthalmic perspective. *Injury* 2005;36:875–896.

10. Sinha AC, Baumann B. Anesthesia for ocular trauma. *Curr Anaesth Crit Care* 2010;21:184–188.

11. Vachon CA, Warner DO, Bacon DR. Succinylcholine and the open globe. Tracing the teaching. *Anesthesiology* 2003;99:220–223.

16 胸部创伤的麻醉管理要点

John M. Albert，Charles E. Smith

引言

胸部创伤是仅次于头部创伤的第二大常见死亡原因，约占美国创伤性死亡的 25%。

- 直接死亡通常是由于心脏、大血管或肺部的重大损伤。
- 早期死亡发生在 30 min 至 3 h 内，继发于气道阻塞、低氧血症、出血、心脏压塞、血气胸和误吸。
- 合并腹部损伤很常见。
- 遭受胸部钝性伤的患者常伴有头部、面部、脊柱、腹部和四肢等多系统损伤。

总的来说，大多数胸部损伤只需要保守治疗，如控制气道和胸腔闭式引流术。然而，确实需进行手术干预的损伤可能需要积极的处理（表 16.1）。作为麻醉科会诊医生，当面对涉及危及生命的胸部创伤时，需要了解患者的临床表现、鉴别诊断、检查和治疗方案。根据高级创伤生命支持原则，初步评估包括损伤机制、病史和体格检查，以及重要功能的复苏。在手术室，优先顺序为明确的气道管理、血流动力学监测、生命体征支持和器官灌注、对相关损伤的高度怀疑、相关实验室检查的测定、全身麻醉的实施以及损伤的治疗。通过快速输注装置和大口径静脉通路，使用加温的液体复苏治疗失血性休克。如果患者对液体和血液复苏无反应，应考虑使用血管升压药和正性肌力药物来维持血压。应对其他诊断进行鉴别，包括张力性气胸、心脏钝性伤和心脏压塞。本章将重点介绍胸部创

表 16.1　胸部创伤后手术治疗的适应证

急性	亚急性
● 心脏压塞	● 创伤性膈疝
● 创伤中心内急性恶化或心脏骤停	● 心脏间隔或瓣膜病变
● 穿透性躯干创伤	● 凝固性血胸未排空
● 胸廓出口血管损伤	● 慢性胸主动脉假性动脉瘤
● 胸壁物质缺失	● 创伤后脓胸
● 胸管大量漏气	● 肺脓肿
● 气管支气管撕裂	● 气管食管瘘
● 大血管撕裂	● 未发现的气管或支气管撕裂
● 穿透性物体导致纵隔摆动	● 无名动脉 / 气管瘘
● 子弹栓塞心脏或肺动脉	● 创伤性动静脉瘘
● 下腔静脉分流术治疗肝血管损伤	

修订自 Wall MJ，Storey JH，Mattox KL. Indications for thoracotomy. In：Mattox KL，Feliciano DV，Moore EE, eds. Trauma，4th edition. New York，NY：McGraw-Hill；2000

伤患者的围术期管理。超声（包括超声心动图）在胸部创伤中的作用将在第 10 章中讨论。

损伤机制

胸部创伤可分为穿透伤和钝性伤。

● 胸部穿透伤，如枪伤和刺伤，可直接损伤弹道或武器伤口中的任何或全部结构，导致肋骨骨折、气胸、血胸、肺部损伤、心脏损伤和大血管损伤。

● 枪伤和弹片伤既会直接损伤武器所碰到的结构，又会因子弹产生的钝性伤冲击波造成二次损伤。内部损伤的程度不能单凭皮肤伤口的外观来判断。此外，即使在手术室中直接进行的初步检查，也不能精确判断组织的损伤程度。这些伤口有时需要根据计划进行分期再探查。

● 施加在胸壁上的钝性力通过快速减速、直接冲击和压迫造成损伤。快速减速是高速机动车碰撞和高处坠落中常见的力量。对于持续高能减速创伤的患者，应高度怀疑肺部、心脏和大血管创伤。

在严重钝性伤中，心脏和大血管通常在四个"锚点"中被破坏：主动脉根、左心房后部、右心房内腔静脉-心房交界处和胸主动脉近端（图16.1）。钝器直接冲击可导致骨性胸壁的局部骨折，可能伴有肺实质损伤、心脏钝性伤、气胸和（或）血胸。胸部被非常重的物体压迫会阻碍通气，可因上胸部静脉压力显著增加导致创伤性窒息。胸部受压常导致严重的骨性胸壁骨折。

- 由于放置中心静脉导管、植入起搏器和拔出导线，胸部创伤也可能是医源性的。

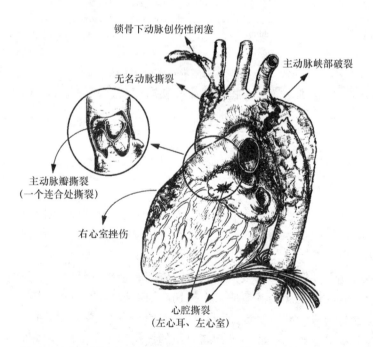

图16.1　心脏钝性伤患者常见的心脏和大血管损伤。Reproduced with permission from Pretre RM，Chilcott M. Blunt trauma to the heart and great vessels. N Engl J Med 1997；336：626–632

病理生理学

- 胸部创伤可导致呼吸功能不全，从而引起缺氧、高碳酸血症和酸中毒。
- 呼吸功能不全由胸壁损伤（特别是多发肋骨骨折伴连枷胸）、气胸、肺挫伤、误吸、气管支气管损伤或血胸所致。
- 胸部创伤也可因失血性休克（如大量血胸）、心源性休克、心脏压塞或张力性气胸导致循环衰竭。
- 气管插管、机械通气、胸腔闭式引流术和休克复苏是麻醉管理的关键。

肺挫伤

肺挫伤定义为肺实质损伤。如果损伤严重，可导致缺氧。肺挫伤可累及 25%～75% 的严重胸部创伤患者。死亡率高达 40%，具体取决于挫伤及潜在损伤的严重程度。大多数肺挫伤在 5 天内消退，不会引起进一步损伤。约 50% 的肺挫伤患者会发生急性呼吸窘迫综合征（acute respiratory distress syndrome，ARDS）。如果超过 20% 的肺部受累，发生 ARDS 的比例增加至 80%。

如果肺部大面积受损，特别是存在多发肋骨骨折和连枷胸时（下文讨论），通常根据胸部 X 线（CXR）来诊断。在肋骨没有完全骨化的儿童患者中，肺挫伤可能不伴有肋骨骨折。在放射学上，挫伤表现为肺周围白色、不透明区域，根据病变严重程度延伸至肺部深处。有时挫伤与吸入性肺炎相似，CXR 表现为模糊不透明。也可根据 CT 来诊断，CT 在检测较小挫伤时比 CXR 更敏感。然而，如果只有一小部分肺受损，诊断可能没有临床意义。体格检查可发现上覆的软组织损伤、多发肋骨骨折、连枷胸和（或）在受损的肺野上听到爆裂音。但爆裂音特异性不强，通常直到肺损伤后的 48 h 才出现。在损伤演变前，肺挫伤可能不会导致缺氧和通气问题。当肺挫伤严重时，可导致肺炎、ARDS、肺不张和呼吸衰竭。

处理原则为支持治疗，包括给氧、气管插管，视情况决定是否机械通气（表 16.2）。经常吸引分泌物。当发生肺挫伤的初期，分泌物可能很小量，不会引起气体交换的严重变化。然而，随着肺部顺应性变差，这些损伤在随后的 2～3 天更难处理。如果患者在此期间进入手术室，应降低通过气管插管来管理气道的阈值，并维持安全性气道直至挫伤痊愈。限制峰压、平台压和潮气量，避免机械通气期间过度膨胀，对肺损伤患者非常重要。

- ARDS 患者的肺保护性管理策略的原则包括：
  - 潮气量 4～6 ml/kg（预计体重）。
  - PEEP≥5 cmH$_2$O，维持 PaO$_2$ 55～80 mmHg，SpO$_2$ 88%～95%。
  - 气道压：平台压＜30 cmH$_2$O。
  - 呼吸频率：理想值≤35 次/min（维持 pH 值≥7.30）。
- 压力控制通气可最大限度降低气道峰压和平台压，有助于预防气压伤。除颅内压升高的创伤患者，允许性高碳酸血症通常耐受良好。
- 液体管理的目标应该是维持患者正常的血容量。从动脉波形中测得的收缩压和脉压动态变化对于评估液体反应具有一定的用途。

表 16.2　连枷胸和肺挫伤后气管插管和机械通气的适应证

肺功能标准	指征
动脉氧分压	＜70 mmHg（重复呼吸面罩）
动脉二氧化碳分压	＞50 mmHg
呼吸频率	＞35 次/分或＜8 次/分
肺活量	＜15 ml/kg
吸气负压	＜20 cmH$_2$O
PaO$_2$/FiO$_2$	≤200
无效腔/潮气量	＞0.6
FEV$_1$	≤10 ml/kg
分流分数（Qs/Qt）	＞0.2

修订自 Cogbill TH, Landercasper J. Injury to the chest wall. In: Mattox KL, Feliciano DV, Moore EE, eds. Trauma, 4th edition. New York, NY: McGraw-Hill; 2000

- 低血容量或液体限制可导致应激反应和低灌注状态，也可进一步导致急性肺损伤、ARDS 和多器官衰竭。
- 另一方面，高血容量会导致肺水肿，从而使患者的临床病程更加复杂。

肋骨骨折 / 连枷胸

肋骨骨折是最常见的胸部损伤（表 16.3）。当两个或多个部位发生两个或多个骨折时即发生连枷胸。这破坏了胸壁与胸廓其余部分的骨性连续性，导致胸壁与呼吸的反常运动。这种损伤在 CXR 上可能明显也可能并不明显。在下胸部，肋骨骨折和连枷胸可能合并膈肌破裂和肝脾撕裂。在上胸部，应考虑心脏、肺和大血管的损伤。这种情况下也可能发生气胸和血胸，需要紧急处理和密切关注。

呼吸功能不全主要是由于创伤时发生挫伤所致。当挫伤的肺试图从损伤中恢复时，肺实质的顺应性降低，弹性回缩增强。这与呼吸做功增加和低氧血症有关（图 16.2）。这种情况下控制疼痛非常重要。如果椎管内镇痛不是禁忌证，提供硬膜外镇痛可减轻疼痛并

表 16.3 在手术室行急诊手术的胸部钝性伤患者的损伤发生率

损伤类型	发生率（%）
肋骨骨折	67
肺挫伤	65
气胸	30
血胸	26
连枷胸	23
膈肌损伤	9
心肌挫伤	5.7
主动脉撕裂	4.8
气管支气管损伤	0.8
喉部损伤	0.3

修订自：Devitt JH，McLean RF，Koch JP. Anaesthetic management ofacute blunt thoracic trauma. Can J Anaesth 1991；38，506–510

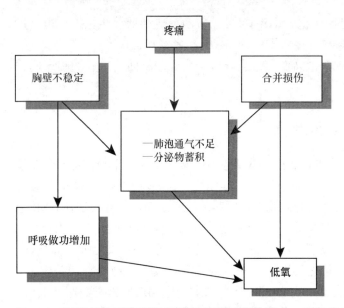

图 16.2 胸部创伤后疼痛限制咳嗽和深呼吸的能力。老年患者和呼吸储备较差的患者在肋骨骨折和连枷胸后特别容易发生缺氧和呼吸衰竭。Reproduced with permissionfrom Orliaguet G，Carli P. Thoracic blocks. In：Rosenberg AD，Grande CM，Bernstein RL，eds. Pain Management and Regional Anesthesia in Trauma. London：Saunders；2000

可能改善肺动力学，不失为一种明智的做法（见第 8 章）。

- 虽然胸部硬膜外或椎旁置管在创伤初始阶段可能不实用，但在危及生命的损伤和凝血障碍问题解决后，应强烈考虑用于疼痛控制。
- 2009 年对 8 个随机试验进行的系统回顾和荟萃分析发现，与未使用硬膜外镇痛的患者相比，使用硬膜外镇痛的患者在机械通气需求、ICU 留住时间或死亡率方面没有任何差异。然而，使用硬膜外镇痛的患者机械通气的持续时间较短。其他试验已发现使用硬膜外镇痛的患者疼痛控制更佳。最近，一项 2014 年回顾性队列研究显示，对于三个或更多肋骨骨折的胸部钝性伤患者，与未接受硬膜外镇痛的患者相比，接受硬膜外镇痛的患者死亡率在受伤后 1 年内有所降低。

肋骨骨折也可能引起气胸和血胸（见下文）。根据损伤大小，需放置胸管以排出空气和液体。

呼吸机支持决策应基于体检结果、连续 CXR、胸部 CT 和动脉血气检测。如果气体交换恶化，治疗方法包括增加氧浓度、液体管理维持血容量正常，并根据情况考虑无创或有创通气支持。在胸部创伤需要在手术室进行手术治疗的紧急情况下，很可能要为患者进行气管插管，直至呼吸和血流动力学改善，并发现和处理潜在的问题和损伤。特别值得注意的是，如果第一肋骨骨折，应注意包括主动脉在内的下方结构，因为断裂这一特定肋骨需要大量能量；肩胛骨骨折也提示可能有心脏和肺损伤，可能需要额外的影像学检查。有时需要手术修复肋骨骨折。如果肋骨移位到肺部或皮肤外，可切除或移除肋骨。

气管支气管损伤

气管支气管损伤通常由于穿透伤所致，高能钝性伤也可引起这种损伤，通常在距离隆嵴 2～3 cm 范围内。右主支气管最常受累，其次为左主支气管。

症状和体格检查结果可能包括：
- 皮下捻发音，
- 咯血，
- 呼吸困难，
- 声音嘶哑，
- 放置胸管后持续漏气和肺不能张开。

影像学上，CXR 上显示的皮下空气可能提示气管支气管瘘。CT 可显示实际撕裂的位置。虽然可弯曲支气管镜检查是诊断的金标准，但损伤可能位于可见黏膜的外部，因此可弯曲支气管镜检查可能看不到损伤的迹象。

支气管镜检查结果包括：
- 撕裂，
- 水肿，
- 血肿，

- 气道压迫或变形。

CT 结果包括：
- 气道及周围结构的压迫或变形，
- 破裂，
- 撕裂，
- 水肿，
- 血肿，
- 异常的气团（如气胸、纵隔气肿和颈胸部气肿）。

气管支气管损伤的最终治疗通常是外科手术，可能包括气道重建、肺叶切除术或全肺切除术。然而，初始治疗方案包括将气管导管置于漏气远端，或者如果漏气位置太远，使用双腔管（double-lumen tube，DLT）或支气管封堵器进行肺隔离（见单肺通气一节）。实现这一目标后，如果有必要，应尝试进行更为永久性的手术修复。可能需要有创监测，包括动脉压和中心静脉压，以及足够的外周静脉通路。值得注意的是，如果通过手术完成气管修复，理想情况下应在病变远端进行正压通气（或者不使用正压通气），因为这可能会进一步破坏损伤和修复的组织。

气胸

气胸是指出现在胸膜腔外和胸壁内的空气。这可能是继创伤后第二常见的胸部损伤。原发性气胸发生于没有已知肺部疾病的情况下，例如创伤。继发性气胸由已知肺部疾病所致。如果存在足够的压力来压迫心脏或大血管等基本结构，气胸的大小会影响肺功能和心脏功能。

气胸可由钝性伤或穿透伤引起，通常可通过体格检查和 CXR 来诊断。症状和体格检查结果可能包括：
- 某个肺野呼吸音降低，
- 气管移位，
- 呼吸困难，
- 心动过速，

- 颈部静脉扩张，

- 发绀。

典型的 CXR 显示受损肺野的肺纹理减少。应从肺门到每个肺野的周围观察肺纹理。如果有区域没有肺纹理，可能存在小的气胸。较大的气胸可能进一步显示气管偏移，如张力性气胸。CT 甚至可显示最小的气胸，这些气胸可在随后的几天内消退。小的气胸可发展为较大的气胸，特别是在复苏过程中需要正压通气时。在创伤情况下，一些作者建议，即使是最小的气胸也应放置胸管，特别是如果患者接受全身麻醉或正压通气时。

通常的做法是在血流动力学发生改变、肺部改变和较大的气胸的患者中放置胸管。当开始出现血流动力学变化时，患者很有可能发生张力性气胸。

张力性气胸可出现简单的气胸症状，但也可出现更严重的症状，如：

- 血压下降，

- 缺氧，

- 精神状态改变。

如果不能立即获得胸管或没有可以成功放置胸管的人员，应对患侧进行空针减压。这可通过在患侧锁骨中线第 2 肋间隙插入一根 14 号长针来实现。某些情况下可能需要考虑其他部位来进行空针减压（如肥胖、胸部枪伤、胸部放置导管、心内除颤器和起搏器等装置）。腋前线第 4/5 肋间也许是很好的替代部位。空针减压只是一种临时的操作，在放置胸管前起桥接作用。但这种方法可以迅速改善血流动力学和气道力学。

血胸

血胸是指血液积聚在胸壁与肺（胸膜腔）之间的间隙。出血通常是由肋骨骨折导致肋间血管撕裂引起的。其他可能受影响的血管结构包括肺实质和大血管。

- 血胸可通过超声准确诊断。

- 在直立位 CXR 上观察到血胸至少需要 300 ml。CXR 上见"白色渗出"提示大量血胸。
- CXR 上的其他表现包括胸部内容物向远离"白色渗出"的一侧偏移。
- 体检结果包括受损肺野呼吸音减少和呼吸困难。
- 如果丢失大量血液，可能会出现血流动力学改变和肺部损害，生命体征可反映这一问题。

如果胸部失血量较低（<200 ml/h），放置胸管是确定性的治疗。如果放置胸管后立即排出超过 20 ml/kg（约 1500 ml 或更多）的血液，则有开胸指征。休克和持续失血超过每小时 3 ml/kg（超过 200 ml/h）是手术修补的另一适应证。单肺通气（one-lung ventilation，OLV）有利于手术，特别是视频辅助的胸腔手术。

胸部创伤后的血管空气栓塞

全身空气栓塞是一种罕见且常常不被识别的胸部创伤并发症，死亡率高，被认为是由于肺血管与气道之间相通所致（创伤性肺泡-肺静脉瘘）。气管插管和正压通气后可能很快发生心血管衰竭。肺复张策略后可出现延迟表现。治疗策略包括使气道和肺静脉循环之间的压力梯度最小化（如减少潮气量、避免正压通气、肺隔离、高频振荡通气）。紧急情况下可开胸夹闭肺门。高压氧治疗可最大限度减少对受累器官的继发性损害。

单肺通气

在大多数情况下，OLV 有利于外科手术，如开胸手术和胸腔镜手术。OLV 还可以防止对侧血液或感染的污染，并控制通气的分布（如支气管胸膜瘘、血管空气栓塞）。OLV 和肺隔离的选择包括 DLT、Univent 和支气管封堵器（表 16.4）。作者首选左侧 DLT，因为左侧 DLT 可提供良好的肺隔离，成功放置速度最快，允许支气管镜检查和对隔离肺进行吸引，以及允许增加持续气道正压。主要缺点是术后双肺通气效果不佳。支气管封堵器主要用于已知气道解剖困难并已经气管插管的患者，从单腔到 DLT 的管道交换亦可作为一种选择。

表 16.4　胸部创伤患者肺隔离的选择

选项	优点	缺点
双腔支气管导管 1. 直接喉镜 2. 通过导管交换器 3. 视频喉镜、可弯曲支气管镜	● 最快成功放置 ● 很少需要重新定位 ● 经支气管镜检查隔离肺 ● 对隔离肺进行吸引 ● 易于加用 CPAP ● 可于任一肺交替使用 OLV ● 没有支气管镜也可放置	● 选择大小较困难 ● 在困难气道或气道异常的患者中较难放置 ● 术后双肺通气效果不佳 ● 喉部损伤 ● 支气管损伤
支气管封堵器 1. Arndt 2. Cohen 3. Fuji 4. EZ 封堵器	● 极少存在大小选择问题 ● 易于放入常规 TT 中 ● 放置期间允许通气 ● 在困难气道患者和儿童中更易放置 ● 通过撤出封堵器较易实现术后双肺通气 ● 可选择性肺叶隔离 ● 可对隔离肺进行 CPAP	● 定位需要更多的时间 ● 需要重新定位的次数更多 ● 定位时需要支气管镜 ● 由于右肺上叶解剖原因，右肺隔离效果不佳 ● 不能通过支气管镜检查隔离肺 ● 对隔离肺吸引有限 ● 不能于任一肺交替使用 OLV
Univent	● 与支气管封堵器相同 ● 与支气管封堵器相比，较少需要重新定位	● 与支气管封堵器相同 ● 与常规 TT 相比，TT 部分的气流阻力更高 ● 与常规 TT 相比，TT 部分的外径更大
TT 进入主支气管	● 在困难气道患者或紧急情况下最容易放置	● 不允许对隔离肺进行支气管镜检查、吸引或 CPAP ● 套囊不是专为肺隔离而设计的 ● 由于右肺阻塞导致右肺上叶 OLV 不良

缩略语：OLV＝单肺通气；CPAP＝持续气道正压；TT＝气管导管

Modified from Kanellakos GW, Slinger P. Intraoperative one-lung ventilation for trauma anesthesia. In: Smith CE, ed. Trauma Anesthesia. New York, NY: Cambridge University Press; 2015

可弯曲支气管镜对于定位 DLT 至关重要。视频喉镜（如Glidescope 可视喉镜）有利于携带颈椎保护措施的患者放置 DLT。使用可视喉镜可将 DLT 以与可视喉镜相同的弧度放入口中。一旦导管通过声门，就可使用可弯曲支气管镜将导管定位到主支气管中。

如果患者需要术后机械通气，可将先前放置的 DLT 撤出，使支气管套囊位于气管中段，将支气管导管用作单腔管，夹闭气管导管。当重新插入单腔管的风险高到无法接受时，这种方法很有必要。否则，通常使用气管交换导管进行换管。表 16.5 中列出一种循序渐进的气道换管方法。神经肌肉阻滞完全可显著增加成功换管的可能。换管过程中始终有失去气道的风险。因此，明智的做法是准备好备用方案（包括气管切开）。

表 16.5　气道换管的分步法

步骤	注释
A. 是否有换管指征？	• 始终存在失去气道的风险，应经常检查换管的适应证
B. 准备工具	• 喉镜、可弯曲支气管镜 • TTs（至少 2 个型号） • 气道交换导管 • 润滑液 • 干纱布或海绵（当在下文步骤 I 中旋转导管时可提供牵引） • 氧气源 • 吸引器 • 辅助操作设备
C. 检查工具	• 予导管、TT 内腔和支气管镜涂抹充分润滑 • 检查确保交换导管和支气管镜易于通过 DLT 和 TT • 撤掉 TT 和交换导管的接口，以便更易通过 • 确保吸引器正常工作 • 确定支气管镜已连接
D. 纯氧通气	• 所有气道操作均应从预充氧开始
E. 确保肌松完全	• 气道操作过程中咳嗽的患者换管成功率显著降低
F. 插入喉镜，整个换管过程中保持最佳视野	• 推开舌体，为管道交换提供更直接的路径 • 建立喉部视野 • 如有必要，进行吸引

续表

步骤	注释
G. 将交换导管插入患者的 DLT（或 TT）	• 需要一个助手 • 通过观察交换导管的标记来考虑插入深度（如有必要，用外管预先测量） • 因为交换导管非常硬，进入太深可导致严重的损伤，可考虑使用最新的型号（尖端柔软可弯曲） • 交换导管进入深度不够在交换过程中有失去气道的风险
H. 拔出患者的导管	• 必须注意避免交换导管随导管移出
I. 在交换导管上套上新的导管并送入气道，整个换管过程中保持最佳视野（最困难的步骤）	• 同样，为了避免损伤，保持交换导管的深度不变非常重要 • 必须注意避免患者的牙齿损坏套囊 • 导管碰到喉部时会感觉到阻力。压力过大只会增加进入的难度并造成损伤。使用中至低度的压力缓慢旋转导管。这可使 TT 斜面脱离阻碍物向前推进。如果推进压力太大，TT 的远端不能很好地旋转。相反，导管本身可能会扭曲。如有必要，使用纱布帮助握紧导管 • 喉镜下通常可见阻碍物，有助于直接旋转导管 • 通常，需要完全 360° 旋转以克服阻碍
J. 移出交换导管	• 立即使用支气管镜、$EtCO_2$ 和听诊器检查导管位置是否正确

缩略语：TT＝气管导管；DLT＝双腔支气管导管；$EtCO_2$＝气末二氧化碳

修订自 Kanellakos GW, Slinger P. Intraoperative one-lung ventilation for trauma anesthesia. In：Smith CE, ed. Trauma Anesthesia. New York, NY：Cambridge University Press；2015

心脏损伤

心脏穿透伤可累及心包、心壁、室间隔、瓣膜、腱索、乳头肌和冠状动脉血管。心脏钝性伤在临床上表现为一系列不同严重程度的损伤。在此范围内，损伤可表现为：

• 游离间隔破裂，
• 游离壁破裂，
• 冠状动脉血栓形成，

- 心力衰竭，
- 腱索或乳头肌断裂，
- 严重瓣膜反流，
- 室壁运动异常，
- 心律不齐。

心室损伤比心房损伤更常见。在一项研究中，心脏穿透伤的分布如下：

- 右心室 43%，
- 左心室 34%，
- 右心房 16%，
- 左心房 7%。

大多数心肌挫伤和室壁运动异常的患者都有胸部创伤的外部征象，如擦伤、肋骨或胸骨骨折、气胸或血胸（表 16.6）。心肌细胞损伤产生不稳定电流，可导致室上性或室性心律失常（表 16.7）。由于解剖位置靠前，右心室的损伤比左心室更常见。心肌酶，尤其是肌钙蛋白 I 可升高，但不具有与急性冠脉综合征后相同的预后价值。超声心动图对准确诊断至关重要。

右心室挫伤可导致收缩功能障碍，进而导致左心室充盈减少，引起全身性低血压。右心室挫伤常伴有肺挫伤，两者共同导致右心衰竭。肺挫伤导致间质性肺水肿和出血增加、弥散异常以及缺氧，这些均引起肺动脉阻力增加，导致急性肺动脉高压、右心功能减退和右心衰竭。

表 16.6 心肌挫伤的临床表现

心律失常
心功能受损
肌钙蛋白升高
右心衰竭

修订自 Gerhardt MA，Gravlee GP. Anesthesia considerations for cardiothoracic trauma. In：Smith CE，ed. Trauma Anesthesia. New York，NY：Cambridge University Press；2015

表 16.7　与心肌挫伤相关的心律失常

窦性心动过速
窦性心动过缓
1 度房室传导阻滞
右束支传导阻滞
完全性心脏传导阻滞
心房颤动
室性早搏
室性心动过速
心室颤动

心脏压塞

创伤环境中的心脏压塞通常是由于钝性伤或穿透伤后心包积液迅速扩张所致。心包腔内快速积液，特别是在心脏穿透伤或主动脉损伤后，可导致心脏压塞和低血压。当心肌受到足够的压力，影响舒张期充盈和收缩期射血时，就会产生心脏压塞的生理改变。儿茶酚胺代偿性增加导致心动过速，右心压力升高及间隔向左移位，进一步降低每搏输出量（图 16.3）。创伤情况下，这是一种可能危及生命的可逆性疾病。心包腔内的血液仅需要 60～100 ml 就可引起心脏压塞。可通过超声心动图（经胸或经食管）进行诊断，并根据包括所有导联低电压和电交替在内的心电图结果进行鉴别。心脏创伤患者合并休克和颈静脉扩张提示心脏压塞，鉴别诊断包括张力性气胸、右心室衰竭和三尖瓣破裂。如果心脏压塞伴有失血性休克，颈静脉可能不会扩张。事实上，已证明为心脏压塞的患者仅10%～30% 有 Beck 三联征（颈静脉扩张、动脉压降低和心音遥远）的表现。

创伤环境下血栓迅速形成，因此通常不能进行空针引流。如果出现血流动力学受影响，则应决定进入手术室进行心包开窗术，以减轻心包压塞，然后仔细检查心脏是否有持续出血的来源。如果血

277

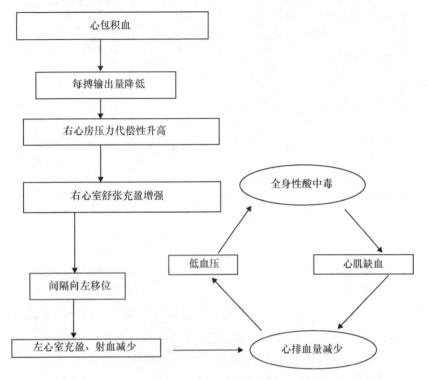

图 16.3 当对心肌施加足够的压力影响舒张期充盈和心排血量时，就会产生心脏压塞。超声心动图结果包括心包积液、心房收缩期塌陷、心室舒张期塌陷、右心室和左心室舒张期充盈的呼吸变化，以及下腔静脉充盈。Reproduced from Barach P. Perioperative anesthetic management of patients with cardiac trauma. Anesth Clin North Am 1999；17：197–209.

流动力学紊乱迫在眉睫，立即心包穿刺以减轻压力，但最终的修复仍需要在手术室进行。及时识别和手术治疗可挽救生命。心包开窗术也可在局麻下进行，以在准备转运时稳定患者。根据严重程度，心脏创伤可在不使用心肺转流术（cardiopulmonary bypass，CPB；也称体外循环）的情况下进行修复。如果手术控制出血需要暂时性停搏，作者发现快速静脉注射腺苷 6～12 mg 可有效，尤其是在处理侧壁出血时。停搏持续约 15～20 s。如果需要 CPB 来进行更复杂的修复（如瓣膜和支持结构、房间隔或室间隔缺损、冠状动脉血管），则需要做好全身肝素化的准备，并组建一支包括灌注师在内的完整心脏团队。经食管超声心动图对诊断和监测创伤性心脏损伤必不可少，并且应由有资质的医师来解读。与心脏压塞相关的 TEE 结果包括心包积液、心腔塌陷、静脉血流异常，以及随呼吸而变化过大的心脏和静脉血流。

在麻醉管理方面，心脏的枪击伤有几个独特的考虑因素。存在纵隔损伤的可能性，包括大血管和食管。TEE 可加重创伤性食管穿孔。因此，禁止放置 TEE 探头。子弹栓塞可与心脏的枪伤一起发生。这种情况发生在子弹或子弹碎片穿透血管结构，然后由血流携带直至卡在动脉的远端部位，引起终末器官缺血。创伤治疗团队可能会因心脏穿透伤而分心，而忽略了术前寻找子弹栓子。离开手术室前，应该对子弹栓子进行适当的评估，避免仓促返回手术室进行栓子切除术。

急诊开胸术

急诊科（emergency department，ED）开胸术是一种极端的、剧烈的、可能挽救生命的手术。开胸术的目的是减轻心脏压塞，直接按压心脏以支持心脏功能和（或）阻断主动脉以改善冠状动脉灌注，清除空气栓塞，并在有指征时进行心内除颤（图16.4）。最适合开胸术的损伤可能是心脏压塞。该决定应基于一个现实的判断，即患者有生存机会，但不能容忍任何手术干预的延迟。美国创伤外科学会（ACSCOT）建议，开胸术最好适用于心脏穿透伤的患者，这些患者经短暂转运到达 ED，并且有明显的生命迹象。对于心脏钝挫伤 ACSCOT 建议只有当 ED 工作人员观察到心搏骤停时才进行开胸术。对于几乎不可能挽救的神经完整患者（如钝性伤后的院前心搏骤停），应不考虑进行开胸术。决策实施 ED 开胸术的相关信息包括受伤时间、转运时间，以及生命体征或心脏电活动停止的时间。在现场有生命迹象的穿透性创伤患者，如果转运时间少于 10 min，即使只在心脏监测器上有电活动或只有濒死呼吸，也可进行开胸术。

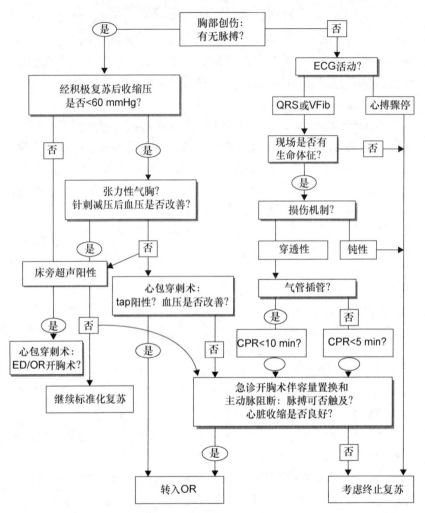

图 16.4 胸部创伤的处理流程。应尽快进行床旁超声心动图检查，以诊断心脏压塞及心包积液，通常随后进行心包开窗术和损伤修复。地点（手术室还是急诊室）和时间（立即还是紧急）取决于患者的临床状态。QRS＝有序的电活动；VFib＝心室颤动；tap＝阳性心包穿刺出血；CPR＝心肺复苏；ED＝急诊室；OR＝手术室。Reproduced from Boczar ME, Rivers E. Resuscitative thoracotomy. In: Roberts JR, Hedges JR. Clinical Procedures in Emergency Medicine, 4th edition. Philadelphia, PA: Saunders; 2004

创伤性主动脉损伤

创伤性主动脉损伤可发生在钝性伤或穿透伤后。主动脉损伤可包括撕裂或完全破裂。主动脉破裂通常发生在动脉韧带在降主动脉近端的附着处（主动脉弓与降主动脉或主动脉峡部的交界处）。这些往往导致立即失血，死亡率高。如果撕裂不完全，外膜或壁胸膜将破裂包裹，伴有假性动脉瘤或壁内血肿的形成。

必须对主动脉损伤高度怀疑。当发生高速碰撞和快速减速等机制时应提高临床的怀疑。相关的损伤很常见。CXR 可显示纵隔加宽、第一肋骨骨折、锁骨骨折和肺挫伤。胸部 CT 可用于诊断，主动脉造影、TEE 和磁共振成像均具备一定的作用，取决于可用性、专业知识和其他因素。损伤分类如下：

- Ⅰ型：内膜撕裂。
- Ⅱ型：壁内血肿。
- Ⅲ型：假性动脉瘤。
- Ⅳ型：破裂（如主动脉旁血肿、游离壁破裂）。

Ⅲ、Ⅳ型通常推荐手术治疗，Ⅱ型损伤也常用手术治疗。钝性主动脉损伤通常与多系统创伤有关，包括脑、脊柱、腹部、骨盆和四肢损伤。

在过去，紧急情况下这些损伤是在手术室通过左侧开胸术进行开放性修复治疗，发病率和死亡率相当高。随着专门为胸主动脉设计的支架植入物的进展，在稳定其他损伤和优化通气、氧合、凝血状态和其他合并症后，目前大多数损伤在延迟的基础上进行腔内修复。支架植入成功需要多种解剖条件，特别是足够的锚定区和充足的髂血管入路。术前静脉注射 β 受体阻滞剂（如艾司洛尔）降低心率和左心室收缩力，反过来也会减弱破裂／横断处血流的剪切力。这种情况下，目的是患者尽可能在最佳状态下进入手术室进行血管内修复。麻醉目标包括：

- 精确控制血压和心率，以减轻主动脉壁上的剪切力。
- 控制气道时，诱导平稳，使交感神经反应减弱。

- 使用艾司洛尔等短效药物充分阻滞 β 受体和控制血压。
- 维持目标心率<100 次 / 分，收缩压<120 mmHg，以尽可能减少主动脉破裂，同时保持对脑和脊髓等其他器官的足够灌注压。

胸主动脉腔内修复术（thoracic endovascular aortic repair，TEVAR）治疗钝性胸主动脉破裂的优点包括：

- 避免开胸术。
- 避免 OLV。
- 避免主动脉阻断。
- 避免部分体外循环的要求。

避免开胸术可最大限度地减少术后疼痛和相关的呼吸危害。TEVAR 可减少血压波动、手术失血以及内脏器官和脊髓的缺血时间。抗凝的要求很低，这有利于患有头部、脊柱、腹部和肌肉骨骼等其他损伤的患者。TEVAR 的缺点包括排除主动脉破裂后内漏的潜在并发症和缺乏远期结局的数据。TEVAR 需要一条股动脉作为手术通路以适应大口径支架置入系统。经皮鞘进入对侧股动脉或左侧肱动脉，进而导入血管造影导管。手术在仰卧位下进行。

保持脊髓灌注（平均动脉压与脑脊液压力之差）对于开放性或腔内手术预防截瘫至关重要。导致低血压、出血或脑脊液压力（cerebrospinal fluid pressure，CSF_P）增加的事件会减少脊髓灌注，并可能增加截瘫的风险。根据解剖因素及外科医师的偏好，有时需要插入鞘内导管以测量 CSF_P。通过鞘内导管可引流出 CSF 以减少 CSF_P，改善脊髓灌注。正常 CSF_P 通常小于 10～15 mmHg。短时间内排出过量的脑脊液是已被证实是硬膜下颅内出血的风险因素。10～20 ml/h 的引流通常是安全的，尽管要求的速率会随着患者的不同而不同。围术期目标旨在维持脊髓灌注压在 70 mmHg 以上，这通常需要平均血压>90 mmHg，CSFp<15 mmHg，血红蛋白约10 g/dl。凝血障碍的患者应避免使用椎管内导管。

常规监测有创压力。胸降主动脉段损伤首选右侧桡动脉或右侧肱动脉置管，因为损伤可能牵涉左侧锁骨下动脉。升主动脉或主动脉弓近端撕裂可于左侧桡动脉（或肱动脉）置入动脉导管，以避免阻断无名动脉。一些中心在局部麻醉、静脉镇静和监护麻醉下进行 TEVAR。主动脉近端损伤和主动脉弓修复可能需要进行体外循环和深低温停循环。这种手术需要心脏麻醉团队，有指征时通常还需要肺动脉导管。TEE 监测通常用于复杂的心脏和大血管手术。

要点

- 胸部钝性伤经常与多系统损伤有关，包括头部、面部、脊柱、腹部和四肢。
- 胸部创伤可导致由肺挫伤、多发性肋骨骨折、气胸、误吸、气管损伤或血胸所致的呼吸功能不全。
- 胸部创伤可导致因失血性休克、心源性休克、心脏压塞或张力性气胸所致的循环衰竭。
- 气管插管、机械通气、胸腔闭式引流及休克复苏是胸部创伤麻醉管理的关键。
- 限制峰压、平台压和潮气量，避免机械通气时肺过度膨胀是肺损伤患者的重要管理策略。
- 虽然放置胸部硬膜外或椎旁导管可能在创伤初始阶段不可行，但一旦其他问题得到解决，应强烈考虑用于多发性肋骨骨折患者的镇痛。
- 肺隔离技术可能需要换管，换管过程中总有失去气道的风险。
- 钝性伤可导致心肌挫伤，多发生于右心室前部，可表现为心力衰竭或心律失常。术中出现心律失常或因心脏钝性伤出现低血压发作的患者应加强术后观察和监护。
- 心脏穿透伤可表现为心脏压塞，心包开窗术可挽救生命。
- 胸降主动脉创伤破裂的外科和麻醉处理大有进展，首选血管内修复，以避免开胸术和主动脉阻断。

（孟庆元译　卞金俊校）

致谢

作者感谢 Brendan Astley 在 2012 第 1 版《创伤麻醉精要》"胸部创伤麻醉相关问题"一章中所做的贡献。

拓展阅读

1. Barach P. Perioperative anesthetic management of patients with cardiac trauma. *Anesth Clin North Am* 1999;**17**:197–209.

2. Brown J, Grover FL. Trauma to the heart. *Chest Surg Clin N Am* 1997;**7**:325–341.

3. Canale L, Gill I, Smith C. Cardiac and great vessel trauma. In: Smith CE, ed. *Trauma Anesthesia*. New York, NY: Cambridge University Press; 2015

4. Carrier FM, Turgeon AF, et al. Effect of epidural analgesia in patients with traumatic rib fractures: a systematic review and meta-analysis of randomized controlled trials. *Can J Anesth* 2009;**56**:230–510.

5. Cogbill TH, Landercasper J. Injury to the chest wall. In: Mattox KL, Feliciano DV, Moore EE, eds. *Trauma*, 4th edition. New York, NY: McGraw-Hill; 2000.

6. Devitt JH, McLean RF, Koch JP. Anaesthetic management of acute blunt thoracic trauma. *Can J Anaesth* 1991;**38**:506–510.

7. Duan Y, Smith CE, Como JJ. Anesthesia for major cardiothoracic trauma. In: Wilson WC, Grande CM, Hoyt DB, eds. *Trauma: Resuscitation, Anesthesia, and Critical Care*. New York, NY: Informa Healthcare; 2007.

8. Gage A, Rivara F, et al. The effect of epidural placement in patients after blunt thoracic trauma. *J Trauma Acute Care Surg* 2014;**76**:39–45.

9. Galvagno SM, Smith CE, Varon AJ, et al. Pain management for blunt thoracic trauma: A joint practice management guideline from the Eastern Association for the Surgery of Trauma and Trauma Anesthesiology Society. *J Trauma Acute Care Surg* 2016;**81**:936–951.

10. Gerhardt MA, Gravlee GP. Anesthesia considerations for cardiothoracic trauma. In: Smith CE, ed. *Trauma Anesthesia*. New York, NY: Cambridge University Press; 2015.

11. Inaba K, Ives C, McClure K, et al. Radiologic evaluation of alternative sites for needle decompression of tension pneumothorax. *Arch Surg* 2012;**147**:813–818.

12. Jain U, McCunn M, Smith CE, Pittet JF. Management of the traumatized airway. *Anesthesiology* 2016;**124**:199–206.

13. Kanellakos GW, Slinger P. Intraoperative one-lung ventilation for trauma anesthesia. In: Smith CE, ed. *Trauma Anesthesia*. New York, NY: Cambridge University Press; 2015.

14. Orliaguet G, Carli P. Thoracic blocks. In: Rosenberg AD, Grande CM, Bernstein RL, eds. *Pain Management and Regional Anesthesia in Trauma*. London: Saunders; 2000.

15. Pretre RM, Chilcott M. Blunt trauma to the heart and great vessels. *N Engl J Med* 1997;**336**:626–632.

16. Smith CE, Marciniak D. Comprehensive management of patients with traumatic aortic injury. In: Subramaniam K, Park KW, Subramaniam B, eds. *Anesthesia and Perioperative Care for Aortic Surgery*. New York: Springer; 2011.

17. Wall MJ, Storey JH, Mattox KL. Indications for thoracotomy. In: Mattox KL, Feliciano DV, Moore EE, eds. *Trauma*, 4th edition. New York, NY: McGraw-Hill; 2000.

腹部创伤的麻醉管理要点

Olga Kaslow

引言

　　腹部创伤的处理是一个动态的情况。患者对初始损伤以及后续治疗干预的反应可能给麻醉医师带来快速发展的挑战。本章将通过回顾相关解剖、术前评估、围术期注意事项以及特定手术的麻醉注意事项等方面来介绍腹部创伤的管理。

解剖因素

　　描绘腹腔范围的体表标志有：
- 上缘：膈肌。
- 下缘：腹股沟韧带和耻骨联合。
- 外缘：腋前线。

　　侧腹为从第 6 肋间隙向下到髂嵴的腋前线和腋后线之间的区域。腹腔间隔室及其内容物详见表 17.1。

　　呼气时，膈肌可升至第 4 肋间隙水平；因此，腹部脏器可能会因胸部创伤而受到损伤。

创伤机制

　　了解创伤机制可预测腹部器官和血管结构的损伤方式和严重程度。

表 17.1 解剖注意事项：四个腹腔间隔室及其内容物

胸腹腔间隔室	膈肌 肝 脾 胃 横结肠
腹腔	小肠 部分升结肠和降结肠 乙状结肠 大网膜 妊娠子宫 充盈的膀胱穹顶
腹膜后间隙	腹主动脉 下腔静脉 2/3 的十二指肠 胰腺 肾和输尿管
骨盆区域	膀胱和尿道 直肠 子宫和卵巢 髂血管

钝器创伤最常见的作用力如下：

- 固定或移动的物体（例如方向盘、棒球棒）压迫腹部实质脏器（肝、脾）引起压伤和出血。
- 空腔脏器受压迫造成腔内压力迅速增加，导致器官破裂和腹膜腔感染。
- 减速可在固定和活动的结构之间产生器官组织的剪切力，导致肝和脾在韧带固定部位撕裂，以及损伤肠系膜和大血管。

穿透性创伤的常见损伤机制如下：

- 刺伤（低速）
  - 通过撕裂造成直接伤害。最常受损的器官是肝、膈肌、小肠和大肠。
- 枪伤（高速）

- 枪弹及其碎片的直接撕裂，沿弹道轨迹在器官内形成空化效应，以及冲击伤的破坏共同造成损伤。
- 肝、脾和肾等实质器官常因空化效应受损。
- 如果腔内是空的，空腔脏器（胃、肠和膀胱）不受空化效应的影响；但如果腔内含有液体，则可能遭受相当大的损害。

术前评估和管理（详见第2章）

早期干预

麻醉医师应该在患者到达医院时尽早评估患者病情。麻醉医师在创伤室中的作用包括作为多学科创伤团队的一员根据高级创伤生命支持（Advanced Trauma Life Support，ATLS）原则进行初步评估和复苏，可以为作为气道管理专家以及具有全面创伤治疗知识的会诊专家进行深入的术前评估。根据外科手术的紧迫性制订和调整麻醉计划：是否存在无法控制的腹腔内出血以及损伤范围和严重程度。

病史

院前人员的现场报告对治疗可有一定的帮助，包括创伤机制、生命体征、格拉斯哥昏迷量表（Glasgow Coma Scale，GCS）评分（详见第2章，表2.3）以及现场和入院途中的干预措施：气道和通气、静脉通路、输液和给药、复苏操作（如胸外按压）、除颤、胸腔置管引流、止血带、脊柱固定和骨盆包扎。

腹部体格检查

腹部体格检查是二次检查的一部分。由于头部创伤、休克、中毒或因相关疼痛刺激而分心，患者的精神状态发生变化，很难进行全面的体格检查，或结果不可靠。

体格检查可以发现以下异常：

- 受伤的外部迹象（擦伤，瘀斑）和挫伤方式（腰带和方向盘痕迹）表明可能存在腹内损伤。

- 腹部膨隆应怀疑腹腔内出血可能。
- 腹膜炎的体征（僵硬，反跳痛）提示胃肠道穿孔和内容物外流。
- Cullen 征（脐周瘀斑）和 Gray-Turner 征（腰部瘀斑）是腹膜后出血的危险信号。
- 腹壁和胸壁瘢痕表明有手术史及合并症，这可能改变腹腔解剖结构使手术复杂化。
- 评估骨盆稳定性可能发现骨盆骨折，通常与动脉和静脉破裂引起大出血相关。须非常谨慎地处理骨盆骨折，以避免骨骼碎片加重任何血管损伤。
- 直肠、会阴和阴道检查可排除潜在的损伤和出血；直肠括约肌张力丧失提示脊髓损伤；尿道口出血及高骑式前列腺提示尿道撕裂或断裂。

诊断性检查

对创伤患者初步检查和复苏的辅助手段包括实验室检查、胸部和盆腔 X 线、创伤超声重点评估（Focused Assessment with Sonography for Trauma，FAST）以及在特定病例中诊断性腹腔灌洗（Diagnostic Peritoneal Lavage，DPL）。次要辅助检查包括专科诊断检查，例如计算机断层扫描（CT）。

- 实验室检查仅限于全血细胞计数、血生化和凝血功能。如果患者血流动力学异常，则抽取动脉血气评估组织灌注，并验血型和交叉配型4～6单位的浓缩红细胞备用。必要时将尿液和血液进行毒理学组检验。
- 与腹部损伤相关的胸部 X 线表现包括：
  · 膈肌下方游离气体，继发于空腔脏器破裂。
  · 肋骨骨折，易导致肝或脾损伤。
  · 胸腔出现移位的鼻胃管、肠道或胃，可诊断膈肌破裂和创伤性膈疝。
- 腹部 X 线有助于检查穿透性创伤患者体内枪弹的轨迹和位置。

- 骨盆 X 线有助于诊断与骨盆和髋臼后部和前部骨折相关的腹膜后出血和泌尿生殖系统损伤。
- FAST 是一种快速、便携、无创的检查手段，用于检测心包、肝周、脾周和骨盆间隙，可发现心包积血或腹腔积液。FAST 的局限性是对病态肥胖患者的检查存在技术难大，不能确定具体出血来源，难以识别腹膜后出血，以及无法鉴别腹腔积血和腹水。
- 诊断性腹腔灌洗（DPL）可用于检测腹腔内出血和空腔脏器损伤。
- 腹部 CT 可诊断腹腔积血以及某些腹腔、腹膜后和盆腔器官的损伤。腹部 CT 检查敏感性高，还可对合并的损伤进行分级和评估，缺点包括检查成本和接触造影剂以及辐射。不应对血流动力学不稳定的患者和需要紧急手术的患者进行 CT 检查。

术前血流动力学不稳定

胸部 X 线检查正常，无大面积头皮撕裂或严重肢体创伤的患者出现低血压和心动过速，并且静脉输液复苏（高达 2.0 L）后没有改善或仅短暂改善，应考虑腹腔或腹膜后活动性出血，这可能需立即干预以控制出血。输血应开始输入 O 型 Rh 阴性（育龄妇女）或 Rh 阳性（男性）的浓缩红细胞，同时等待交叉配型的浓缩红细胞和新鲜冰冻血浆（FFP）。在无疑似创伤性脑损伤的头部创伤时，可采用允许性低血压的策略，直至止血。可能需要紧急转运到手术室或介入治疗室以控制出血。

术中管理

气道

由于误吸风险高，建议实施快速序贯诱导插管（详见第 3 和第 7 章）。大多数创伤患者没有禁食，由于创伤应激使儿茶酚胺水平升高导致胃排空延迟。患者也可能由于腹腔积血造成腹内压升高。

289

呼吸

对于血流动力学正常的患者，通过听诊、二氧化碳描记图和脉搏血氧饱和度监测可监测其通气和氧合（详见第9章）。对于血流动力学不稳定的患者，需常规监测动脉血气。

循环

腹部创伤患者常会出现大量出血，需要大容量复苏。因此必须建立足够的静脉通路（详见第5章）。至少应开放两路大口径外周静脉。开放外周静脉首选汇入上腔静脉的静脉，下腔静脉可能因损伤被破坏或在手术复苏期间被夹闭。在颈内静脉或锁骨下静脉置入大号引导鞘管有助于容量复苏，但是建立中心静脉通路不应延误急诊手术。在正在进行的剖腹探查手术过程中，难以实现中心静脉穿刺的最佳体位和无菌条件，易诱发气胸、颈部血肿和感染等并发症。在肱骨头置入骨内针（15G）或超声引导静脉置管对于静脉通路开放困难的患者十分有效。大口径静脉导管上尽量少连接旋塞/三通接头有助于降低液体复苏期间的输液阻力。快速输液器、输液加压袋、输液加温器和自体血回收装置也很有用。应确认是否有可用的血液制品，必要时应激活预先制订的大量输血方案。

监护（详见第9章）

除美国麻醉医师协会（ASA）的标准监护外，大出血患者需使用有创监测。有创动脉血压监测与脉搏波形分析（收缩压和脉压变异度）常联合使用。也可以使用超声心动图（详见第10章）。床旁凝血功能监测（例如，血栓弹性描记或血栓弹力图）可实时评估凝血情况，有助于指导止血治疗。

药物

诱导药物

如果血压正常，可以在诱导前使用小剂量咪达唑仑。诱导药和阿片类药物可能造成失血性休克患者发生严重低血压，原因如下：

- 麻醉药稀释至较小的全血容量，导致血药浓度增加。
- 心排血量流入大脑和心脏的比例增加，提高了它们的麻醉药物含量。
- 药物的直接抑制心肌和舒张血管作用。
- 药物对内源性儿茶酚胺的抑制。

依托咪酯（0.1～0.2 mg/kg）以及氯胺酮（0.25～1 mg/kg）是重度休克患者的首选药物。也可以使用丙泊酚和硫喷妥钠，但是需要减少剂量以及分次给药。

神经肌肉松弛药物

琥珀胆碱（1.0～1.5 mg/kg）在 RSI 中起效最快（30～60 s）。禁忌证包括恶性高热和神经系统脱髓鞘疾病（详见第三和第七章）。伴有脊髓损伤或烧伤的患者在受伤后 48 h 内有危及生命的高钾血症风险。罗库溴铵（1.0～1.2 mg/kg）是一种用于 RSI 的非去极化肌松药，起效时间仅略有延迟（1～1.5 min），但作用时间较长（45～60 min）。

麻醉维持

麻醉药物包括挥发性麻醉药和静脉麻醉药。

- 挥发性麻醉药：
  - 虽然所有挥发性麻醉药均以剂量依赖的方式抑制心肌，但这些麻醉药对腹部创伤并无绝对的禁忌证；应根据患者血压调整麻醉药物的呼气末浓度。大多数维持在觉醒 MAC（0.3～0.5 MAC）范围内的患者不能回忆术中发生的事件。
  - 出血患者的 MAC 值因低温、低氧血症、严重贫血和低血压而降低。
  - 腹部创伤手术中避免使用氧化亚氮（N_2O），因为其可能扩张肠道；N_2O 还可以增加多发伤患者已有的气胸或颅内积气。
- 静脉麻醉药：
  - 最常使用的方法是逐渐增加阿片类药物或氯胺酮的剂量。
  - 可使用苯二氮䓬类和东莨菪碱以确保患者遗忘。在编写本书时，静脉东莨菪碱还未在美国使用。

- 也可以使用丙泊酚进行全凭静脉麻醉。
- 椎管内麻醉和区域神经阻滞：
  - 不建议对腹部创伤患者采用脊髓麻醉和硬膜外麻醉，因为摆放患者体位困难，阻滞操作时间长，最重要的是交感神经阻滞可能导致低血容量患者发生严重的低血压和心脏停搏。

腹腔镜探查

对于可疑腹部钝性或穿透性创伤患者，腹腔镜探查可提供可靠的诊断依据，并且在许多情况下修复腹腔内器官和膈肌损伤。腹腔镜探查可降低剖腹率，在病情稳定的患者中可安全进行。麻醉方面的顾虑主要与气腹有关，可导致或加剧如下情况：

- 膈肌撕裂患者发生气胸。
- 皮下气肿。
- 静脉或实质器官损伤患者发生静脉气体栓塞。
- 静脉回流减少和低血压。

剖腹探查

手术方法

患者从下颌至膝关节做好消毒准备。从剑突至耻骨取腹部正中切口，使用自固定牵开器可利于暴露。手术目标如下：

- 控制出血，清除游离血液，快速排查腹部四个象限，识别和夹闭出血血管。
- 缝合肠穿孔控制污染。
- 系统探查整个腹部。
- 明确修复特定器官的损伤。
- 关腹。

麻醉相关注意事项

麻醉计划应基于患者受伤情况、年龄、已有疾病、对初次复苏的反应和手术干预而制定。与外科医师就如何进行手术进行沟通是关键。麻醉医师应该：

- 根据损伤方式和患者的血流动力学情况，预计并做好损伤控制手术的准备。
- 在启动损伤控制手术或将确定的腹部手术转为损伤控制手术中促进手术决策。外科医师需要了解麻醉相关问题，如血压不稳定、低体温、凝血功能障碍和酸中毒。

麻醉目标如下：

- 维持正常体温（详见第 7 章）：
  - 监测患者的核心体温并保持手术室温暖。在患者身下放置凝胶或液体保温垫，给患者覆盖保温毯，利用压缩空气加温（对流加热）。输入温热的静脉液体和血液制品。
- 通过维持充分的肌肉松弛，使用鼻胃管或口胃管进行胃肠减压，避免使用 N_2O 而造成腹胀，以最大程度暴露手术视野。
- 根据患者需求确保血流动力学和血容量充足：
  - 合理调节麻醉药以治疗极端血压和心率。通过合适的静脉输液治疗低血压。
  - 使用动态参数（例如，脉压变异度、收缩压变异度和每搏量变异度），碱缺失和乳酸水平来指导容量复苏（详见第 9 章）。避免过度使用缩血管药物。
  - 警惕手术时阻断大血管造成的血流动力学突然变化。
- 补充失血（详见第 4 和第 6 章）：
  - 由于腹腔血液混合其他体液（尿液和肠内容物）、冲洗液、手术单和填塞材料吸收血液，因此难以估计腹部创伤中的失血量。
  - 告知外科医师从胃中吸出的血液总量或血尿的出现。
  - 监测血细胞比容、钙离子和凝血指标对于指导输注血液制品（PRBC、血浆、血小板和冷沉淀）、纤维蛋白原和（或）凝血酶原复合物（PCC）至关重要。
  - 若外科止血后术野持续渗血，则需要通过床旁凝血试验（血栓弹性描记或血栓弹力图）指导并积极治疗凝血功能障碍。

- 使用自体血回收装置（血液回收机）。许多创伤中心回收来自损伤的肝、脾或腹膜后未被污染的腹腔内血液。自体血回收装置可过滤许多细菌但不能去除厌氧菌。如果发生危及生命的出血，在决定自体血回收时应考虑污染来源和程度（小肠与结肠）以及在灌洗液中添加碘伏或抗生素。

损伤控制开腹手术

对不能耐受长时间确定性修复手术的不稳定患者应考虑实施损伤控制手术（详见第 7 章）。

手术相关注意事项

在以下情况下，应开展损伤控制开腹手术：

- 患者血流动力学不稳定，对复苏反应差。
- 出血原因主要为凝血功能障碍。
- 患者体温过低且严重酸中毒。
- 预计手术时间超过 90 min。
- 患者需多次手术以再次评估和修复腹部器官。
- 存在需要手术修复的腹部外相关损伤。

损伤控制手术的目标包括如下几点：

- 通过填塞、夹闭血管和结扎来初步控制出血。
- 腹部探查不实施确定性器官修复。首选脾切除、肾切除和输尿管结扎而非重建术。
- 排出胃和肠内容物并缝合肠端以控制污染。推迟确定性手术（如端端吻合以及肠造口）。
- 填塞腹腔，实施临时性关腹。

麻醉相关注意事项

在手术区域消毒铺单后，外科医师穿好无菌衣、戴好手套准备切皮时，开始实施快速序贯诱导。对于腹腔出血的患者，腹腔积血中的压塞内容物可从手术切口流出导致严重的低血压。

麻醉医师要了解手术操作步骤，双向沟通很有必要。主动脉夹闭、血管闭塞和填塞物暂时按压以允许麻醉医生迅速恢复患者血容量。可能需要通过 Pringle 手法（暂时夹闭肝门）以获得较好的手术视野和肝血管控制。静脉回流减少可能导致低血容量患者发生严重低血压和心脏停搏。

损伤控制手术的复苏原则和目标（也可见第 4、6 和 7 章）包括以下内容：

- 低血压复苏：
  - 静脉推注小剂量温热液体或血液，密切注意手术出血速度。
  - 保持收缩压（SBP）在 80～90 mmHg，直到无头部创伤患者的大出血得到控制。对于已知或疑似创伤性脑损伤（Traumatic Brain Injury，TBI）或脊髓损伤的患者，争取维持平均动脉压（MAP）≥80 mmHg。
- 维持血液成分和生化平衡：
  - 启动大量输血方案，浓缩红细胞、血浆和血小板比例接近 1∶1∶1。
  - 减少晶体输注，尤其是低渗溶液；避免输入胶体。
  - 目标血红蛋白为 7～9 g/dl；血小板 $>50 \times 10^9$/L。
  - 受伤 3 小时内给予氨甲环酸。
  - 如果凝血功能障碍难以控制，可考虑冷沉淀、纤维蛋白原和凝血酶复合物。
- 保持内环境稳定：
  - 终末器官灌注恢复的标志：pH>7.25，动脉血二氧化碳 <50 mmHg，乳酸水平降低。
  - 通过提高室温、加温静脉输入液体和灌洗液，使用对流加温毯，辐射加热以及使用加温凝胶垫或水垫维持体温正常。
- 虽然血流动力学不稳定，但是应继续镇痛和镇静：
  - 增加芬太尼剂量以达到镇痛。
  - 提倡小剂量的氯胺酮和咪达唑仑。
  - 手术结束后不拔除气管导管。

重新手术探查

是腹部创伤后出现剖腹探查术并发症所需的紧急外科手术。

缓解腹腔间隔室综合征

腹腔间隔室综合征是大量液体复苏（伴有肠道水肿）或持续出血后腹腔压力增加的结果。

正常腹内压力为 $0\sim5$ mmHg。腹内压超过 $20\sim25$ mmHg 会导致循环受损和组织灌注不足，从而造成器官功能障碍。呼吸功能障碍表现为气道峰压升高、潮气量减少、肺不张加重和高碳酸血症。心血管功能异常包括静脉回流减少和心排血量降低。肾灌注不足会导致肾功能下降和少尿。

麻醉相关注意事项

剖腹手术和释放腹腔内压力可引发快速再灌注综合征和乳酸冲出致浓度增加，导致低血压、心律失常甚至心脏停搏。

在腹部减压前应开始补充一定的液体负荷。可能需要缩血管药物如去氧肾上腺素、去甲肾上腺素或血管加压素维持血压。通过增加分钟通气量治疗酸中毒；也应考虑使用碳酸氢钠。建议使用氯化钙缓解组织缺血再灌注引起的高钾血症的影响。

腹部创伤后紧急再探查的其他适应证

需再次探查的最常见的晚期并发症是漏诊，包括结肠、膈肌和胸壁血管延迟出血；吻合口破裂诱发的腹膜炎；脓肿或瘘管形成；肠梗阻或缺血；伤口裂开和感染。患者常患有严重的疾病，如肺炎、急性呼吸窘迫综合征和脓毒症。

确定性修复手术

通常在复苏的终点指标达到时（一般在 $24\sim72$ h）进行确定性手术，包括取出填塞物，确定性修复肠道损伤，排查其他损伤，大量液体冲洗，以及在肠道水肿消退后分阶段关腹。

特殊腹部损伤的手术和麻醉注意事项

腹腔内损伤

血流动力学正常的单纯钝性肝损伤患者非手术治疗的成功率较高。肝损伤引起的严重出血很难控制。手术医师可通过 Pringle 手法阻断通过门静脉和肝动脉的血流；也可能需要夹闭胸主动脉或近端腹主动脉；并且常需大量输血。外科医师可能从肝下下腔静脉到右心房建立分流，麻醉医师可在分流部位连接上延长管进行输血。

血流动力学稳定的脾孤立性损伤可进行非手术治疗。当需要切除脾时，必须在术后给予抗肺炎球菌疫苗，以避免由于免疫抑制引发肺炎球菌感染和脾切除术后脓毒症。

胃、小肠和结肠损伤因胃肠道内容物释放到腹腔导致腹腔污染而变得复杂，造成细菌性腹膜炎。出血也可能会发生。

在钝性和穿透性损伤中膈肌均可受损。因为右侧肝的机械支撑，右侧膈肌破裂的发生概率低于左侧。膈肌破裂可形成腹部到胸部的气道，造成气胸。同样，如果左侧膈肌不完整，脾破裂出血可能会导致大量血胸。腹部器官从膈肌撕裂处突入胸腔可引起绞窄、呼吸障碍，增加误吸风险。机械通气可将疝入的腹部器官推回接近正常位置而掩盖胸部 X 线下的膈肌损伤表现。

腹膜后损伤

胰腺钝性损伤难以诊断。胰腺创伤的并发症，例如瘘管、脓肿、假性囊肿和继发性出血，通常需要反复手术。胰管损伤可向周围组织释放胰酶诱发重症胰腺炎。

十二指肠和胰头严重损伤可能需要 Whipple 手术（胰十二指肠切除术），这种手术复杂且耗时，不适合在损伤控制开腹手术中开展。

肾损伤可能导致肾挫伤、撕裂、肩胛下血肿、肾破碎、肾动脉闭塞和肾静脉血栓形成。这些可能导致腹膜后广泛出血以及尿液渗漏。

297

大血管损伤

大血管损伤会导致严重的失血性休克。尽量缩短患者到达创伤室与手术之间的时间间隔非常重要。这需要创伤团队所有成员之间有效沟通和协调：包括手术医师、麻醉医师、急诊医师、护理人员和其他人员。

- 动脉损伤与快速失血有关。静脉损伤导致低压和高容量出血，往往难以控制。
- 激活大量输血方案并启动快速输血十分重要。
- 开放足够的静脉通路至关重要。静脉穿刺位点应为上肢静脉、锁骨下静脉或颈内静脉。如果手术中需要夹闭下腔静脉，大隐静脉和股静脉则不能发挥输液作用。
- 可能需要暂时夹闭腹主动脉以维持心脏和大脑的灌注。
- 下腔静脉夹闭可导致静脉回流显著减少，易导致心血管衰竭。

血管造影栓塞的麻醉相关注意事项

利用现代治疗性血管造影方法可精确诊断和微创治疗动脉出血，同时保持器官功能。包括创伤外科医师、急诊科医师、放射科医师和麻醉医师等多学科专家的团队全天候服务对于成功提供如此复杂精细的治疗十分重要。大多数创伤中心对血流动力学稳定和不稳定的腹部创伤患者常规开展血管造影治疗。

血管造影栓塞治疗可以在介入放射治疗中心或杂交手术室中开展。介入放射治疗可以在腹部手术之前或之后进行；因此，介入放射治疗中心应配备创伤手术室内的医疗设备以允许麻醉医师对危重患者进行紧急复苏。

各种钝性和穿透性腹部创伤都可以进行血管造影栓塞。

- 脾栓塞可作为脾切除的替代治疗方法。保留脾对于维持免疫和血液系统功能以及降低脾切除术后脓毒症的风险十分重要。
- 对以往需要手术治疗的血流动力学不稳定的患者，通过早期栓塞治疗肝血管损伤已经取得越来越多的成功。

- 栓塞和血管内支架植入已用于肾血管损伤的初步治疗，且成功率较高。
- 经导管栓塞的血管造影术可成功控制危及生命的盆腔动脉出血，减少输血需求（见第18章）。

开放性探查腹膜后血肿可能导致大出血，应仅在修复相关内脏损伤时开展。钝性损伤引起的不稳定骨盆和髋臼骨折需进行骨科固定，这有助于止血（见第18章）。

血管造影栓塞的优点

避免开放性探查腹腔和腹膜后间隙，保留血肿的填塞效果，防止血流动力学紊乱。血管造影能早期诊断出血部位，栓塞可进入手术难以接近的区域，同时控制多个部位的出血。血管栓塞可对实质器官的出血进行非手术治疗。

介入放射学技术

使用弹簧圈或明胶海绵栓塞是治疗实质器官出血最常用的技术。支架或支架移植物用于直接动脉创伤，在控制出血的同时可保留血液供应。可选择性或暂时地将闭塞球囊放置于内脏大血管、髂内动脉或主动脉内以暂时止血。

潜在并发症

可能发生造影剂过敏和造影剂诱发的肾病，尤其是急慢性肾衰竭患者。其他并发症包括弹簧圈移位、实质性梗死和脓肿形成。

复苏性主动脉腔内球囊闭塞

复苏性主动脉腔内球囊闭塞（resuscitative endovascular balloon occlusion of the aorta，REBOA）是一种新型术式，已越来越多用于严重出血患者的复苏和治疗。主动脉闭塞球囊经股动脉开口沿导丝置入主动脉。血管内球囊的膨胀可产生类似于主动脉阻断的效果：增加后负荷并维持球囊上方的灌注，最重要的是保持对心脏和大脑的灌注。它能暂时改善血流动力学参数，为手术止血或血管造影栓塞快速控制出血提供时间窗。出血控制后可将主动脉闭塞球囊放气。与紧急开胸阻断主动脉相比，REBOA 对患者的生理影响较小。

REBOA 的解剖学要点：将主动脉分成三个区域

- Ⅰ区：从左锁骨下动脉起点到腹腔动脉（青年男性大约 20 cm）。
- Ⅱ区：从腹腔动脉到肾动脉最末端（约 3 cm）。
- Ⅲ区：从肾动脉最末端向远端延伸至主动脉分叉（约 10 cm）。

根据可疑的出血位置通常将球囊放置于主动脉 Ⅰ 或 Ⅲ 区。REBOA 已在以下病情中得到应用：

- 严重膈下出血，收缩压＜70 mmHg。
- 钝性或穿透性躯干损伤导致严重腹腔内出血（将球囊放置于 Ⅰ 区）。
- 钝性创伤患者疑似骨盆骨折或孤立性骨盆出血（将球囊放置于 Ⅲ 区）。
- 骨盆或腹股沟穿透性损伤的患者伴髂动脉或股总动脉不可控出血（将球囊放置在 Ⅲ 区）。

麻醉医师必须熟悉 REBOA 的生理意义，并做好对患者实施全身麻醉、神经肌肉阻滞和复苏的准备。激活大量输血方案并常规应用损伤控制原则，REBOA 禁用于已知或疑似主动脉损伤的患者。

要点

- 腹部创伤手术时患者病情呈动态变化，需要麻醉医师尽早参与并持续保持警惕。
- 腹部创伤患者的治疗已经发展到这样一种境地，即麻醉医师可能必须为在多个地点接受多个专科的多项干预措施的患者提供治疗。
- 各方之间的清晰沟通至关重要。虽然沟通在围术期很重要，但是其在介入治疗和在手术外的手术操作亦同样重要。
- CT 可准确诊断腹腔出血以及特定的腹部、腹膜后和盆腔器官损伤。但是不应对血流动力学不稳定的患者和需要紧急手术干预的患者进行 CT 检查。

- 由于误吸风险高，强烈建议对腹部创伤患者进行快速序贯诱导。
- 腹部创伤的麻醉目标包括维持正常体温、最大限度扩大手术视野、根据患者需要确保血流动力学稳定以及限制用缩血管药物的过度使用。
- 充足的静脉通路尤为重要。静脉通路应建立于上肢静脉、锁骨下静脉或颈内静脉。如果手术中需要夹闭下腔静脉，则不能通过大隐静脉或股静脉建立静脉通路。
- 在急性腹部创伤中不建议进行脊髓麻醉和硬膜外麻醉。
- 剖腹探查治疗腹腔间隔室综合征可引起快速再灌注综合征和乳酸堆积，并导致低血压和心脏停搏，因此需要进行充分准备工作。
- 现代治疗性血管造影方法可对动脉出血进行精确诊断和微创治疗，并可同时保留器官功能。

（王昌理译　卞金俊校）

拓展阅读

1. American College of Surgeons, Committee on Trauma. *Advanced Trauma Life Support for Doctors: ATLS® Student Course Manual*, 9th edition. Chicago, IL: American College of Surgeons; 2012.

2. Brenner ML, Moore LJ, Dubose JJ, et al. A clinical series of resuscitative endovascular balloon occlusion of the aorta for hemorrhage control and resuscitation. *J Trauma Acute Care Surg* 2013;75:505–511.

3. Chou HG, Wilson CW. Anesthetic consideration for abdominal trauma. In: Smith CE, ed. *Trauma Anesthesia*, 2nd edition. New York, NY: Cambridge University Press; 2015.

4. Dutton R. Damage control anesthesia. *TraumaCare* 2005;15:197–201.

5. Moeng MS, Loveland JA, Boffars KD. Damage control: beyond the limits of the abdominal cavity. A review. *TraumaCare* 2005;15:189–196.

6. Rossaint R, Bouillon B, Cerny V, et al. The European guideline on management of major bleeding and coagulopathy following trauma: fourth edition. *Crit Care* 2016;20:100.

7. Varon AJ. Trauma anesthesia. *ASA Refresher Courses Lectures in Anesthesiology* 2014;42:154–162.

8. Wallis A, Kelly MD, Jones L. Angiography and embolization for solid abdominal organ injury in adults – a current perspective. *World J Emerg Surg* 2010;5:18.

 肌肉骨骼创伤的麻醉管理要点

Jessica A. Lovich-Sapola，Charles E. Smith

引言

根据《米勒麻醉学》的说法："在大多数创伤中心，肌肉骨骼损伤是外科手术治疗的最常见适应证"（见"拓展阅读"）。发生多发伤之后，早期固定和骨折复位尤为重要。

- 骨折的复位和固定通常会减轻疼痛，改善复苏，恢复功能，增强活动能力。
- 无法稳定肌肉骨骼损伤常导致发病率和住院时间的增加，并导致肺部并发症恶化。
- 多发伤患者骨折修复的时机比较复杂，需要团队协作持续沟通。
- 骨折的早期复位和固定是创伤患者诊疗的重要手段，可以降低发病率、减少急性呼吸窘迫综合征（ARDS）和脓毒症的发生（表 18.1）。
- 危及生命和肢端致残的肌肉骨骼损伤需要紧急处理（表 18.2）。

表 18.1 需要紧急手术治疗的肌肉骨骼损伤

推荐 6~8 h 进行的手术	推荐 24 h 内进行的手术
开放性骨折	不稳定骨盆、髋臼骨折
创伤性关节切开术	不稳定股骨骨折
关节脱位	老年人的近端骨折
年轻人的移位性股骨颈骨折	

表 18.2　危及生命和肢端致残的损伤

危及生命的损伤	致残的损伤
伴有出血的盆腔环损伤	外伤所致的肢体离断
伴有出血的长骨骨折	血管损伤
骨筋膜室综合征	

麻醉技术的选择

肌肉骨骼创伤的区域麻醉（另见第 8 章）

区域麻醉用于肌肉骨骼创伤的优点包括：

- 节省使用阿片类药物：减少恶心和免疫抑制。
- 可以评估患者的精神状态。
- 增加了肢端血供。
- 减少术中失血。
- 降低深静脉血栓形成和肺动脉栓塞的发生率。
- 避免气道干预和机械通气的需求。
- 改善术后疼痛和早期活动。
- 减少幻肢痛。

区域麻醉的缺点包括：

- 需要镇静。
- 脊髓麻醉和硬膜外麻醉会造成血流动力学不稳定。
- 不适用于多个身体部位。
- 不适用于抗凝患者。
- 操作持续时间超出必要时间。
- 评估周围神经功能可能存在困难。

在进行任何区域麻醉或椎管内阻滞之前，都需要与外科医生沟通以证实是否存在骨筋膜室综合征或其他外科关注的风险。

肌肉骨骼创伤的全身麻醉（另见第 7 章）

全身麻醉的优点包括：

- 起效迅速。

- 时程更加可控。
- 可同时进行多个部位手术。
- 患者更容易接受。

全身麻醉的缺点包括：

- 无法进行连续的精神状态检测。
- 需要控制气道。
- 血流动力学管理更加复杂。
- 气压伤风险增加。

骨科创伤外科的术前准备

在患者进手术室之前了解病史和体格检查很有必要。评估的范围取决于手术的性质和紧迫性。至少，麻醉医师应该回顾主要和次要的高级生命支持（ATLS）调查、需要的干预措施、实验室检查和胸部、骨盆、脊柱、头部和腹部的影像学检查。骨科创伤麻醉的相关问题见表 18.3。有必要回顾与一些骨折和脱位相关的特定神经和血管损伤（表 18.4）。

表 18.3 肌肉骨骼创伤麻醉的相关问题

情况紧急，且评估合并症和优化内科病情的时间不充裕
饱胃且有误吸风险
颈椎情况不明，无法将头部和颈部置于气管插管的最佳位置，增加了气道管理的难度
药物中毒及药物滥用：酒精、可卡因、安非他命、大麻类、阿片类药物及其他药物
体位性损伤
低体温
大量失血和凝血障碍
止血带时间过长导致神经、肌肉和血管损伤
脂肪栓塞综合征伴迟发性急性呼吸窘迫综合征
深静脉血栓形成
骨筋膜室综合征
术后疼痛

表 18.4　神经或血管损伤相关的骨折和脱位

骨折或脱位	损伤的结构
锁骨或第一肋骨骨折	锁骨下动脉
肩关节脱位	腋窝神经或腋动脉
肱骨干骨折	桡神经
肱骨髁上骨折	肱动脉
髋关节脱位	坐骨神经
股骨干骨折	股浅动脉
股骨髁上骨折	腘动脉
膝关节脱位	腓总神经，腘动脉
胫骨或腓骨近端骨折	腓总神经

经允许转载自 VallierHA.Musculoskeletaltrauma.In：SmithCE，ed.TraumaAnesthesia，2nd edition. New York，NY：Cambridge University Press；2015

完整的术前评估对老年骨科创伤患者尤其重要，因为该患者群体中内科合并症的发生率增加且功能储备不佳（见第21章）。许多骨科创伤患者存在大量失血和体液转移，会导致心动过速、低血压、氧耗增加，以及心肌缺血和卒中等不良事件的风险增加。应注意以往麻醉药物的不良反应、目前用的药物、是否放置起搏器或心内除颤器、阻塞性睡眠呼吸暂停综合征病史和（或）药物滥用史。

推荐的术前检查：

● 全血细胞计数。
● 血型鉴定和交叉配型。
● 凝血功能检测。
● 基础代谢检测。
● 心电图检查。
● 根据由患者的具体情况和拟施手术来决定进一步检查。

骨科创伤患者的监护应包括美国麻醉医师协会（ASA）的标准监护内容（另见第9章）。特殊监护手段应根据患者的整体内科病情和状态确定，但应包括氧合、通气、循环和体温的监护。

● 氧合：脉搏血氧饱和度测定，患者肤色观察，吸入和呼出气体分析，血气分析。

- 通气：呼末二氧化碳测定、呼吸音听诊、动脉血气、吸呼比和包括潮气量、气道峰压和平台压在内的呼吸机设置。

- 循环：心电图，血压（无创或内置有创性动脉导管），脉搏形态分析，超声心动图，中心静脉压，尿量。

- 体温：食管、鼻腔、膀胱，或直肠。

液体管理应根据具体情况确定（另见第 4 章）。液体管理的选择包括：

- 晶体：
  - 乳酸林格液（LR）（常规用于创伤患者），
  - 乳酸林格液禁用于联合输注或钙离子浓度低于 3 mEq/L 的浓缩红细胞的稀释，
  - 0.9% 生理盐水（用于稀释红细胞），
  - 由于高血糖的风险，通常避免含糖溶液。

- 胶体：
  - 比晶体更能有效地扩张容量。

- 血制品：
  - 红细胞，
  - 新鲜冰冻血浆，
  - 血小板，
  - 冷沉淀。

疼痛管理

骨科损伤患者的急性疼痛管理常具有挑战性，尤其是有多个损伤部位的情况下。疼痛管理应该从小剂量、多频次使用快速起效的静脉药物开始，直到患者疼痛症状开始缓解。一旦患者感到舒适，达到这种效果所需要的剂量就可以用来评估患者在开始使用长效药物或患者自控镇痛之前的基本需求。由镇痛药物引发的低血压通常是低血容量的一个标志，应相应地进行治疗。患者的康复往往需要大强度的理疗，治疗期间可能需要适当增加药物剂量。

全面的情感支持和宽慰可作为补充手段来缓解疼痛，因为创伤本身的机制往往具有显著的负性心理逻辑关联。将患者转诊至精神科医生治疗创伤后应激障碍可能是合适的。

骨科疼痛常与神经性病理痛相关。这种疼痛表现为烧灼样和"电击样"，单用阿片类药物一般效果不好，应该联用加巴喷丁及适当的选择性区域阻滞来"打破疼痛循环"。

区域麻醉（另见第8章）

任何骨科创伤都应考虑区域麻醉（表18.5和表18.6）。单次注射阻滞可以在短时间内缓解疼痛，但持续的止痛则需要置管。所有的外周神经阻滞都建议应用超声技术，无论是单次注射还是置管。区域镇痛技术可以带来较高的患者满意度，可以改善肺功能，并促进患肢早期活动。

实施区域麻醉/镇痛的注意事项包括：
- 获得知情同意。
- 血流动力学情况。

表 18.5　适用于外伤的上肢阻滞及注意事项

肌间沟臂丛阻滞 – 注意肺损伤患者同侧膈神经麻痹的风险增加	• 上臂和肩部 • 肱骨骨折 • 肩关节脱位 • 锁骨骨折（附加颈浅丛阻滞）
锁骨上路阻滞	• 上臂 • 肘部 • 前臂 • 手部
锁骨下路阻滞 – 位置固定，易于置管定位 – 置管无需移动脊椎，颈椎损伤患者易于定位	• 上臂 • 肘部 • 前臂 • 手部
腋路阻滞 – 由于动脉位置易于压迫，对于轻度凝血障碍患者更安全	• 前臂 • 手部

表 18.6 适用于外伤的下肢阻滞及注意事项

股神经阻滞 － 由于动脉位置易于压迫，对于轻度凝血 　障碍患者更安全	● 大腿前侧 ● 股骨骨折 ● ACL 修复 ● 胫骨平台骨折 ● 大腿皮肤移植 ● 膝部手术
髂筋膜阻滞	● 与股神经阻滞相同 ● 髋部骨折
隐神经阻滞	● 足内侧
坐骨神经阻滞	● 大腿后部 ● 小腿的大部分
踝关节阻滞	● 足和脚趾 ● 软组织损伤 ● 截肢

缩写：ACL＝前交叉韧带

- 凝血状况。
- 是否存在创伤所导致的神经损伤。
- 感染的风险。
- 骨筋膜室综合征的风险。

如果患者存在中枢神经或复合神经丛损伤，一般避免使用神经阻滞。有人担心区域麻醉／镇痛可能会掩盖骨筋膜室综合征相关的疼痛并延误诊断。谨慎起见，在实施阻滞前应与外科医生讨论这个顾虑。

股骨骨折的管理

双侧股骨骨折或多发长骨骨折可导致危及生命的大出血。死亡率可高达 25%。据估计，股骨干骨折的平均失血量是 1500 ml。一般需要两路大口径静脉通路或中心静脉通路（见第 5 章）。

只要在手术前进行了充分的复苏和内科调理，早期确切的固定手术（损伤后 24 小时内）已被证明对大多数患者是安全的，包括多处损伤的患者，如严重的腹部、胸部或头部外伤。都市健康医疗中心（MetroHealth Medical Center）制定了一份不稳定轴向骨折的早期合理永久性手术方案（表18.7）。普遍认为，手术的风险小于长时间制动所致的并发症的风险。优化方案包括使用晶体、胶体和必要时的血液制品进行液体复苏。连续动脉血气测定以追踪乳酸、pH 和碱缺失将有助于指导复苏的充分性。常需要其他科室的早期会诊来明确其他损伤或并发症。

股骨骨折早期永久性固定术的优点包括：

- 减少肺部并发症。
- 减少呼吸机使用天数。
- 减少深静脉血栓形成。
- 缩短住院时间。
- 降低住院费用。
- 减少膀胱导尿管引起尿路脓毒症的风险。

骨盆骨折的管理

骨盆骨折的死亡率在 5% 到 20% 之间。如果患者到达医院时已经处于严重休克状态，死亡率则高至 50%。骨盆骨折的出血常局限在封闭的腔隙，所以并不会被立刻察觉。骨盆骨折常伴有大量的腹膜后出血。紧急复苏和骨折的早期稳定可以降低发病率和死亡率。了解损伤的机制十分重要。造成骨盆环骨折的巨大力量常常导致其他器官系统的损伤，包括但不限于泌尿、神外和妇科损伤。

不稳定骨盆骨折的早期（受伤后 24 小时内）稳定或复位以及永久性固定的优点包括：

- 控制出血并帮助复苏。
- 减轻疼痛。
- 可以让患者运动。
- 易于骨折复位。
- 提高骨折复位质量。
- 避免牵引和卧床。
- 降低肺部、感染性和血栓栓塞并发症的风险。

表 18.7　早期合理治疗：都市健康医疗中心治疗不稳定轴向骨折的方案

入选标准	股骨近端或骨干、骨盆环、髋关节和（或）需要外科稳定的胸腰椎力学不稳定骨折，且至少有下列之一： • 合并一个或多个其他身体系统的重大损伤 • 血流动力学不稳定，表现为低血压、心动过速和（或）需要输血 • 一种或多种骨折损害（上文所列） • 损伤严重程度评分≥16 分
排除标准	• 严重颅脑损伤（简略伤害评分 4 或 5） • 骨折合并需要修复的血管损伤 • 接受断指和断肢再植的患者 • 孕妇 • 高龄（>80 岁） • 原有的严重痴呆 • 低能骨折，例如从站立位跌倒 • 骨骼未发育成熟的患者 • 继发于肿瘤的骨折 • 其他部位存在恶性肿瘤 • 化疗史及激素使用史（过去一年内泼尼松>10 mg/d 或等效量的其他激素） • 基于一般情况，预计生存时间<1 年的患者
方案	• 入院检查 ABG、乳酸、CBC、血小板、INR、BMP • 每 8 h 重复一次直到正常 • 出现下列情况时，建议在受伤后 36 h 内进行永久性稳定手术 　• pH 值≥7.25 　• 碱缺乏≥−5.5 　• 乳酸<4.0 　同时 　• 患者在没有升压药维持的情况下对复苏有反应（如果持续出血或低血压，可能需要连续的实验室检测） • 如果在 8 h 内未达到标准，即实施损伤控制策略；即归属于此策略的股骨和骨盆骨折外固定。然后继续重新评估，直到患者达到稳定标准，然后再进行永久性治疗 • 如果 8 h 内并未达到标准且患者情况恶化，如果计划控制活动性出血，则由外科医生决定考虑永久性固定手术 • 术后管理 　• 包括 CBC、血小板计数、ABG、乳酸和 INR，每 8 h 测量 1 次直至正常 　• 标准化应用抗生素 　• 根据创伤方案预防深静脉血栓

由 Heather A.Vallier，MD，Department of OrthopaedicSurgery，MetroHealth Medical Center，Cleveland，OH. 提供。

缩写：CBC＝全血计数；ABG＝动脉血气；DVT＝深静脉血栓形成；INR＝国际标准化比率；BMP＝基本代谢率

- 减少器官衰竭。
- 降低发病率和死亡率。
- 减少在 ICU 留住的时间。
- 缩短住院时间。

出血是骨盆骨折相关的严重问题，出血可能来自骨头本身、髂血管、靠近骶髂关节的动静脉或骶静脉丛。骶静脉丛出血可导致大量失血。在出现压塞之前，可以在腹膜后间隙聚积 4 L 的血液。如果患者在积极补液后血流动力学仍不稳定，应行盆腔复位和急诊血管造影。血管造影可以显示出血部位，并进行栓塞治疗（图 18.1）。目前认为，骨盆骨折患者在受伤后的 24 h 内需要多达 20 个单位的浓缩红细胞。复苏的目标是终末器官灌注和血流动力学稳定。避免在下肢置入静脉通路，因为输入的液体可能会直接进入腹膜后间隙。

骨盆出血应该通过骨盆力学稳定和血管造影栓塞来进行控制。与有创性固定术相比，血管造影栓塞通常是首选治疗方案。在血管造影室治疗不稳定骨盆动脉出血并非没有风险。将患者安全转移至血管造影室需要外科、放射科、麻醉科和重症监护室人员的协调配合才能完成。完成经导管栓塞之后，患者可能需要进一步手术并且转移到手术室或重症监护病房，以优化灌注和通气、纠正酸中毒和血容量、逆转凝血状态。介入放射术中使用的麻醉设备和监护仪应与手术室中使用的相同。如果需要，麻醉医师必须有一种可靠的沟通方式来寻求帮助。

骨盆骨折的疼痛控制很困难。手术治疗骨盆骨折的最常见医源性损伤是坐骨神经损伤；因此，在确认下肢运动和感觉正常之前，不推荐使用硬膜外麻醉。

两处或以上力学不稳定骨折

对于多发伤的患者，应该在与外科团队的协商下，确定进行复位和其他损伤修复的顺序。这通常由创伤外科来进行协调，并且需要良好的沟通和频繁的再评估，以确定继续手术的安全性。实验室检查应定期重复以帮助决策。必须考虑预计的手术时间、预计的出血量和患者的体位。

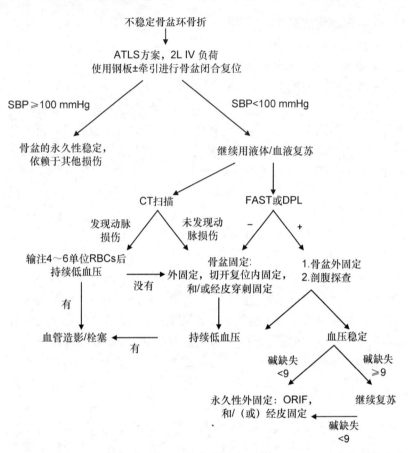

图 18.1 评估和治疗不稳定骨盆环损伤的流程。缩写：**ATLS**＝高级创伤生命支持；**IV**＝静脉注射；**SBP**＝收缩压；**CT**＝计算机断层扫描；**FAST**＝超声聚焦评估创伤；**DPL**＝诊断性腹腔灌洗；**RBCs**＝浓缩红细胞；**ORIF**＝切开复位内固定。经许可转载自 Vallier HA，Jenkins MD. Musculoskeletal trauma. In：Smith CE，ed. Trauma Anesthesia. New York，NY：Cambridge University Press；2008

髋关节脱位

髋关节脱位通常由高冲击损伤造成。髋关节脱位可能合并神经血管损伤。患者通常合并髋臼骨折。骨折的治疗可能会延迟，但脱位的治疗是真正的骨科急症。脱位应在 6 h 内治疗。如果髋关节脱位没有被发现和治疗，患者将面临发生股骨头缺血性坏死（AVN）的高风险。髋关节复位通常需要较深的镇静和（或）肌松。如果患者需要进一步手术，通常推荐气管插管和神经肌肉阻滞以便于髋部复位及其他手术。重要的是要知道，创伤患者通常有误吸风险。人工髋关节脱位不存在缺血性坏死的风险，并不属于紧急病情。

开放性骨折

开放性骨折，也就是骨折造成了皮肤的破损，被认为是外科急症。延误 6～8 h 后感染率即增加。在尽可能安全的情况下，建议尽快在手术室进行清创和冲洗，并对骨折进行临时性或永久性的固定。

建议早期使用抗生素治疗（如第一代头孢；成人静脉注射 2 g 负荷剂量的头孢唑啉），然后在适当的间隔重复注射以助于预防感染。如果患者对头孢菌素或青霉素过敏，成人可以使用克林霉素 900 mg 静脉注射。在开放性伤口有明显污染的情况下，每 24 h 用 4～5 mg/kg 庆大霉素静脉注射可有效覆盖革兰氏阴性菌。开放性骨折伴土壤污染患者应每 4 h 接受 400 万单位青霉素静脉注射以治疗厌氧菌。

美国疾病控制与预防中心（Centers for Disease Control and Prevention，CDC）建议每 10 年接种一次破伤风疫苗，但在创伤情况下，往往需要再次接种破伤风疫苗，因为大多数患者不知道他们最近一次接种破伤风疫苗的日期。破伤风疫苗应在受伤后立即接种，但仍可在受伤后数天或数周接种。破伤风疫苗接种后，抗体可能需要长达 2 周的时间才能形成，因此，如果患者最近没有接种过破伤风疫苗，该伤口仍可能发生破伤风。如果外伤患者以前没有充分免疫，那么应该给他注射破伤风免疫球蛋白（TIG）。单次注射破伤风免疫球蛋白可提供至少 4 周的保护水平的被动抗体。破伤风免疫球蛋白和破伤风类毒素可以同时给药，但应在不同的部位。

创伤性断肢

创伤性断肢的治疗需要立即加压以控制出血，早期静脉注射抗生素，并进行破伤风预防。通常需要紧急手术以控制出血并进行外科清创。

血管损伤

肢体动脉血管供应的损伤是一种外科急症。最常见于穿透性创伤，但也可以发生在钝性创伤。外伤性膝关节脱位是钝挫伤中血管损伤最常见的病因。当患者出现苍白、冰冷和肢体脉搏减弱时，应怀疑是大动脉损伤。患者也可能出现血肿增大或大量出血，这时输血和液体替代治疗对患者的生存至关重要。

脂肪栓塞

术中经食管超声心动图显示，大部分长骨修复患者存在脂肪和骨髓微栓塞。虽然大多数患者没有表现出明显的临床影响，但一些患者可能出现明显的急性炎症反应。有临床意义的脂肪栓塞综合征（FES）发生在 3%～10% 的长骨修复患者中，如果患者有多处长骨骨折，则发生率更高。症状的出现可以是逐渐的（超过 12 至 72 h），也可以是突然的，表现为急性呼吸衰竭和心脏停搏（表 18.8）。脂肪栓塞综合征的治疗以支持为主。治疗需要早期识别和合理的通气管理，包括充分的氧供、增加呼气末正压（PEEP）以及细致的液体管理。

骨筋膜室综合征

当在有限空间内增加的压力阻碍血液循环及组织功能时，就会发生急性骨筋膜综合征。这会导致组织损伤、缺血，最终导致组织坏死。最易发生骨筋膜室综合征的部位是大腿远端和前臂掌侧。

表 18.8 脂肪栓塞综合征（FES）的临床表现

缺氧（约 75% 的 FES 患者存在）

心动过速

精神状态变化：嗜睡、意识模糊、迟钝、昏迷[a]

上身瘀斑疹：眼结膜、口腔黏膜、颈部及腋窝皮肤皱褶

肺动脉压升高

心排血量下降

实验室结果：脂肪微球蛋白血症、贫血、血小板减少、红细胞沉降率加快、尿中出现脂肪小滴

胸片：双侧肺泡浸润

[a]FES 可能是麻醉苏醒延迟的原因。经许可转载自 Smith CE，ed. Trauma Anesthesia，2nd edition. New York，NY：Cambridge University Press；2015

可导致骨筋膜室综合征的病情包括：
- 骨折：
  · 胫骨干，
  · 桡骨，
  · 尺骨。
- 枪击伤。
- 挫伤。
- 出血性疾病。
- 烧伤
- 缺血后肿胀
- 再灌注损伤
- 药物过量导致处于长期制动状态
- 肢体压迫时间过长
- 医源性因素（如加压输注钙、甘露醇、钾、苯妥英钠、亚甲蓝等发泡药物导致的外渗）

骨筋膜室综合征的诊断以临床诊断为主。最初的症状是与损伤不成比例的疼痛，被动运动时的疼痛，以及受累区域的高张肿胀。然后是出现远端感觉减退和本体感觉丧失，接着是完全麻痹和肌肉无力。脉搏消失、苍白、瘫痪和感觉异常等迟发性症状一般在发生

不可逆功能丧失之后才会出现。

　　诊断可能需要骨筋膜室内压测量。正常压力为 0～15 mmHg。压力大于 30～50 mmHg 可导致明显的肌肉缺血。当室压升高到舒张压下 20 mmHg 或平均动脉压下 30 mmHg 时，即可达到正常肌肉的缺血阈值。

　　据报道，全身麻醉和区域麻醉都会导致骨筋膜室综合征诊断的延误，因为它们可能掩盖了患者严重疼痛的症状。在患者处于意识状态改变或接受深度镇静、麻醉或大剂量止痛药的情况下，需要高度怀疑并进行一系列体格检查，以免忽视骨筋膜室综合征。骨筋膜间室综合征的治疗包括对所有受累筋膜间室进行筋膜切开术。为了保证有效，筋膜切开术必须尽早进行，以防止不可逆的缺血损伤（表 18.9）。

挤压伤

　　挤压综合征的定义是继发于挤压伤导致的低血容量和接触毒素的横纹肌溶解，在解除肌肉压迫或血流中断纠正后，受累肌肉的细胞组分被释放到血液循环中。此外，由于毛细血管通透性增加，大量的血管内液体可积聚于受累肢体。

　　挤压伤（即骨骼肌受压）导致横纹肌溶解的常见机制包括：
- 酒精中毒，随后跌倒、无法移动和昏迷。
- 术中体位不当：
  - 截石位，

表 18.9　缺血时间和骨骼肌损伤程度

缺血持续时间（h）	损伤程度
＜2	无永久性组织学损伤
2～4	不可逆的结构和功能改变
6	肌肉坏死发生
24	再灌注引起的组织学变化达到最高

Malinoski DJ，Slater MS，Mullins RJ. Crush injury and rhabdomyolysis. Crit Care Clin 2004；20：171-192

- 侧卧位。
- 钝性伤。
- 电击伤（触电或雷击）。
- 汽车突然减速。
- 地震、山体滑坡、建筑物倒塌。
- 血管受损：动脉血栓，栓塞，外伤阻断或外部压迫。
- 软组织感染。
- 止血带时间过长。

挤压伤后的临床表现包括：

- 休克。
- 肢端肿胀。
- 横纹肌溶解。
- 继发性于肌红蛋白的深色尿液。
- 急性肾衰竭。
- 电解质紊乱。

横纹肌溶解发生在受损的骨骼肌成分进入患者的血液循环时。肌肉的压缩导致缺血，继而肌肉发生再灌注。例如，自然灾害和人为灾害（爆炸、地震、建筑物倒塌）造成的严重挤压伤后，横纹肌溶解症只在肌肉的急性压迫得到解除后才会发生，从而使肌肉分解的产物进入循环系统。随后可能出现反跳性高灌注和骨筋膜室综合征。血清肌酸激酶与肌肉损伤程度有关。横纹肌溶解导致急性肾衰竭的发生率为4%～33%，死亡率为3%～50%。

横纹肌溶解可导致肾衰竭的机制包括：

- 肾灌注减少：
  - 低血容量，
  - 交感神经系统的刺激，
  - 肾素-血管紧张素-醛固酮轴，
  - 在肌红蛋白存在的条件下血管收缩物质被释放入血，导致肾血管收缩。
- 肌红蛋白管型形成伴肾小管阻塞。
- 肌红蛋白对肾小管的直接毒性作用。

横纹肌溶解导致的电解质和实验室异常包括：
- 低钙血症。
- 高钾血症。
- 酸血症。
- 高磷血症。
- 组织凝血活酶水平增加导致弥散性血管内凝血。
- 血小板减少。
- 肌红蛋白水平增加。

挤压伤后肾衰竭的治疗和预防包括：
- 早期积极的容量替代来治疗低血容量性休克和高钾血症
  - 晶体（身体总缺失量可达 15 L）。
- 在使用甘露醇利尿、碱化尿液前确认尿流量：
  - 甘露醇，
  - 使用碳酸氢钠碱化尿液。
- 密切监测尿量和电解质。
- 实验性治疗：
  - 自由基清除剂：谷胱甘肽和维生素 E，
  - 去铁敏，一种铁螯合剂，
  - 血小板活化因子受体阻滞剂，
  - 内皮素受体拮抗剂。
- 每日血液透析或持续血液透析 / 血液滤过。

要点

- 股骨或骨盆骨折的早期稳定和永久性固定可改善创伤患者的发病率和死亡率。
- 骨科创伤全身麻醉的优点包括起效快、能够更好地调节维持时间、允许多部位手术以及提高患者的接受度。
- 对肌肉骨骼创伤使用区域麻醉的优点包括能够进行连续的精神状态检测，无需控制气道，复杂血流动力学管理减少，降低气压伤的风险，增加肢端血供，减少失血，减少深静脉血栓的发生率，有利于术后镇痛和早期活动。

- 骨盆和股骨骨折常伴有大量失血，需要可靠的静脉通路和严密的监测。

- 脂肪栓塞综合征可导致苏醒延迟、心血管并发症和急性呼吸窘迫综合征。治疗以支持性为主。它需要早期识别，使用增加氧供和呼气末正压来进行合理的通气管理以及细致的液体管理。

- 当在有限的空间内压力增加阻碍血液循环及组织功能时，即可发生骨筋膜室综合征。最易发生室间室综合征的部位是小腿远端和前臂掌侧。区域麻醉和椎管内麻醉会延误骨筋膜室综合征的诊断。谨慎起见，在行神经阻滞之前应与外科团队沟通。

- 挤压伤后的临床表现包括休克、肢端肿胀、横纹肌溶解、继发于肌红蛋白的尿色加深、急性肾衰竭和电解质异常。

（赵景昕译　薄禄龙校）

拓展阅读

1. Dhir S, Sharma R, Ganapathy S. Regional anesthesia In: Smith CE, ed. *Trauma Anesthesia*, 2nd edition. New York, NY: Cambridge University Press; 2015.

2. Lovich-Sapola JA, Smith CE. Anesthesia for orthopedic trauma. In: Al-Aubaidi Z, *Orthopedic Surgery*. 2012. InTech: www.intechopen.com/books/orthopedic-surgery/anesthesia-considerations-for-orthopedic-trauma-surgery. Last accessed January 10, 2016.

3. Lovich-Sapola J, Smith CE, Brandt CP. Postoperative pain control. *Surg Clin North Am* 2015;**95**:301–318.

4. Malinoski DJ, Slater MS, Mullins RJ. Crush injury and rhabdomyolysis. *Crit Care Clin* 2004;**20**:171–192.

5. Marx J, Hockberger R, Walls R. *Rosen's Emergency Medicine*, 8th edition. Philadelphia, PA: Mosby Elsevier Saunders; 2014.

6. Miller RD, Eriksson LI, Fleisher LA, et al. *Miller's Anesthesia*, 8th edition. New York, NY: Churchill Livingstone; 2015.

7. Nahm NJ, Como JJ, Wilber JH, Vallier HA. Early appropriate care: definite stabilization of femoral fractures within 24 hours of injury is safe in most patients with multiple injuries. *J Trauma* 2011;**71**:175–185.

8. Olsen SA, Glascow RR. Acute compartment syndrome in lower extremity musculoskeletal trauma. *J Acad Orthop Surg* 2005;**13**:436–444.

9. The New York School of Regional Anesthesia. www.NYSORA.com. Accessed September 28, 2016.

10. Vallier HA, Cureton BA, Ekstein C, Oldenburg FP, Wilber JH. Early definitive stabilization of unstable pelvis and acetabulum fractures reduces morbidity. *J Trauma* 2010;**69**:677–684.

11. Vallier HA. Musculoskeletal trauma. In: Smith CE, ed. *Trauma Anesthesia*, 2nd edition. New York, NY: Cambridge University Press; 2015.

第三部分　特殊创伤人群的麻醉管理

烧伤患者的麻醉管理

Hernando Olivar，Sam R. Sharar

引言

　　严重烧伤作为创伤性损伤的一个独特分支，是临床工作的巨大挑战。了解烧伤范围并熟悉烧伤伴随的生理紊乱，对提高患者生存率，限制永久性功能障碍和外观后遗症的发生至关重要。

　　急性烧伤患者的初步处理包括评估烧伤范围和深度（图 19.1，表 19.1），进行液体复苏，必要时行高级气道管理。此外，必须确定是否存在吸入性或其他合并的损伤，以及可能会影响烧伤的进展和治疗的内科病情。所有上述步骤从事故现场接诊患者开始一直持续到急诊室、重症监护室及手术室（图 19.2）。

　　现代外科烧伤治疗提倡伤口早期清创和深度烧伤植皮，以防止大面积感染，并改善功能和外观预后。烧伤死亡率和生存率可用表 19.2 中的简化烧伤严重指数（abbreviated burn severity index，ABSI）来评估。美国烧伤协会（American Burn Association，ABA）估测，烧伤面积大于全身体表面积（total body surface area，TBSA）的 70% 时，死亡率高达 50%。

　　烧伤治疗历时久，费用高。烧伤较其他类型的损伤并不常见，因此很难要求每个医疗机构都能既专业又高效地提供高质量且价格合理的治疗手段。正因如此，世界各地建立了专业化烧伤中心。在与美国外科学院合作下，ABA 制定了一个烧伤核查方案，该方案鼓励将严重热烧伤患者转移到地区性烧伤中心接受综合性治疗。转诊标准见表 19.3。

320

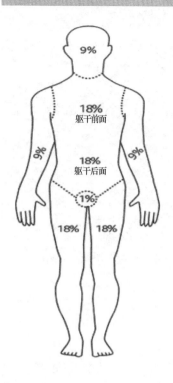

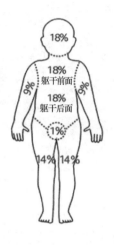

成人
头面部前面4.5%
头面部后面4.5%
躯干前面18%
躯干后面18%
单下肢前面9%
单下肢后面9%
单上肢前面4.5%
单上肢后面4.5%
生殖器/会阴部1%

儿童
头面部前面9%
头面部后面9%
躯干前面18%
躯干后面18%
单下肢前面6.75%
单下肢后面6.75%
单上肢前面4.5%
单上肢后面4.5%
生殖器/会阴部1%

图 19.1 Lund–Browder 图：按体表面积百分比（%TBSA）对烧伤进行分级

流行病学

2013 年，美国有 405 327 例非致命性烧伤病例上报至疾病控制与预防中心。同期，有 3196 例严重烧伤患者（0.8% 的死亡率）被上报。两者中共 59 444 例发生了吸入性损伤（15%），包括致命性

表 19.1　烧伤深度分级

分级	深度	侵及组织	外观	自主恢复时间
1 度	表皮浅层	表皮	干燥，红，压之褪色	3～6 天
浅 2 度	表皮 部分真皮	表皮 真皮	湿润，渗出 水疱，压之褪色	7～20 天
深 2 度	真皮深部	真皮深部	潮湿或蜡样干燥，水 疱易脱，压之不褪色	>21 天
3 度	全部皮肤 损伤	真皮全层	干燥，蜡样，烧焦， 无弹性	无
4 度		侵及肌肉肌腱 骨骼	干燥，蜡样，烧焦， 无弹性	无

ATLS-初步判断，
识别和处理危及
生命的病理因素

第二次评估

烧伤特异性损伤

| 吸入性损伤？ | 面、手、脚、生殖器、会阴部
或大关节烧伤 | 圆周状烧伤 |

考虑转移到烧伤中心

　图 19.2　烧伤的初步评估

表 19.2　简易烧伤严重指数（ABSI）

烧伤严重指数	
参数	值
女性	1
男性	0
年龄（岁）	
＜20	1
21～40	2
40～60	3
61～80	4
≥80	5
吸入性损伤	1
皮肤全层烧伤	1
占体表面积（%）	
≤10	1
11～20	2
21～30	3
31～40	4
41～50	5
51～60	6
61～70	7
71～80	8
81～90	9
≥90	10

计算所得评分对生命的威胁		
所有烧伤评分	对生命威胁度	生存率（%）
2～3	轻	99
4～5	中度	98
6～7	中度	80～90
8～9	重度	50～70
10～11	严重	20～40
12～13	最严重	＜10

ABSI 是用以预估生命威胁程度和生存率的五要素量表。所考虑的五个变量为：性别、年龄、是否存在吸入性损伤、是否存在皮肤全层烧伤以及烧伤面积占体表总面积百分比。烧伤总评分为各要素评分值的总和

表 19.3 转移到烧伤中心的标准

涉及部分真皮，烧伤占全身体表面积（TBSA）10% 以上
烧伤涉及面部、手、脚、生殖器、会阴或大关节
任何年龄组的三度烧伤
电烧伤，包括闪电烧伤
化学烧伤
吸入性损伤
烧伤患者原先存在其他内科疾病有可能使治疗复杂化、延长恢复时间或影响死亡率
任何合并烧伤和其他创伤的患者，其中烧伤造成的病残率或死亡率最高。在这种情况下，如果其他创伤存在更大的即时风险，患者在被转移到烧伤中心前，需首先在创伤中心稳定病情
小儿烧伤且医院无具备资质的人员或设备可提供
烧伤患者需要特殊环境、心理干预和康复治疗

和非致命性事件。

　　国家烧伤案例库（National Burn Repository，NBR）作为由 ABA 维护的数据库，其根据病因、年龄、性别，及专业化烧伤中心入院患者的生存率，将热烧伤患者进行分级。NBR 包括美国 91 个烧伤中心、加拿大 4 个、瑞士 2 个。根据 NBR 数据，2012 年约 10000 例患者送到指定的烧伤中心，平均住院时间为 8.5 天。69% 的患者为男性，平均年龄为 32 岁。小于 5 岁的儿童占 20%，大于 60 岁的患者占 12%。儿童患者多为烫烧，其他年龄段患者则多为火焰伤。肺炎和呼吸衰竭为最常见的发症，并且会延长机械通气时间（>4 天）。

烧伤的病理生理学

　　热烧伤的局部和全身反应相互关联。烧伤周围的真皮层发生局部组织凝固和微血管反应，导致损伤扩大。当患者烧伤面积接近 20%TBSA 或更多时，炎性因子和血管活性因子将会释放，从而引发全身反应。

大面积烧伤后首个 48 h，毛细血管渗透性增加导致血管内蛋白和血浆容量丢失，随之出现低血容量和血液浓缩。创伤和疼痛刺激诱发儿茶酚胺释放，导致心肌收缩力下降和全身血管阻力增加。上述变化导致心排血量大约下降至静息值的 50%～60%，最终导致烧伤性休克，表现为低血压和器官低灌注。水肿是严重烧伤患者的常见临床表现。烧伤周围局部水肿导致组织压力升高，从而形成组织间隔室综合征的风险增加。细胞间液会积聚在末梢软组织和诸如肠道、肌肉、肺等器官，从而导致组织缺氧。

48～72 h 后，心血管变为高动力状态，相应表现为心排血量增加，心动过速，全身血管阻力降低等。同时，基础代谢率增加，导致氧耗增加，高代谢状态致蛋白大量丢失，免疫功能受损，伤口愈合延迟等。

如果患者幸存，功能性和外观性后遗症会阻碍机体复健和情绪恢复。烧伤幸存者往往伴随慢性疼痛，且精神疾病发生率也会增加。因此，烧伤后需及早进行慢性疼痛治疗和精神护理，这些措施有利于患者的长期恢复。

电和化学烧伤

患者接触高压电（＞1000 伏）发生电烧伤可能会损伤脊髓，处理此类患者须进行脊柱制动，直到排除神经功能损伤。另外，直接的肌肉损伤会产生肌球蛋白尿，增加肾衰竭的风险。电烧伤还会损伤其他软组织和内脏器官，造成组织水肿，液体复苏容量需求也相应增加。约 30% 电烧伤患者存在心电图异常。心肌损伤标志物（如 CK-MB）也会升高，但在大量肌肉损伤时这些标志物对心肌损伤没有特异性。同样，对心肌损伤特异性更强的标志物——肌钙蛋白 - Ⅰ，在烧伤患者中经常升高，但在电烧伤患者中不能作为心肌损伤特异性标志物。

化学烧伤占所有烧伤的 3%，且其中大多数（55%）需要外科治疗。直到化学物质从皮肤上被移除，患者机体与化学品的接触以及化学品的伤害作用仍可延续，因此烧伤深度的评估很棘手。化学烧伤的严重程度取决于化学品的种类、浓度和剂量、接触时间以及皮肤渗透性。最初的处理包括去除化学制剂（擦干剂）、稀释（灌洗），评估全身毒性，评估潜在的眼部和气道损伤，包括吸入雾化微粒。

烟雾吸入

烟雾吸入增加了烧伤患者的死亡率。此类患者复苏期间肺部并发症更多见，大量液体输入更常见。

如在封闭空间的火灾中发生持续烧伤，则应高度怀疑吸入损伤。面部或鼻毛灼伤，口咽部碳质沉积，血液碳氧血红蛋白（COHb）水平大于10%，结合支气管镜可诊断吸入性损伤。烟雾中的化学成分引发炎症反应从而引起支气管痉挛并损害纤毛功能。上皮坏死、水肿和分泌物积聚造成远端气道阻塞，从而导致肺不张。血管内液外渗引发气管支气管系统水肿。这些病理生理改变会导致低通气和缺氧性肺血管收缩，肺内分流和通气/血流比例失调。

烟雾的某些成分会产生全身影响，使烧伤患者的管理复杂化。一氧化碳对血红蛋白的亲和力是氧气的250倍。COHb使血红蛋白的携氧能力下降和氧解离曲线左移，阻碍血液中的氧气向组织释放，继而导致组织缺氧。一氧化碳还可通过与细胞内蛋白（心肌红蛋白）结合或使脑脂质过氧化（脱髓鞘），对心脏和脑细胞产生直接毒性作用。

一氧化碳毒性的表现从轻到重取决于一氧化碳的水平：

- 轻度（<20%COHb）：搏动性头痛，恶心和头晕。
- 当COHb浓度介于20%～50%时，会出现更严重的神经系统症状，甚至昏迷。
- 当COHb>50%，会出现明显的心律失常和脑损伤。

一氧化碳中毒患者脉搏血氧饱和度读数正常，动脉血氧分压（PaO_2）正常，且无发绀。由于这些原因，必须用一氧化碳检测法测定动脉氧合血红蛋白和COHb浓度。治疗包括吸入纯氧以将一氧化碳与血红蛋白分离。

氰化物毒性破坏线粒体耗氧，干扰细胞内细胞色素级联反应和氧化供能，从而导致严重的乳酸中毒。当遇到高阴离子间隙型代谢性酸中毒且给氧无法纠正时，则应该高度怀疑氰化物中毒。

- 在氰化物浓度为 50/1 000 000（ppm）时，患者可能出现头痛、头晕、心动过速和呼吸急促。100 ppm 以上时，可相继出现嗜睡、癫痫和呼吸衰竭。

严重烧伤的药理学注意事项

严重烧伤患者发生的生理变化可能影响烧伤治疗、操作镇静和麻醉过程中常用药物的药理学作用。例如，组织灌注减少会阻碍肠道、皮下或肌内注射等给药途径的药物吸收。类似地，药物分布也会受到影响导致临床药效延长。相反，一旦出现循环高动力状态，其分布和消除速率也会增加。

由于白蛋白浓度降低，白蛋白结合型药物的游离血浆分数会增加。同时，白蛋白结合型药物（如苯二氮䓬类、抗癫痫药）的容积分布和消除速率会增加。烧伤患者体内 $\alpha 1$ 糖蛋白水平升高，因此神经肌肉松弛药等药物的未结合血浆分数会减少。

烧伤患者体内儿茶酚胺水平较高，对作用于肾上腺素能受体的药物而言，其心血管动力学可能受到干扰。例如，需要更大剂量的 β 肾上腺素能受体拮抗剂来对抗肾上腺素能反应。

烧伤触发肌肉膜中烟碱型乙酰胆碱能受体（nicotinic acetylcholine receptors，nAChRs）质量和数量改变，导致其对去极化和非去极化神经肌肉阻滞药（neuromuscular blocking drugs，NMBDs）产生不同的效应。

- 当烧伤面积大于 20%TBSA 时，未成熟的 nAChRs 在伤后 48~72 h 上调。
- 这导致使用琥珀胆碱后细胞内钾的释放增加，有发生致命性心律失常的风险。
- 琥珀胆碱对高钾的易感性持续存在，直到所有烧伤创面愈合，蛋白质高代谢消退，以及患者可活动。
- 相比之下，烧伤患者对非去极化 NMBDs 存在抵抗，故需要增加剂量以达到预期的临床效果。

烧伤患者的初步管理

烧伤患者的治疗从初始即应遵从院前创伤生命支持和高级创伤生命支持（Advanced Trauma Life Support，ATLS）指南。在第二次评估时，预估烧伤的面积、深度和严重程度将决定复苏策略，包括输液和气道/通气管理（图 19.2）。

静脉液体复苏是烧伤管理的关键之一。现存几个液体复苏公式，但最常见的是由 Baxter 和 Shires 制定的 Parkland 公式。这个公式建议输液步骤如下：

- 烧伤后第一个 24 h，每 %TBSA 输入 4 ml/kg 的等渗晶体液。
- 应在前 8 h 内输注一半的量，然后在随后 16 h 内输注另一半。
- 初始晶体液复苏后，在第二个 24 h 内维持晶体液的容量，并在第二个 24 h 内加注胶体液，以达到治疗目标，如尿量每小时至少 0.5～1 ml/kg。

烧伤患者接受液体复苏量远远超过计算值时，可能会出现组织肿胀和并发症，如肺水肿和腹腔间隔室综合征。这一现象被称为"液体蠕变"（fluid creep）。

应首先使用常规生命体征和尿量评估烧伤患者液体复苏是否充分。对有难治性休克或心肺储备受限的患者，ABA 建议可使用有创血流动力学监测。最近有学者提出用于评估烧伤患者复苏的新指标（如血乳酸），但在大型对照研究中尚未得到验证。

反复评估气道和呼吸状态至关重要，因为气道水肿的动态演变可能导致危及生命的气道阻塞。

气道损伤取决于吸入空气的类型：

- 干燥空气具有比热容低和散热快的特点，限制了其对声门上气道的损害。鼻孔和咽部可对吸入气体进行有效的热调节，声门将热损伤限制在上气道从而保护下气道。
- 相反，湿空气（蒸汽）的比热容较大，导热快但散热慢的特点易致下气道损伤。

- 即将发生的气道阻塞经常发生于中至重度面部烧伤、鼻唇部全层烧伤或口咽部烧伤的患者。

气道即将阻塞的典型症状有：

- 喘鸣。
- 声嘶。
- 吞咽困难。

严重烧伤者需要立即行气管插管的指征：

- 呼吸窘迫，呼吸衰竭。
- 即将发生气道损害。
- TBSA＞40%。
- 存在烟雾吸入损伤的证据。
- 转运时间过长。

严重烧伤者因失去皮肤保护性屏障、环境暴露及冷液体复苏而使体温调节能力减弱。通过使用热毛毯、输注温液体和提高环境温度，避免患者发生低体温至关重要。

在威胁生命的因素得到解决和初步治疗开始后，应考虑将患者转移到专科烧伤中心（表19.3）。

烧伤患者在院内转运过程中的特殊注意事项

一旦患者到达急诊室，开始和（或）继续进行复苏并重点关注液体和气道/肺的管理尤为重要。烧伤患者应加速转移到专门的烧伤中心以尽早开始针对性治疗，防止暴露，以及降低感染的风险。

严重受伤的烧伤患者通常需多个诊断和手术治疗，这可能需要医院内转运。与其他危重病患者一样，烧伤患者转运过程中也面临病残率和死亡率增加的风险。为安全有效地转移烧伤患者，必须进行周密计划，配备足够的人员、设备和监测。转移患者前应特别注意优化其心血管状态，并确定其呼吸功能障碍的程度和转移所需的通气支持量（包括机械通气）。鉴于可能即将发生气道阻塞或精神状态的改变，应在转移前确保患者气道安全。在转运过程中应注意做好保温措施（包括主动升温装置的应用）。另外，院内转运此类患者时还应确保不间断维持应用辅助药物（包括血管升压药和肠内营养），并对患者进行严密监测。美国危重病学院针对危重患者的院内转运制定了详细的指南（见拓展阅读5）。

麻醉管理

入院后，烧伤患者通常在烧伤治疗的不同阶段接受一系列手术。每个阶段的麻醉要点都不同，需要制订个性化麻醉策略。

监测

由于烧伤的部位和范围不同，严重烧伤患者术中监测标准可能具有挑战性：

- 由于烧伤皮肤很光滑，心电图电极片的粘贴通常成问题。因此，电极片可用针式电极代替，也可以用外科钉固定。
- 血压计可应用于烧伤部位，也可用在新移植的四肢部位。但应确保恰当的放置和固定，以防止深层组织剪切伤。
- 脉搏血氧饱和度测定时，如手指部位不宜测量，可选择替代部位（如耳、鼻、嘴唇或舌）。由于低体温、低血容量、心排血量下降和血管收缩等，读数可能并不可靠。当存在COHb时，常规的脉搏血氧测定不准确（即数值会虚高）。在这种情况下，需要用一氧化碳测量仪来检测动脉血气，该方法可持续测定血液中一氧化碳的含量（Masimo）。

动脉血压波形分析对可能发生大出血的手术患者是一种微创、经济的血流动力学监测技术。然而，在烧伤患者中对此技术的评估仍缺乏大规模前瞻性随机试验。其他可供选择的血流动力学监测技术包括食管超声多普勒和经食管超声心动图。

温度监测是烧伤患者麻醉管理的关键。严重烧伤患者机体热量大量丢失，若不使用适当的保温措施，其核心温度每15 min可降低达1℃。烧伤切除手术时体温下降可能会加重失血，增加病残率和死亡率。因此，应采取措施尽量减少术中患者热量丢失，其中包括将手术室温度提高到26～37 ℃（80～100 ℉），使用对流升温装置和温液体静脉输入，尽量减少皮肤表面暴露，以及使用不透水的塑料薄膜包裹非手术肢体以防止热量蒸发等。

气道管理

通气和气道保护是烧伤患者麻醉管理的基本要素。烟雾吸入引起的口周及口内/舌水肿会影响面罩通气和气管插管。同样，须评估烧伤是否导致颈部活动度和下颌下组织的紧密性/活动性受限。胸部大面积烧伤，尤其是呈圆周状烧伤可严重限制胸壁顺应性，造成限制性肺通气功能障碍。气道检查有助于气道管理技术的选择，包括清醒或镇静/无意识气管插管。如果预测面罩通气和气管插管可行，则插管可在麻醉诱导后进行（图 19.3）。

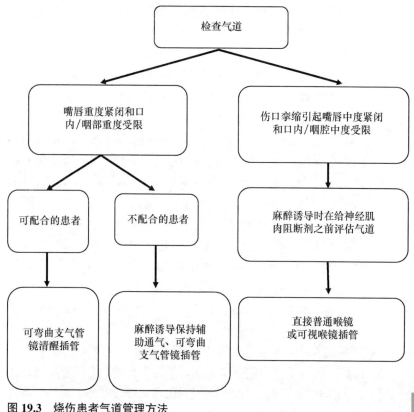

图 19.3　烧伤患者气道管理方法

麻醉药物

如上文所述，烧伤患者对药物的药代动力学和药效学反应的改变，可能要求相应调整麻醉药物的常规剂量，以避免药物毒性或药效降低。

- 丙泊酚：在复苏阶段，减少丙泊酚的诱导剂量，以避免因进一步的心血管抑制和全身血管阻力降低而导致的低血压。在恢复期，由于清除率和血容量分布增加，患者可能需要更大的丙泊酚剂量或更高的输注速率，以获得预期的临床效果。

- 依托咪酯：在有心血管疾病的患者中，与丙泊酚相比，依托咪酯麻醉诱导后血流动力学变化较小。然而，短暂的急性肾上腺功能不全可能增加大面积烧伤和吸入性损伤等重症患者的死亡率。因此，这部分患者应该考虑其他可替代的诱导药物。

- 氯胺酮：烧伤患者使用氯胺酮的优点包括，强效镇痛、扩张支气管、维持血流动力学稳定性和气道反射。氯胺酮还适用于手术室外，如用于烧伤伤口治疗时的镇静和镇痛，或作为治疗烧伤后慢性疼痛的辅助药物。

- NMBDs：烧伤后 48 h 内可安全使用琥珀胆碱。48 h 后使用则存在风险，出现如上所述的急性高钾血症和危及生命的心律失常。烧伤患者血浆拟胆碱酯酶减少多达 50%，这可能有助于增加对琥珀胆碱的敏感性或延长其效果。在烧伤超过 20%TBSA 的患者中，通常会观察到机体对非去极化 NMBDs 存在抵抗，这种抵抗可能需要几天时间形成。NMBDs 受体上调，再加上非去极化 NMBDs 游离血浆水平下降，需要增加药物剂量以达到预期的临床效果。然而，严重烧伤的患者，可能会出现肝和肾功能改变，可能导致重复给予 NMBDs 后出现肌松恢复延迟。

- 阿片类药物：在损伤后的初始低动力阶段，由于药物清除率降低，阿片类药物需求量下降。然而，在高动力恢复阶段，阿片类药物的需要量增加主要因为血容量分布增加。此外，阿片类药物耐受即对常规剂量阿片类药物的镇痛反应差并不常见，一旦发生可致烧伤疼痛难以处理。临床医师还必须意识到阿片类药物诱导痛觉过敏的可能性，其是由阿片类药物引起的对疼痛异常敏感，这进一步使烧伤患者的疼痛管理复杂化。

麻醉维持通常通过挥发性麻醉药与阿片类药物静推或输注相结合来实现。吸入麻醉药由于其剂量依赖性的心脏抑制和血管舒张可能加重低血压，所以在给予吸入麻醉药时应格外谨慎。这些药物往往还可消除缺氧性肺血管收缩，故可能损害通气/血流比和气体交换。

区域麻醉

虽然区域麻醉对烧伤患者有潜在益处，但烧伤的解剖部位和提供皮肤的位置远离烧伤区常阻碍区域麻醉作为单一麻醉技术，因此往往选择复合麻醉技术。区域麻醉的禁忌证包括穿刺/置管部位的感染、凝血功能障碍或全身脓毒症。区域麻醉已证明有利于特定部位的烧伤治疗，包括小面积、局部烧伤的手术治疗。

术中液体管理

术中晶体液输入必须避免复苏不足和过度复苏。烧伤切除移植术中失血量难以计算，但每1%TBSA可达120 ml。可采用多种技术减少术中出血，如止血带、分期手术和局部或皮下注射血管收缩剂（肾上腺素、血管加压素类似物或去氧肾上腺素）。这些血管收缩剂的全身效应（如高血压和心动过速）是不可预测的，麻醉医师必须将这些迹象和术中镇痛不充分区分开来。尽管努力减少术中出血，但在烧伤手术中输血仍不可避免。尽管输血触发阈值尚未达成共识，但标准的输血阈值为血红蛋白低于8 g/dl。当然，具体输血决策应根据每个患者的实际情况而定。

拔管

全麻下烧伤切除移植术后气管拔管应根据患者血流动力学参数、手术范围、持续时间、术中液体复苏量和术前存在的气道异常等情况决定。术后需要使用机械通气的情况包括患者术前即进行机械通气，和术后早期需减少活动以避免移植物破坏的面部和（或）颈部精细植皮术。

术后阶段

对烧伤患者非手术伤口的疼痛和操作镇静的处理，需个体化应用阿片类镇痛药，并配合使用其他镇痛技术，如外周神经阻滞、氯胺酮和（或）非药物技术（例如，引导联想、音乐、冥想）。诸如血栓栓塞预防、营养支持和温度控制等其他所有治疗性干预措施，均应在整个术后阶段持续进行。

要点

- 专科烧伤中心为严重烧伤患者提供全面的烧伤治疗。建议将严重烧伤患者早期转移到这些烧伤中心。
- 大面积烧伤会引起激素、代谢和免疫紊乱，导致双相血流动力学反应。
- 吸入烟雾增加烧伤患者的死亡率。在烧伤复苏过程中，吸入烟雾与肺部并发症和较大的液体需求量相关。
- 烧伤患者液体复苏的监测以尿量（成人每小时 0.5 ml/kg，儿童每小时 1 ml/kg）作为充分复苏的临床目标。
- 反复评估气道和呼吸状态至关重要，因为气道水肿的动态演变可能导致急性气道阻塞。
- 气道阻塞常发生在中至重度面部烧伤、鼻唇部全层烧伤，或口咽部烧伤的患者。
- 喘鸣、声音嘶哑和吞咽困难是气道即将阻塞的典型征象。
- 烧伤患者院内转运有潜在病残和死亡的危险。因此，保障危重烧伤患者院内安全转运需要制订计划，并配备足够的人员以及适当的设备和监测。
- 烧伤患者对药物的药代动力学和药效学反应的改变，可能要求相应调整麻醉药物的常规剂量，以避免药物毒性或药效降低。
- 在烧伤患者的麻醉管理过程中，维持正常体温至关重要，但有时会存在困难。
- 失血量在烧伤切除和移植手术过程中难以计算。
- 止血技术如局部或皮下使用血管收缩剂可能会出现全身表现。
- 疼痛管理、血流动力学和通气支持、血栓栓塞预防、营养支持和温度控制等，应在整个术后阶段持续进行。

（倪丽亚译　薄禄龙校）

拓展阅读

1. Dai NT, Chen TM, Cheng TY, et al. The comparison of early fluid therapy in extensive flame burns between inhalation and noninhalation injuries. *Burns* 1998;24:671–675.
2. Hettiaratchy S, Dziewulski P. ABC of burns: pathophysiology and types of burns. *BMJ* 2004;328:1427–1429.
3. Hussain A, Choukairi F, Dunn K. Predicting survival in thermal injury: a systematic review of methodology of composite prediction models. *Burns* 2013;39:835–850.
4. Jeevendra Martyn JA, Fukushima Y, Chon JY, Yang HS. Muscle relaxants in burns, trauma, and critical illness. *Int Anesthesiol Clin* 2006;44:123–143.
5. Kaiser HE, Kim, CM, Sharar, SR, Olivar, H. Advances in perioperative and critical care of the burn patient. *Adv Anesth* 2013;31:137–161.
6. Latenser BA. Critical care of the burn patient: the first 48 hours. *Crit Care Med* 2009;37:2819–2826.
7. Marko P, Layon AJ, Caruso L, Mozingo DW, Gabrielli A. Burn injuries. *Curr Opin Anaesthesiol* 2003;16:183–191.
8. Warren J, Fromm RE, Jr., Orr RA, Rotello LC, Horst HM, American College of Critical Care Medicine. Guidelines for the inter- and intrahospital transport of critically ill patients. *Crit Care Med* 2004;32:256–262.
9. Weiss SM, Lakshminarayan S. Acute inhalation injury. *Clin Chest Med* 1994;15:103–116.

20 小儿创伤患者的麻醉管理

Ramesh Ramaiah，Sam R. Sharar

引言

尽管在安全教育和伤害预防方面有所改善，创伤在美国仍是 1 岁以上儿童的头号死因，每年约有 1.5 万儿童死于创伤。造成学龄期儿童创伤性伤害的主要原因是机动车碰撞和自行车事故。对学龄前小儿来说，虐童是婴幼儿受伤的首要原因，而高处坠落伤则是学步期幼儿受伤的首要原因。与成年人相比，小儿患者的损伤类型有其独特性，这与患儿身形较小、解剖发育相对不成熟有关。头部外伤是患儿最常见的孤立性损伤，80% 因创伤住院的患儿有头部受创的相关病史，而创伤性脑损伤又是造成患儿死亡的首要原因（70%）。胸部创伤是患儿死亡的第二大原因。幼儿胸壁顺应性较高（无钙化胸腔），即使胸腔内发生严重损伤，也可无明显的外部损伤或肋骨骨折。依据不同的医疗环境，麻醉医师可能在创伤现场、急诊室、手术室或重症监护室参与创伤患儿的救治。麻醉医师的参与也是小儿创伤学会多学科管理的一个关键环节，该新近成立的学会旨在通过优化医疗指南、伤害预防、安全教育、调查研究和扩大宣传来改善创伤患儿的预后。所有参与小儿患者治疗的麻醉科医师都应清楚了解小儿创伤的病理生理学，与年龄相关的解剖和生理变化。

初步评估和复苏

初级评估

患者评估和复苏的初始阶段应重点关注波及氧合和循环并可危及生命的损伤。患儿创伤早期管理的重点是预防缺氧、识别低血容量、维持循环血容量和确认重要神经损伤等。及时快速地评估小儿气道（A）、呼吸（B）、循环（C）和神经功能障碍（D），对小儿创伤的成功治疗至关重要。Broselow 儿科急诊尺这类根据小儿身长估算体重的工具，可以协助紧急处理创伤患儿，因其可快速估算出小儿的体重，继而提供所需复苏设备的正确尺寸和合理的药物剂量（表20.1）。

气道和呼吸

与所有紧急情况一样，气道控制是儿科创伤管理的首要任务。然而小儿气道的解剖结构与成人有几处不同，这使得小儿的气道管理具有挑战性：

- 口腔小，舌体、腺样体和扁桃体相对较大，易发生气道阻塞，特别是半昏迷或昏迷的小儿。
- 后枕骨较大，从而造成仰卧位时颈部相应弯曲，易发生气道阻塞，且增加不稳定性颈椎脊髓受伤的风险。
- 肥大的腺样休组织可使经鼻气管插管变得困难或更易出血。
- 喉头位置越高（C2～C5 水平）或越靠前，声门显露就越困难。
- U 型会厌，垂向咽腔，可能需要使用直镜片进行直接喉镜检查。
- 气道解剖最狭窄部位在环状软骨，不像成年患者最狭窄部分位于声门，这可能对气管导管型号有所限制。
- 气管直径过细且气管环间距过短，使环甲膜穿刺术更加困难。

表 20.1 Broselow 儿科急诊尺 (Harborview 医学中心儿童创伤中心) 包括年龄对应生命体征，推荐的不同型号的气管导管、呼吸机、重要的医疗设备，推荐复苏的液体、血制品和镇静镇疗药物的剂量（西雅图 华盛顿州）

Harborview 医学中心～儿科基本药物设备和药物剂量指南

Broselow 色卡		灰	灰	粉	红	紫	黄	白	蓝	橙	绿		
估算体重 (kg)	3	4	5	6	8	10	13	16	20	26	32	40	45
估算年龄	新生儿	新生儿	2月	4月	8月	1岁	2岁	4岁	5~6岁	7~8岁	9~10岁	12岁	13岁
心率	100~160	100~160	100~160	100~160	100~160	90~150	90~150	80~140	70~120	70~120	70~120	60~100	60~100
呼吸	30~60	30~60	30~60	30~60	30~60	24~40	24~40	22~34	18~30	18~30	18~30	12~24	12~20
最低收缩压	40	40	50	60	60	70	70	80	80	80	90	90	90
气管导管（带套囊/无套囊）	3.0/2.5	3.0/2.5	3.5/3.0	3.5/3.0	3.5/3.0	4.0/3.5	4.5/4.0	5.0/4.5	5.5/5.0	6.0/5.5	6.5/6.0	6.5/6.0	7.0/6.5
导尿管	5Fr	5Fr	5Fr	5~8Fr	8Fr	8~10Fr	10Fr	10Fr	12Fr	14Fr	14Fr	14Fr	16Fr
胸管	10~12Fr	10~12Fr	10~12Fr	10~12Fr	10~12Fr	16~20Fr	20~24Fr	20~24Fr	24~32Fr	28~32Fr	32~36Fr	36~40Fr	36~40Fr
中心静脉导管	3.5~5	UVC	3	3~4	3~4	3~4	3~4	4	4	4~5	4~5	5+	5+
潮气量设定 (ml)	24~36	32~48	40~60	48~72	64~96	80~120	104~156	128~192	160~240	208~312	256~384	320~480	360~540
呼吸频率设定 (BPM)	24~30	24~30	24~30	20~25	20~25	15~25	15~25	15~25	12~20	12~20	12~20	12~16	12~16
颈围	P~0	P~0	P~0	P~0	P~1	P~1	P~1	P~2	P~2	P~2	P~3	成人型	成人型
液体负荷 (ml)	60	80	100	120	160	200	260	320	400	520	640	800	900
液体维持 (ml)	12	16	20	28	35	40	45	55	65	70	75	100	115
浓缩红细胞 (ml)（单位：350 ml）	30~45	40~60	50~75	60~90	80~120	100~150	130~195	160~240	200~300	260~390	320~480	400~600	450~675
新鲜冰冻血浆 (ml)	30~45	40~60	50~75	60~90	80~120	100~150	130~195	160~240	200~300	260~390	320~480	400~600	450~675

冷沉淀（ml）	5~9	6~12	8~15	9~18	12~24	15~30	20~39	24~32	30~60	39~78	6单位	6单位	6单位
联系血库（292-6525）；考虑小儿除颤电极													
对乙酰氨基酚（mg）(PO/PR)	40	40	60	80	80~120	120	160	160~240	240	320	320~400	650	650
芬太尼 IV(μg)	6~9	8~12	10~15	12~18	16~24	20~30	26~39	16~32	20~40	26~52	32~64	20~40	22~45
氟马西尼 IV(mg)	0.03	0.04	0.05	0.06	0.08	0.1	0.13	0.16	0.2	0.2	0.2	0.2	0.2
50%葡萄糖 IV(ml)	6(10%葡萄糖)	8(10%葡萄糖)	10(10%葡萄糖)	3~6	4~8	5~10	6~13	8~16	10~20	13~26	16~32	20~40	22~45
劳拉西泮 IV(mg)	0.15~0.3	0.2~0.4	0.25~0.5	0.3~0.6	0.4~0.8	0.5~1	0.65~1.3	0.8~1.6	1~2	1.3~2.6	1.6~3.2	2~4	2~4
甘露醇 IV(g)	3	4	5	6	8	10	13	16	20	26	32	40	45
甲氧氯普胺 IV(mg)	0.3	0.4	0.5	0.6	0.8	1	1.3	1.6	2	2.6	3.2	4	4.5
咪达唑仑 IV(mg)	0.15~0.3	0.2~0.4	0.25~0.5	0.3~0.6	0.4~0.8	0.5~1	0.65~1.3	0.8~1.6	0.5~1	0.65~1.3	0.8~1.6	0.5~2	0.5~2
吗啡 IV(mg)	0.15	0.2	0.25	0.3	0.4~0.8	0.5~1	0.65~1.3	0.8~1.6	1~2	1.3~2.6	1.6~3.2	2~4	2.2~4.5
纳洛酮 IV(mg)	0.03	0.04	0.05	0.06	0.08	0.1	0.13	0.16	0.2	0.26	0.32	0.4	0.45
羟考酮 PO(mg)	0.15~0.45	0.2~0.6	0.25~0.75	0.3~0.9	0.4~1.2	0.5~1.5	0.65~1.9	0.8~2.4	1~3	1.3~3.9	1.6~4.8	2~6	3~8
哌库溴铵/维库溴铵(mg)	0.3	0.4	0.5	0.6	0.8	1	1.3	1.6	2	2.6	3.2	4	4.5
苯巴比妥 IV 负荷量(mg)	60	80	100	120	160	200	260	320	400	520	640	800	900
苯妥英 IV 负荷量(mg)	45	60	75	90	120	150	195	240	300	390	480	600	675

- 气管较短（如婴儿仅为 5 cm），增加了右主支气管插管的风险。

在儿科创伤患者中，预防缺氧是首先考虑的问题，因其容易诱发氧饱和度急剧降低（较之成人，小儿功能残气量低，氧耗高），以及缺氧后易发生心动过缓。创伤后出现呼吸功能损伤的小儿应吸入 100% 纯氧，并持续监测脉搏血氧饱和度。如果小儿伤情不稳定，气道管理应包括最初的气囊面罩通气和随后的气管插管。小儿创伤患者气管插管的指征包括：

- 气囊面罩通气困难和（或）预期需要长时间辅助通气。
- 患者精神状态改变伴格拉斯哥昏迷量表（GCS）评分低于 8 分（表 20.2），为保护气道，防止误吸，并在必要时提供过度通气。
- 继发于胸部创伤或其他原因的呼吸衰竭。
- 对最初的液体复苏无效的失代偿性休克。
- 因脑损伤或药物中毒而丧失上气道保护性反射。

根据院前急救人员的培训和经验，气囊面罩通气可以和院前气

表 20.2　小儿格拉斯哥昏迷量表修正版

体征	评估	评分
睁眼反应（E）	自行睁眼	4
	唤之睁眼	3
	疼痛刺激后可睁眼	2
	对刺激无反应	1
语言反应（V）	语言得体切题或礼节性微笑	5
	哭泣但可安慰	4
	持续发怒	3
	烦躁不安，躁动（叹气）	2
	无语言反应	1
运动反应（M）	遵嘱行动	6
	可辨别疼痛部位	5
	针刺有躲避反应	4
	肢体过度屈曲	3
	肢体过度伸直	2
	四肢瘫软	1

管插管一样有效，并可作为气管插管的替代方法。但在急诊室，气管插管是严重受伤小儿气道管理的金标准。一般来说，小儿首选经口气管插管，经鼻气管插管存在特定的风险，包括腺样体出血和在颅底骨折或额面部骨折时意外颅内置管。在喉镜检查和插管时，也必须注意保持颈椎在正中位置，以避免加重已知或隐匿性脊髓损伤。

尽管过去有过争论，但目前认为，带套囊的气管导管可用于手术室和重症监护室内儿童治疗。此外，2010年国际心肺复苏共识和2015年美国心脏协会小儿高级生命支持指南指出，带套囊和不带套囊的气管导管都可用于婴儿和儿童紧急插管。在肺顺应性差的情况下，如气道阻力高或严重声门漏气时，需对导管大小、位置和套囊压力采取适当的预防措施，而带套囊的气管导管具有潜在优势。套囊的存在（消除与正压通气相关的空气泄漏）也可以避免使用更大的无套囊气管导管重新插管，从而降低头部、颈部或面部受伤小儿换管的风险。除表20.1中根据患者身高给出的气管导管尺寸建议外，还可使用以下公式根据患儿年龄估算合适的气管导管尺寸：

- 无套囊气管导管尺寸（mm ID）＝4＋（年龄）/4
- 有套囊气管导管尺寸（mm ID）＝3.5＋（年龄）/4

小儿气管短，易发生支气管内插管（误入右主支气管）。通过将气管内径大小乘以"3"，或在小儿年龄上加上"10"，即可大概估计出（非婴儿）小儿合适的经口气管插管深度。在婴儿中，气管插管置管的深度根据其体重计算，使用"1、2、3和4 kg分别对应7、8、9和10 cm"的规则。可以通过呼气末二氧化碳（$EtCO_2$）、双侧呼吸音和胸部X线等方式确定正确的插管位置。

循环

识别低血容量休克是严重创伤患儿成功复苏的必要条件。小儿生命体征的正常范围随年龄而异（表20.1）。心动过速的最早表现通常是低血容量，紧接着出现精神状态改变、呼吸功能障碍、毛细血管充盈延迟、皮肤苍白以及体温过低等。小儿具有良好的心脏储备，以致在轻至中度低血容量（即失血＜30%）时血压可维持正常。

在创伤初期患儿血压正常，可能让人产生其循环容积状态相对稳定的错觉。低血压和尿量减少是低血容量性休克的预兆；然而，这些症状在患儿身上并不明显，直到失血超过 30% 血容量。

对所有小儿来说，建立血管通路都是一项挑战，尤其是那些需要多个通路的严重创伤患儿。由于小儿血容量较少且存在快速出现低血容量性休克的风险，拖延建立静脉注射（IV）通路可能对小儿有害。如果无法在三次尝试或 90 s 内开放外周静脉通路，则应考虑建立骨内通路（图 20.1）。静脉通路的其他选择包括大隐静脉和中心静脉（颈内静脉、锁骨下静脉、股静脉）。对于颈椎制动患儿，很难将中心静脉导管置于膈肌上方，因此可以选择股静脉插管作为替代方案。

在损伤后的初始阶段，积极的液体复苏对小儿至关重要。低灌注和缺氧可诱导细胞的无氧代谢，导致炎症介质形成，从而对全身产生有害影响。目前仍缺乏可靠数据明确支持应将晶体液还是胶体液作为创伤中首选的复苏液。小儿的初始液体复苏应包含温等渗晶体液（如乳酸林格液），单次输注剂量为 20 ml/kg。如果患儿未出现生理反应或有证据表明持续存在容量损失，应给予第二个 20 ml/kg 单次输注。晶体液初始复苏的目标是，快速实现年龄相关的血流动力学指标正常，并恢复足够的组织灌注。若患儿存在失血性休克证据且对初始晶体液复苏无反应，还应对其进行输血（10 ml/kg），并立即进行外科评估以寻求手术干预。"允许性低血压"（即提供的容量仅足以使血流动力学指标维持在正常范围低值）在复苏实践中仅提倡用于特定的成人创伤患者（如，无脑损伤的穿透性创伤患者）；但其在儿科创伤中的应用尚未说明且缺乏明确实践。避免输注含糖液以降低发生高血糖的风险，尤其是存在创伤性脑损伤（traumatic brain injury，TBI）的患儿。然而，含糖液可用于婴幼儿，因该年龄段更倾向于发生低血糖。

小儿往往比成人更容易受低体温影响，因其体表面积与体积比更高，也更易导致血管收缩、低灌注、酸中毒和凝血功能障碍等。为避免体温过低而采取的预防措施包括，静脉输注温液体、加热毯、对流空气预热器和加热加湿通气等。将手术室的温度提高到

(A)

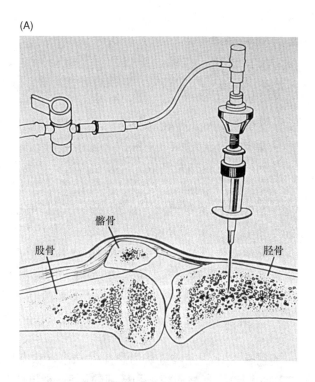

(B)

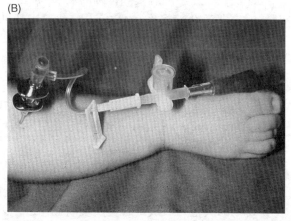

图 20.1　骨内针放置示意图（A）和患儿示意（B）。骨内针最常置于胫骨结节以下 1～2 cm 处的胫骨近端，也可置于股骨远端或胫骨远端

343

24 ℃以上是一种简单而有效的操作。如果这些措施对患儿无效，可以考虑用温热盐水腹腔灌洗。

神经系统功能

一旦解决了气道、呼吸和循环的问题，就应该对神经功能（"失功"）进行快速评估。初步快速的神经系统评估可使用 AVPU 标记法（警觉、对声音有反应、对疼痛有反应，或无反应）。在大多数情况下，小儿神经功能的正式评估可以使用顾及特定年龄小儿语言反应的改良版 GCS（表 20.2）。

创伤性脑损伤是造成小儿死亡和残疾的主要原因。据美国疾病控制和预防中心估计，美国每年约有 170 万例小儿罹患 TBI。婴幼儿、小儿和青少年严重 TBI 的急诊处理指南于 2003 年首次发布，后于 2012 年更新了高渗治疗、温度控制、过度通气、皮质类固醇和葡萄糖治疗以及癫痫预防等处理方法。TBI 患儿可能伴有颈椎损伤，且在常规影像学检查中并不明显；因此，应保持颈椎制动（如，在气道管理期间）以防止损伤脊髓，直到排除颈椎损伤可能。

二次评估

在首次评估完成且认为患儿处于稳定状态后，进行二次评估。二次评估包括完整的病史和详细的从头到脚的检查，以快速识别并开始治疗非致命性损伤。AMPLE 口诀可以帮助快速获得相对全面的创伤病史，以及原有的内科病情：

A（Allergies）-过敏史（药物，包括麻醉剂）。

M（Medications）-目前使用的药物（包括类固醇）。

P（Past illnesses）-既往病史及治疗史（包括近期的病毒性疾病）。

L（Last meal）-最后一次进餐或经口摄入情况（除非可确认排除，否则认定为饱腹）。

E（Events/environment）-与受伤现场相关的事件或环境。

由于小儿年龄相关的沟通能力受限，此类病史往往须从家属、受伤现场的其他人员或了解受伤现场且在送往医院途中提供医疗救治的院前人员那里获得。然后，可以决定优先治疗还是等待进一步诊断评估（如影像学和实验室检查），包括适当的专科会诊以及决定是否手术干预。在二次评估的任一时间，若患儿病情出现不稳定，必须回到初步评估并进行复苏。

二次评估期间的患者检查包括，除去患儿所有衣物以充分暴露并评估所有隐蔽的损伤，但要特别注意预防低体温的发生。创伤患儿体格检查的主要部分包括：

- 触诊头颅和面部的疼痛／畸形。
- 仔细评估颈椎压痛，同时保持颈椎制动直到结合体格检查和放射科评估排除损伤可能；应注意的是，由于脊柱存在更多软骨性结构，幼儿比成人更易发生"无影像学异常的脊髓损伤"（spinal cord injury without radiographic abnormality, SCIWORA），若高度怀疑损伤可能需要 CT 或 MRI 确诊，而非仅检查平片成像。
- 评估连枷胸段、胸壁压痛和异常隆起，以及听诊呼吸音传导不良或不对称以及心脏杂音。
- 腹部检查是否存在内部损伤的体表征象（如"安全带体征"），以及腹胀、压痛、开放性伤口和肠鸣音；另外要注意哭闹的孩子经常会"吞咽"大量空气，这可能导致其腹部膨隆，影响腹部触诊检查的准确性，还会增加呕吐和误吸风险。
- 直肠指诊检查肛门括约肌张力（如脊髓完全损伤时肌张力消失），以及检查是否存在血便。
- 会阴检查是否存在血肿或尿道口滴血（如尿道损伤）。
- 仔细检查四肢是否存在畸形、开放性伤口、远端脉搏以及运动／感觉功能。

在病史和体格检查后，通常会收集血液标本进行血红蛋白和电解质检查，但严重创伤患儿可能还包括凝血功能、血型和交叉配血，以及动脉血气分析等检查。对于年龄较大的患儿，应通过血液或尿液毒理学来评估可能使用的药物或酒精，尤其是在计划进行紧急手术干预和全身麻醉的情况下。早期低血容量休克患者的血红蛋白水平并不总是一个敏感的失血指标，因为晶体液复苏导致的血液稀释可能尚未发生。

初步评估状态稳定的钝性损伤患儿，推荐的影像学检查包括胸部、骨盆和颈椎平片。对存在可疑腹内伤的稳定期患儿，首选诊断检查是快速腹部 CT 扫描。诊断性腹腔灌洗（diagnostic peritoneal lavage，DPL）和创伤超声重点评估（focused assessment with sonography for trauma，FAST）也可用于评估腹腔内损伤，但需要具有特殊专业知识和接受过培训的操作人员，以便在小儿中正确执行和解读这些检查。其他影像学检查（如肢体平片）则依据体格检查结果进行。怀疑遭受虐待的受伤小儿和 2 岁以下小儿一般需要更全面的骨骼检查，包括颅骨、胸部、腹部和长骨的 X 线片。

麻醉管理

在初始复苏之后，小儿可能需要紧急手术干预来控制持续出血或治疗 TBI。此外，对其他方面无异常的急性损伤患儿，在急诊科行简要的常规诊断或治疗以及影像学检查时，可能需要镇静。还有部分患儿更可能需要择期（非紧急）手术来治疗创伤。

术前评估及准备

不同的创伤性损伤，其特点不同。对部分需要紧急手术的小儿，术前评估可能会受到限制。此时，AMPLE 口诀（见上文）可提供一个简要提纲，以完善准备一个安全的紧急麻醉方案所必需的关键术前信息。例如，机动车碰撞中的紧急制动增加了颈段脊髓受伤的可能性。学步小儿和学龄期儿童头部相对较大，而颈段脊柱相对较软，导致紧急减速造成损伤时，C2 和 C3 水平颈椎屈伸损伤发生率增加。脊髓韧带损伤但不伴有明显骨性异常，在该年龄段患儿中较成人更常见，并可能导致 SCIWORA。SCIWORA 发生在约一半的脊髓损伤患儿中，因此在围术期气道管理（如喉镜检查）中，即使颈部侧位平片显示正常，也需要格外注意保持颈椎在正中位置。

除非是最紧急的手术病例，不然都应对患者进行全面的麻醉相关体检，重点检查气道、呼吸和循环，还要确定相关损伤的程度及其对实施麻醉的影响。对插管后送入手术室的患儿，必须再次确认正确的气管导管位置，并排除支气管内插管。对血流动力学不稳定或怀疑颅内压升高的非插管患者，应避免预先用药。然而，在血流动力学稳定的患儿中，给予可保留意识（和保护性气道反射）的小剂量抗焦虑药物（如咪达唑仑）或催眠药物，以便于使其脱离父母及进行诱导前监护。

　　手术室应配备足够人员和适合所有年龄和大小的小儿设备，包括与年龄相适应的气道设备和标注清晰的稀释药物。为便于正确管理低血容量性休克，还应提供静脉和骨内通路装置、液体和血液预热器、快速输液系统、小儿适用的输液泵，以及配有合适尺寸电极板的体内和体外除颤仪。手术室内应保持温暖的环境，婴幼儿最佳手术环境温度为 26 ℃。手术室应具备全面的生命指征监测功能，包括：

- 心电图（electrocardiography，ECG）：较之成人，小儿心动过缓更为常见，其通常提示缺氧、缺血、酸中毒、心脏挫伤或体温过低等。

- 血压：无创血压测量应选择年龄/尺寸相适应的无创血压袖带。患儿血流动力学不稳定，即预计存在大量失血和 TBI 等，提示需要使用动脉压力监测导管。用于放置动脉压力监测导管的血管取决于损伤部位，可包括桡动脉、股动脉、足背动脉和腋动脉。

- 脉搏血氧测定：在低血容量性休克或体温过低的患儿中，脉搏血氧很难测定，可能需要在不同部位使用多个探头进行测定。

- $EtCO_2$：在较小的患儿和低血容量性休克患者中，$EtCO_2$ 可能不够准确，因为与成人相比，其生理无效腔与潮气量之比相对较高。

- 中心静脉通路：对于小儿，尤其是颈椎制动的患儿，在膈肌上方置入中心静脉导管具有挑战性，因此首选股静脉置管。中心静脉导管置入可能对容量管理和容量状态评估都很有效，尤其是无法建立周围通路的患者（如大面积皮肤烧伤的患儿）。

- 体温：体温监测对评估小儿体温过低或过高至关重要。常见的体温监测部位包括鼻咽、食管、直肠和膀胱。
- 尿量：尿量监测将有效指导容量复苏，其目标是保持每小时尿量至少达 0.5～1 ml/kg。
- 颅内压（intracranial pressure，ICP）：ICP 监测适用于手术室和重症监护病房中 GCS≤8 的头部受伤患儿，以进行合理的血流动力学和通气管理。

诱导和插管

插管技术

与成人一样，急性损伤患儿均应被视为"饱胃"；因此，如果术前气道检查提示行直接喉镜检查和经口气管插管无明显障碍，则行快速序贯诱导（rapid sequence induction，RSI）和气管插管。因此，在使用诱导剂和神经肌肉阻滞剂（neuromuscular blocking drugs，NMBDs）前，应准备好行 RSI 所需的全部设备，包括在遇到意外困难时用于气道管理的多个备用计划。由于可能存在 SCIWORA 并且紧急手术前颈椎病情往往不明（临床诊断和影像学诊断都不明），在气道管理过程中，摆放体位时格外注意并保持颈椎中线稳定，这对避免造成或加重颈椎损伤至关重要。如上所述，由于小儿气道与成人气道的解剖学差异，小儿气道管理具有挑战性。在用 100% 纯氧给患儿最大程度地预给氧，用经典或改良的方法行 RSI（根据需要可给予适当正压），同时按压环状软骨。放置合适大小的气管导管，并通过反复观察 $EtCO_2$ 及听诊双侧呼吸音以确定其位置。若怀疑存在气管或喉部损伤，则不应对环状软骨加压。

诱导用药

各种诱导药物可安全用于创伤患儿，最终选择取决于临床情况和麻醉科医师的熟悉程度。依托咪酯 0.1～0.2 mg/kg 静脉注射是创伤患者理想的诱导剂，具有起效快、血流动力学稳定及降低脑耗氧代谢率（从而降低脑血流量和 ICP）等优点。因此，依托咪酯是 TBI 和低血容量患者的首选诱导药物。关于依托咪酯对肾上腺皮质功能的短暂抑制可能产生的长期影响，目前尚无定论；然而，许多麻醉学家认为，其明显的短期益处超过了其尚未确定的潜在长期风险。氯胺酮 1～2 mg/kg 是一种典型的无血流动力学抑制的替代诱导药物；虽然有争议，但有证据支持氯胺酮不会增加严重 TBI 患儿的 ICP。其他常见的诱导药物（如丙泊酚）也可以使用，但由于低血容量和休克患者存在低血压的风险，通常丙泊酚用量应小于标准诱导剂量。

神经肌肉阻断药物

NMBDs 有助于直接喉镜检查和气管插管，是 RSI 成功的关键。琥珀胆碱 1.5～2 mg/kg 可为小儿提供最佳插管条件，在 60 s 内起效，持续 5～8 min。许多麻醉科医师都认为其是创伤患儿肌肉松弛剂的首选，除非存在禁忌证，包括疑似肌肉萎缩症、挤压伤、高血钾、烧伤、急性上运动神经元损伤超过 48 h 和恶性高热家族史等。然而，由于 FDA 的"黑框警告"对未确诊的肌病以及可能伴发的高钾血症和不良心脏事件表示担忧，一些麻醉科医师反对在小儿患者中使用这种药物。由于副交感神经增强并占主导地位，琥珀胆碱也可导致婴幼儿心动过缓，故考虑使用阿托品对患儿进行预处理。尽管琥珀胆碱可暂时升高 ICP，但这一效应尚未显示出对 TBI 患者的预后有负面影响。罗库溴铵是另一种常用于 RSI 的 NMBD，作为一种非去极化肌弛剂，不存在琥珀胆碱的潜在有害副作用。使用剂量为 1.0～1.5 mg/kg 时，罗库溴铵可在 60～90 s 内提供最佳插管条件，但其作用时间比琥珀胆碱长得多。舒更葡糖是一种新近引入临床实践的选择性罗库溴铵逆转剂。虽然罗库溴铵给药后应用大剂量舒更葡糖可实现比琥珀胆碱更短的神经肌肉阻滞维持时间，但当遇到"不能插管、不能通气"意外情况时，仍不建议依靠舒更葡糖"抢救逆转"肌松作用。

麻醉维持

目前尚无一种单一的麻醉技术被证明对接受紧急手术或择期手术的创伤患儿更具优势。平衡麻醉技术，包含了使用阿片类药物并给氧（使用或不使用空气，取决于血流动力学稳定性和是否并发肺部/胸部损伤）、NMBD、以七氟烷和异氟烷为代表的吸入麻醉药，以及提供术中血流动力学控制和术后镇痛等多项内容。在这种情况下，常用的阿片类药物包括芬太尼（滴定剂量或推注加滴注）、氢吗啡酮（滴定剂量）和瑞芬太尼（连续输注加长效阿片类药物用于术后镇痛）。氧化亚氮严禁用于创伤患儿，因其可能扩散到未预料到的封闭空间（如气胸、颅内气肿）。对可能存在血流动力学不稳定的创伤患儿，部分医师倾向于维持浅麻醉，这有时会导致交感神经活动性增强从而导致临床指征恶化。在最极端的情况下，严重受伤且血流动力学不稳定的患儿可能无法耐受任何静脉或挥发性麻醉剂。此时，可能有必要单用氧气和NMBD，最好可配伍使用血流动力学稳定且具有遗忘效应的药物如东莨菪碱或小剂量的苯二氮䓬类药物。在这种情况下，通过呼气末挥发气体监测或脑功能监测评估麻醉深度可能有帮助，但尚未被证明优于其他技术。术中动脉血气、血红蛋白、电解质、凝血参数和血糖等的实验室评估应按常规进行，并作为术中管理决策的依据。与成人一样，创伤患儿的区域麻醉由于超声引导阻滞技术的使用愈发受欢迎，而且应由具有小儿麻醉专业知识的医师实施，尽可能控制术中和术后疼痛。最近有研究称，全麻药物对发育中的大脑具有潜在的神经毒性作用，这也重新唤起了研究者联合使用区域麻醉和镇静技术的兴趣。

术中液体管理

创伤患儿急诊手术的液体管理，不仅涉及术中失血评估，潜在体液丢失和小儿具体补液方案等常规问题，还包括在经院前抢救和急诊室复苏转移到手术室过程中，外科医师如何控制持续性创伤出血的难题。在某些情况下，考虑到患儿头部外伤发生率较高，当同时并发 TBI 时必须在液体复苏和避免脑水肿之间进行平衡。在这些病例中，术中液体管理的一般目标是达到生命体征与年龄相符，维持足够的脑灌注压力（至少 50~60 mmHg），维持尿量（至少每小时 0.5 ml/kg），以及维持足够的血红蛋白水平和凝血因子。

在评估术中液体需求时，考虑的因素有术前液体容量不足（如禁食时间、术前损伤导致失血）、隐性体液丢失以及术中失血等。当预期某液体可改善血流动力学时，可靶向输注该液体。如果需要增加血管内容量，推荐初始使用等渗晶体液，后续可用胶体或血制品扩容。胶体和血制品在血管内停留的时间长于晶体液，因此总输液量减少，理论上也可减轻组织和脑水肿。高渗盐水溶液（如 3% 生理盐水）已被选择性用于 TBI 患儿的初始复苏，以降低颅内压，改善脑灌注压。血液制品（浓缩红细胞或全血）推荐用于血流动力学不稳定或血红蛋白<7 g/dl 的患儿，输注剂量为 10 ml/kg，以确保足够的组织供氧。如果时间允许，输注血型交叉配血的血制品优于非交叉配血的 O 型 Rh 阴性血。然而，在持续出血的紧急情况下，可能没有时间获取特定血型的血液。如果这种情况发生，先使用至少一单位 O 型 Rh 阴性血，若随后又使用特定血型的血制品，可能会因循环中存在来自非交叉匹配血制品的抗体而导致凝集反应或溶血现象。此时，需再送一个血液标本至血库，以确定进一步输血的最佳血型成分（患者自己的血型还是 ORh 阴性血）。大量输血后，应评估血小板水平和凝血因子。对严重创伤成人患者的研究表明，采用新鲜冷冻血浆（fresh frozen plasma，FFP）：RBCs：血小板比例较高（即所谓的"1：1：1 输血比"）的输血方式，比传统的输血方法（即先予 RBCs，凝血因子试验后再予 FFP）更具优势；然而，这一实践在儿科创伤中还没有得到广泛研究。输血后出现低钙血症，应在连续实验室监测指导下，应用氯化钙 10 mg/kg 或葡萄糖酸钙 30 mg/kg 治疗。

虽然低血容量性休克通常只需通过扩容就能成功治疗，但如果确保血管内容量充足却仍持续低血压，则可能需要使用血管活性药物。去氧肾上腺素可能对短暂升高血压有效；然而，其纯 α 受体激动介导的血管收缩不适用于已经出现组织灌注和氧合不足的患者。在这种情况下，去甲肾上腺素、多巴胺和多巴酚丁胺等药物在维持器官灌注方面可能更有效。肾上腺素输注可用于危重症患者，以增强心肌收缩力并升高血压（ α 和 β 肾上腺素能受体共同效应）。

术后管理

需要紧急手术治疗的多发伤或严重受伤患儿很可能会被转到重症监护室继续治疗，包括液体复苏、血流动力学和通气支持、充分的镇静/镇痛和进一步监测（如神功能监测）。转运前，应再次评估患儿，并确保氧气充足、通气、血流动力学和温度等情况良好。对脊柱情况尚不明确的患儿，在转运和术后所有阶段都应继续预防脊柱损伤（如颈托和夹板固定）。在转运过程中持续监测生命体征，保证手头备有适用于患儿年龄的药物及复苏和气道管理所需设备。抵达监护室后，应提供一份患儿的全面病史报告，包括损伤发生机制、院前治疗、急诊抢救和术中管理等以供 ICU 医师参考，因为麻醉科医师在贯穿创伤管理多个阶段起到关键作用。这一点在非儿科医院尤其重要，因为大多数创伤患儿都在这些医院接受治疗，相较于专科儿童医院，重症监护医师可能不太熟悉儿科管理问题。

要点

- 创伤仍然是 1 岁以上小儿病残率和死亡率的首要原因。早期复苏以预防缺氧和维持循环血容量，对成功管理创伤患儿至关重要。
- 大多数住院的小儿创伤患者都可能并发 TBI，它是该年龄段患者死亡的主要原因。
- 麻醉科医师在创伤患儿的管理中面临挑战，包括气道管理、静脉通路、液体管理和体温调节等，都处在充满挑战和经常迅速变化的环境中。

- 掌握小儿和成人之间存在的年龄相关性解剖学和生理学差异，是成功救治急性创伤患儿及围术期麻醉管理的关键。

（吴倩译　薄禄龙校）

拓展阅读

1. Hardcastle N, Benzon HA, Vavilala MS. Update on the 2012 guidelines for the management of pediatric traumatic brain injury – information for the anesthesiologist. *Paediatr Anaesth* 2014;**24**:703–710.

2. Kleinman MD, de Caen AR, Chameides L, et al. Pediatric basic and advanced life support: 2010 international consensus on cardiopulmonary resuscitation and emergency cardiovascular care science with treatment recommendations. *Circulation* 2010;**122**: S466–S515.

3. Lam WH, MacKersie A. Paediatric head injury: incidence, aetiology and management. *Paediatr Anaesth* 1999;**9**:377–385.

4. Roberts I, Alderson P, Bunn F, et al. Colloids versus crystalloids for fluid resuscitation in critically ill patients. *Cochrane Database Syst Rev* 2004;**4**: CD000567.

5. Sharar SR. The ongoing and worldwide challenge of pediatric trauma. *Int J Crit Illn Inj Sci* 2012; **2**:111–113.

6. Tobias JD, Ross AK. Intraosseous infusions: a review for the anesthesiologist with a focus on pediatric use. *Anesth Analg* 2010;**110**:391–401.

21 老年创伤患者的麻醉管理

Olga Kaslow，Rachel Budithi

引言

在美国，老年人的数量和比例出现了前所未有的增长。预计到2050年，65岁或65岁以上的人群将接近8900万，是2010年美国老年人数量的两倍多。美国人的老龄化有两个原因：

- 寿命延长，因为人们现在活到七八十岁，甚至更久。
- 婴儿潮出生的一代人正在老龄化。

老年人创伤的病因

美国疾病控制和预防中心（CDC）报告了以下三个导致65岁以上美国人受伤死亡的主要原因：

- 跌倒（最常见的受伤原因）。
- 机动车辆碰撞（MVC）。
- 使用枪支自杀。

每年，65岁以上人群中有三分之一会跌倒。跌倒率随年龄增长而增加，85岁以上的人比65～84岁的人跌倒率增加4倍。

包括行人被撞在内的交通事故导致大量老年人受伤：平均每天有586名老年人在车祸中受伤。2012年，美国有近3600万65岁及以上的持证司机。MVC中受伤或死亡的风险随着年龄的增长而增加。

高能量创伤依然是使老年患者造成最严重的创伤的原因，但相对低能量的创伤（如跌倒）也可能导致严重创伤和多发伤。

与年龄有关的生理变化

随着年龄的增长，所有器官功能每年都在下降。然而，个体的衰退仍然是不可预测的，部分原因是同时存在的疾病和相关的器官功能障碍。功能储备缩小（面临创伤和严重疾病时所需功能与基础功能之间的差异），导致快速失代偿、多器官功能障碍，最终导致死亡。什么年龄段被称为老年人，对此尚且缺乏定义。似乎仅对极度高龄有一个统一的定义——即超过 85 岁。鉴于许多老年患者仍具有较好的器官功能，在最初评估时确定他们的身体机能是很重要的。

下列与年龄有关的生理变化是造成创伤的重要因素：

● 视力下降
　· 白内障会降低视力，增加对强光的需求，
　· 瞳孔反应受损会影响眼睛对光线和黑暗的适应能力，
　· 周边视觉减弱。
● 认知功能障碍
　· 记忆衰退；思维障碍，
　· 抑郁症和痴呆的患病率高。
● 步态不稳，平衡性差
　· 视觉、前庭和本体感觉系统的退行性改变。
● 反应迟钝
　· 从感知危险到躲避行为之间的时间变长。
● 晕厥
　· 晕厥最常见的原因是心功能不全、脑血管疾病和直立性低血压。

心血管功能

心血管功能随着年龄的增长而下降，导致心脏储备减少，易患充血性心力衰竭。动脉硬化是正常老化过程的一部分，大动脉弹性

蛋白丢失和钙沉积，导致血管硬化增加。
- 收缩期高血压有两种机制：
  - 硬化的主动脉相比顺应性较好的"年轻"主动脉更能导致收缩压升高，顺应性好的主动脉能吸收部分射血压力。
  - 压力脉冲波沿着动脉树传播得更快，随后反射的脉冲压力波更快地传播回心脏。在顺应性好的年轻患者中，反射的脉压波在舒张早期回到主动脉根部，这有助于增加舒张压和冠状动脉血流；然而，在老年人中，反射的动脉压在心脏完成射血之前的某个时间返回。这导致随后的收缩压升高，舒张压降低，心肌后负荷增加。
- 随着后负荷的增加，心肌室壁应力升高，导致左心室肥厚。
- 收缩压升高和左心室肥厚导致心肌收缩延长，同时舒张功能受损。
- 舒张功能障碍导致左心室舒张末期压力升高，这是达到相同每搏量所必需的。此外，心脏依赖于心房对心室充盈晚期的贡献。
- 沿着传导系统的脂肪和胶原沉积诱发静息时心率减慢或阻滞；此外，心房为有利于每搏量而作出的适应性心房扩大增加了房颤发生的可能性。
- 随着年龄的增长，由于 β 肾上腺素受体反应迟钝，心排血量的增加取决于每搏量。

麻醉关注
- 因为心率增加无法改善心排血量，老年患者对急性失血的耐受性较差。将一定液体量快速输注到伴有舒张功能障碍和心律失常的"僵硬"的心脏中会使老年创伤患者面临心力衰竭的风险。
- 麻醉药物会导致交感神经活动减弱，而受损的心血管系统可能正依赖于此。这可能会加重心血管功能障碍。
- 麻醉药物直接影响心脏和血管系统功能，导致产生负性肌力作用和血管舒张。

- 老化的心肌对循环中的儿茶酚胺反应较弱。

呼吸功能

呼吸功能损害会加重通气／血流比失调。上呼吸道结构改变和上呼吸道保护性反射的降低导致误吸风险增加。支气管扩张和肺回弹创伤在老年人中较为常见，导致气体空腔扩大和无效腔增加。

- 随着年龄的增长，由于胸部肌肉组织纤维化和肋软骨钙化，胸壁顺应性降低。胸壁逐渐变桶形，横膈变平。因此与年轻的患者相比，老年人呼吸功通常较高。
- 肺活量降低，而功能残气量和闭合容积增加。
- 肺毛细血管血容量和肺毛细血管通透性随年龄增长而减少。肺泡毛细血管膜增厚，肺泡表面积减少 20%～30%，导致氧弥散功能能力更差。
- 基础动脉血氧饱和度越低，更快进展为低氧血症的风险越高。
- 对低氧血症和高碳酸血症的反应下降。

麻醉关注
- 增加肺误吸的风险。
- 由于肺活量下降和残气量增加，麻醉诱导前仅进行四次深呼吸预充氧，对老年患者来说可能不够。
- 腹部或胸部手术，为满足镇痛需要使用阿片类药物，以及老年人基础呼吸功的增加，可能会导致早期呼吸衰竭。
- 阿片类药物和苯二氮䓬类药物以及少量残余吸入麻醉药增加了上呼吸道阻力，低氧血症和高碳酸血症时呼吸反应更为减弱。这可能会导致上气道阻塞、呼吸暂停和低氧血症。

肾功能

肾单位逐年减少，导致肾功能下降：
- 80 岁时，肾小球滤过率降低到 50%。
- 口渴反应减弱。

- 肾素-血管紧张素-醛固酮系统对液体和压力变化的适应能力降低。
- 尿浓缩能力下降。

麻醉关注

- 尿量作为肾灌注标志的可靠性较低。
- 水和电解质的排出和储存受损会导致高血容量或低血容量，以及高血压或低血压。使用 0.9% 生理盐水液体复苏增加高氯代谢性酸中毒的概率。
- 低血容量和药物诱导的肾毒性易导致术后肾衰竭。
- 急性肾损伤和正常血压缺血性肾病的风险增加。

中枢神经系统功能

中枢神经系统（CNS）功能随年龄而改变。神经元逐渐减少，体温调节受损。老年患者术前可能即已存在神经认知功能障碍，术后更易发生神经功能损害和（或）谵妄。

麻醉关注

- 老年人术后谵妄发生率为 5%～50%。它表现为短暂、波动的意识紊乱，易在术后不久发生。危重患者中患病率接近 80%。术后谵妄的可能原因包括强效吸入麻醉药引起细胞蛋白质改变、中枢胆碱能功能不全、既往亚临床痴呆、感染、电解质改变、贫血、疼痛和睡眠剥夺（见表 21.1）。
- 包括早期补充氧气、静脉输液和营养补充、加强对重要生理变量的监测、充分的止痛、筛查谵妄和避免多药治疗在内的综合干预方案可降低谵妄的发生率。
- 术后谵妄不应与术后认知功能障碍相混淆，后者是老年患者认知能力的一种更持久的变化；其症状包括人格轻微改变、情绪不稳定、记忆和注意力受损。术后认知能力下降的原因是多因素的，危险因素包括年龄、受教育年限、麻醉时间、术后感染和重复手术。术后认知障碍可能会导致住院时间延长和医疗费用增加。

表 21.1　老年人谵妄的常见原因

术前指标	• 高龄（≥70 岁） • 慢性疾病、感染 • 营养不良 • 听觉及视觉受损 • 精神疾病： 　－ 痴呆 　－ 卒中史 　－ 器质性脑病 　－ 抑郁 　－ 谵妄史 • 代谢性原因： 　－ 脱水、白蛋白↓、血细胞比容↓ 　－ 电解质紊乱 • 药物： 　－ 抗胆碱能药物 　－ 抗抑郁药和抗精神病药 　　抗胆碱能活性（阿米替林、多沙普仑、丙咪嗪、去甲替林） 　－ 利血平 　－ 氢氯噻嗪 　－ 普萘洛尔 • 药物和酒精滥用和戒断
与创伤、手术和麻醉相关的指标	• 头部外伤 • 因低氧血症或动脉血流不足引起的脑缺血 • 麻醉药： 　－ 氯胺酮 　－ 透过血脑屏障抗胆碱能 　　（阿托品和东莨菪碱） 　－ 阿片类和苯二氮䓬类 　－ 甲氧氯普胺（胃复安） • 外科手术：胸外科、心脏外科和骨科 • 镇痛不足
与术后和复苏相关的指标	• 睡眠障碍，术后疲劳 • 语言障碍 • 制动，物理约束 • 心脏、呼吸、肾和肝衰竭 • 内分泌失调及电解质不足： 　－ 血糖和白蛋白异常 　－ 电解质异常（Na，K，PO_4，Ca，Mg） • 药物中毒和戒断

药理学变化

与衰老相关的药理学变化与麻醉药物的药效学和药代动力学有关。发生变化如下：

- 瘦体重和身体总水分（减少）。
- 药物代谢及排泄（减少）。
- 血清白蛋白（减少）。
- 对药物作用的敏感性（增加）。
- 身体总脂肪（增加）。

麻醉关注

- 创伤相关损伤和休克改变了机体对麻醉药物的反应。
- 蛋白结合率高的药物由于可以竞争性置换来获得更多的游离药物而具有放大效应。
- 水溶性药物的初始效应较强，因其分布容积较小。
- 脂溶性药物因其分布容积较大而具有较长时间的药效。
- 由于老年人服用药物的数量增加，药物与药物的相互作用发生率更高。

因此，剂量需求显著降低：

- 与年轻患者相比，挥发性麻醉药物的最低肺泡浓度（MAC）下降了 30%。麻醉诱导和苏醒速度减慢。
- 静脉诱导药物和阿片类药物减少 50%。
- 苯二氮䓬类药物可能会延迟苏醒，应尽量减少或避免使用。
- 年龄的增加与琥珀胆碱和维库溴铵的起效较慢有关。琥珀胆碱的起效时间延长至 2 min。老年患者由于血浆浓度高、消除缓慢，肌松药的持续时间明显延长，进一步加重了肾功能不全和肝功能不全。然而，阿曲库铵和顺阿曲库铵的代谢仍保持不变。

术前评估

老年创伤患者的分类颇为复杂，因为启动创伤小组所采用的血流动力学标准往往不存在。因此，损伤的严重性和程度经常被低估。

- 即使面对看似无风险的创伤，也必须保持对继发创伤的高度警惕。既往疾病可能改变老年患者的临床症状，增加不良预后的风险。血压正常相对于高血压患者可能意味着低血压。
- 老年患者可能过于虚弱，无法提供任何既往疾病史和预立指示。依靠体格检查结果，包括切口瘢痕（如胸骨切开术），可以了解过去的手术情况。
- 了解创伤患者的药物清单至关重要，因为这些药物会显著影响复苏和治疗病程。老年患者最常用的药物是抗高血压药物（包括 β 受体阻滞剂和血管扩张剂）、口服降糖药或胰岛素、他汀类药物、甲状腺激素、类固醇和抗凝血药（见表21.2）。
- 对受伤前的患者机体功能状态的了解也有助于确定术后谵妄、感染和死亡的风险，机能较差的患者风险增加。
- 年龄不应成为创伤老年患者临床决策的唯一参考。使用衰弱指数可能有所帮助，它已被证明是一个能预测这些患者住院并发症的独立指标。衰弱指数包括 70 项临床缺陷，包括现病史及严重程度、日常生活能力、体格和神经体征。

术中管理

气道

老年人跌倒后可能会发生颈椎创伤，如 C1～C2 和齿状突骨折，甚至在站立时也可能发生，因此应始终对此保持怀疑。创伤老年患者的麻醉，可采取充分的预充氧，然后进行快速序贯诱导，同时保持颈椎处于中线稳定状态（见第 3 章）。老年患者应减少 20% 的诱导剂量，如依托咪酯、氯胺酮或丙泊酚。在低血容量和出血的情况下，诱导剂的剂量应进一步减少。

老年人气道管理对麻醉医生来说可能是一个挑战：

表 21.2　老年人常用药物及麻醉注意事项

药物治疗	麻醉注意事项
β 受体阻滞剂	– 通过使与创伤和出血相关的心动过速反应迟钝，抑制患者对低血容量性休克的生理反应 – 可能导致对患者血流动力学状态的错误推断
钙通道阻滞剂	– 使低血容量时的心动加速反应迟钝
血管舒张药	– 加重低血压
维生素 K 依赖性口服抗凝剂（华法林）	– 加剧出血 – 与创伤性颅内出血有关 – 需要密切监测和积极逆转凝血障碍（例如，凝血酶原复合物浓缩物、维生素 K、新鲜冷冻血浆）
抗血小板药（氯吡格雷）	– 加剧出血 – 加重颅内出血的程度 – 逆转凝血功能障碍效果差
直接口服抗凝剂：凝血酶抑制剂（达比加群）Xa 因子抑制剂（利伐沙班，阿哌沙班，依度沙班）	– 加剧出血 – 血浆药物浓度不可测 – 达比加群拮抗剂（idarucizumab） – Xa 因子抑制剂拮抗剂（andexanet alfa）目前正在进行Ⅲ期临床试验，尚未上市
他汀类药物	– 增加创伤后多器官衰竭的风险，可能通过影响免疫系统导致
利尿剂	– 加重低血容量和低血压
血管紧张素转换酶（ACE）抑制剂和血管紧张素受体阻滞剂（ARBs）	– 加重低血压

- 无牙患者面罩通气困难，面罩密封不佳；通常需要双人使用带口咽通气道的进行球囊-面罩通气。
- 咽部组织随年龄增长而松弛，容易阻塞上呼吸道或限制其通畅。
- 颞下颌关节炎和喉部结构的逐渐恶化限制张口度，影响了声门暴露。直接喉镜下，颈椎和寰枕关节水平的骨关节炎和退行性改变限制了颈部的活动。插管时可能发生与原发创伤无关的颈椎半脱位。

- 气道保护性反射随年龄增长而降低，使老年人误吸的风险增加。

呼吸

在为老年创伤患者通气和氧合时，必须考虑与年龄有关的生理变化。

- 老年人容易发生氧饱和度迅速下降，因此适当的预充氧很重要，且需要更长的给氧时间。
- 老年人由于骨质疏松导致胸廓更加脆弱，所以容易发生肋骨骨折、血气胸、连枷胸和肺挫伤。肺挫伤是钝性胸部外伤最常见的并发症之一，随着时间的推移病情可能会恶化，尤其是在过度液体复苏时（见第 16 章）。
- 全麻和仰卧位都会增加术后肺不张的发生率，加上老年患者的咳嗽不太有效，呼吸衰竭风险高，机械通气和呼吸机相关性肺炎的可能性大，ICU 的停留时间延长。

循环

发生同样的损伤时，老年创伤患者比年轻创伤患者更容易发生休克。然而，老年人的休克可能难以识别，患者可能在严重的全身灌注不足的情况下病情表现稳定。老年人发生轻度低血容量可能不易被发现。皮肤水肿、口渴感和尿量都不是可靠的体征和症状。此外，由于液体摄入量不足和利尿剂的使用，老年患者容易出现慢性容量不足。在创伤环境中，出血、无法动弹和营养不良都会导致组织灌注不良和器官功能障碍，并迅速发展为完全的器官衰竭。

由于高龄患者血压和心率对失血的反应并不可靠，早期休克的识别可能较困难。有慢性高血压病史的患者血压可能不会发生变化，甚至会升高，干扰对休克的判断。根据一些细微的体征，如精神状态改变、脉压变小和毛细血管再充盈延迟，应怀疑可能有明显出血。但 β 受体阻滞剂的使用可能会使心率反应迟钝。

在处理老年患者循环问题时，应考虑以下问题：

- 入院时动脉血气提示碱缺失（BE：−6 mEq/L 或更低），是严重创伤和显著死亡率的标志，建议收入 ICU。乳酸水平升高（>2 mmol/L）伴清除率延迟提示隐匿性低灌注，且与死亡率增加有关。

- 老年患者即使没有冠状动脉疾病，也会有冠状动脉灌注显著减少的情况，继而发生心肌梗死，提示低血容量与心源性休克之间有很强的相关性。

- 服用华法林、氯吡格雷或直接口服抗凝药物（DOACs）的患者即使在创伤较轻微的情况下也可能出现严重出血。推荐使用新鲜冰冻血浆（FFP）和（或）凝血酶原复合浓缩物（PCC）早期纠正凝血障碍，以紧急逆转维生素 K 依赖的口服抗凝剂（华法林）。服用抗血小板药物（氯吡格雷）而出血的患者应接受血小板治疗。

- 目前关于服用 DOACs 的创伤患者凝血功能障碍的逆转尚不清楚。虽然 PTT 的延长与达比加群的抗凝效应一致，在紧急情况下，Xa 因子直接抑制剂的抗凝效果往往无法测定。如果发生危及生命的大出血，同时正在服用 Xa 因子抑制剂（如利伐沙班、阿哌沙班）的患者应使用氨甲环酸（TXA）治疗，并考虑使用 4F-PCC（4 种因子凝血酶原复合物）或活化 PCC 治疗。服用凝血酶抑制剂（如达比加群）的患者出现危及生命的出血情况，应使用特定的逆转剂（如 idarucizumab）治疗（见第 6 章）。

- 目前指南对所有年龄低血压的出血创伤患者推荐输注等张晶体溶液，限制胶体的使用。为了提高供氧量，建议尽早输血。

- 与限制性输血策略（血红蛋白<8 g/dl 开始输血）相比，宽松输血策略（输血阈值：血红蛋白<10 g/dl）对老年患者而言并没有临床益处。

- 为失血老年患者建立足够的静脉通道可能十分困难。必须至少建立两个大号外周静脉通路。中心静脉导管可能更有帮助，因为其可放慢循环时间以及方便给药；然而，由于无菌条件不佳和不合适的体位，在急诊手术中尝试中心静脉通路可能是不切实际且不安全，这会增加并发症的风险，如气胸、感染和颈部血肿。

术中监测

与年轻患者相比，老年患者对前负荷更为依赖，且更容易发生液体过量，特别是存在心血管和肾疾病的情况下。目前数据不支持随意使用漂浮导管，也不提倡在创伤急诊手术中使用特定的监测来指导液体复苏管理。有创和无创监测的选择应基于患者术前心血管状态、已知的合并症和创伤程度（见第9章）。

温度控制

- 体温调节障碍会迅速导致低体温，易导致凝血障碍、伤口愈合受影响、药物作用时间延长、耗氧量增加、心律失常和心肌缺血。在老年患者进入手术室之前，应提高环境温度，直到手术铺单。
- 老年患者尤其容易受低温的影响；他们用于隔热的脂肪和皮下组织较少，同时还表现出寒战减少和非战栗产热（见第7章）。全身麻醉进一步改变了继发于药物诱导的血管扩张导致的体温调节反应。老年患者创伤、休克和大量液体复苏中会加重低温及其并发症——代谢性酸中毒、凝血障碍和血小板功能障碍。

手术室内必须开始积极升温：
- 提高室温。
- 应用辐射热和（或）对流加热。
- 所有静脉液体和血液制品应加温。

老年患者常见创伤的麻醉

骨科创伤

老年人群的骨科创伤可能是多发伤的一部分，或者仅仅只有肢体骨折（另见第 18 章）。

目前对严重骨科创伤的老年患者进行循证治疗需要积极分诊和纠正凝血障碍，并在指定的创伤中心进行治疗，以及熟练的 ICU 护理；它还要求对长期预后不良的患者实施有限的治疗。

手术注意事项

骨盆和长骨的骨折固定的快速康复骨科手术允许早期活动，而且减少由于长期卧床休息引起的并发症。手术时机对发病率和死亡率的影响仍然存在争议。健康的老年患者应尽快接受手术，但有多种合并症患者应先进行内科调整。手术推迟超过 48 h 与住院时间延长、发病率增加（如深静脉血栓形成、褥疮性溃疡生成）和死亡率增加有关。加强床旁运动也能减少呼吸并发症。

麻醉注意事项

骨科创伤后 24 至 48 h 的时间应足以对患者进行全面的术前评估，包括对患者的内科病情进行检查和治疗，诊断所有损伤，以及麻醉前对容量状况、血流动力学和呼吸参数的优化。在手术前识别并尽可能纠正贫血、低氧血症、电解质紊乱和心律失常也很重要。

全身麻醉和区域阻滞均可安全用于老年骨科手术。区域阻滞对认知能力的影响最小，尤其是在置入和手术过程中不使用镇静剂的情况下。因此，区域阻滞被提倡用于单纯的骨科创伤（见第 8 章）。当不使用或极少使用镇静时，区域阻滞可以保持患者的精神状态和自主呼吸。在脊髓麻醉和胸部硬膜外麻醉下，小剂量的区域阻滞即可导致较高水平的感觉阻滞。到目前为止尚无研究明确表明区域阻滞可以降低术后谵妄的发生率。这很可能是因为麻醉和手术后谵妄的病理生理学仍不明确且因素多样（表 21.1），可能的假设机制如神经传递紊乱、炎症和应激。

区域阻滞的禁忌证包括无法配合的患者以及使用抗凝药和抗血小板药物治疗的患者。

- 在进行区域麻醉前，应对单纯骨科创伤患者的容量状态进行优化。老年患者的脱水状态往往被低估，因为在闭合性骨折的情况下，由于口服摄入量不足、原有液体不足和封闭于肌肉腔内的大量出血导致。

- 全麻适用于多处骨折和多系统损伤的患者，也适用于禁忌使用区域麻醉的患者（见第 7 章）。

髋部骨折

老年人最常见的骨科创伤是单纯髋部骨折，这通常是由于跌倒所致。在美国，每年至少有 25 万老年人因髋部骨折住院治疗。危险因素包括骨质疏松症和低骨密度、女性、吸烟史、低体重和体力活动减少。髋部骨折仍然是导致老年患者死亡和功能性依赖的重要原因。

髋部骨折发生于三个解剖位置：

- 股骨颈骨折（囊内骨折）常见于活动性老年患者，常伴有供应股骨头的血流中断和继发股骨头坏死：
  · 非移位性股骨颈骨折可采用螺钉固定治疗，固定时间 15～30 min，不会导致大量失血。
  · 用半髋置换术治疗移位性股骨颈骨折。手术时间较长，失血量大幅增加。此外，可能会涉及使用导致低血压的骨水泥。
- 股骨粗隆间骨折（囊外骨折）通常发生在生活不能自理的老年女性患者中。由于骨折部位血管良好，股骨颈的血流量得以保持。
- 股骨转子下骨折并不常见，仅占 5%~10%。

手术注意事项

早期复位和固定是目前髋部骨折治疗策略。对于内科病情稳定的老年患者来说，这可以降低发病率和死亡率，减少主要并发症，并缩短住院时间。

麻醉注意事项

在髋部骨折的老年患者中，加快术前评估和优化其原有内科病情至关重要。任何可能延迟手术的内科检查或治疗的潜在益处都应该与手术延迟有关的不良结局进行权衡。多学科团队方法包括急诊科（ED）的早期预警，启动麻醉科术前会诊，及时手术修复以及快速术后转移到专门的老年病房是改善预后的关键因素。

尚无数据支持任何一种麻醉技术在老年人髋部手术中具有优越性：全身麻醉、脊髓麻醉、硬膜外麻醉以及周围神经阻滞均取得了同等的成功。脊柱和硬膜外麻醉以及腰丛阻滞可采用单次注射的方式，也可通过置入导管持续输注，从而在手术期间和术后提供足够的镇痛。

据报道，闭孔和股外侧皮神经阻滞相结合的术后疼痛管理可以有效用于术后镇痛。使用髂筋膜阻滞也可减少镇痛需求，减少术后谵妄的发生（见第 8 章）。

脾创伤

非手术治疗已成为血流动力学稳定患者脾损伤的标准治疗。年龄不应成为放弃非手术治疗的标准。

胸部外伤及肋骨骨折

4 根以上肋骨骨折的老年患者预后较差。老年患者易患呼吸衰竭，可能是由于呼吸功的增加太大，使老年患者易患呼吸衰竭。在合适的患者中，早期行硬膜外或椎旁导管注入局部麻醉药镇痛可改善呼吸功能和肺部清洁，减少机械通气的需要。然而，一项随机对照试验的系统回顾和荟萃分析显示，与其他镇痛方式相比，硬膜外镇痛对创伤性肋骨骨折患者的死亡率、ICU 和住院时间并无显著益处。

闭合性颅脑损伤

- 75 岁及以上的人群创伤性颅脑损伤（TBI）相关的住院率和死亡率最高（见第 13 章）。
- 跌倒和同时正在接受抗凝治疗发生轻微头部外伤时，20% 的情况下会需要神经外科干预。因此，即使是轻微的头部创伤，患者也应及时行头颅 CT 检查。
- 随着年龄的增长，大脑创伤后恢复的能力显著下降；即使是轻微的受伤也会导致灾难性的后果。老年患者的颅脑外伤预后明显比年轻患者差。

患者可能出现单纯的头部创伤，或复合颈椎、长骨骨折和其他器官创伤，这使得此类麻醉管理具有挑战性。闭合性颅脑创伤可表现为颅骨骨折、脑震荡和脑挫伤、硬膜下和硬膜外血肿、创伤性血管夹层或弥漫性轴索损伤。

颅内出血（特别是硬膜下或脑内血肿）是老年人常见的并发症，原因有多种：

- 脑血管易损性增加。
- 创伤后桥接静脉拉伸。
- 脑体积变小。
- 抗凝和抗血小板治疗。

由于硬脑膜与颅骨之间紧密贴合，老年患者很少发生硬膜外血肿。颅内压升高（ICP）的典型征象和症状，如精神状态的改变、头痛和非局灶性神经功能障碍，可能在老年患者中并不明显，因为他们的脑体积较小。

- 压缩性颅骨骨折、硬膜外血肿、硬膜下血肿和颅内血肿的患者需要紧急手术治疗。
- 老年头部外伤患者有必要对其使用的抗凝药物进行拮抗。快速纠正抗凝治疗（见上文）对于降低创伤后颅内出血的死亡率至关重要。

麻醉注意事项

在遭受创伤性颅脑损伤的老年患者中，必须考虑以下问题：

- 在怀疑 ICP 升高的患者中，应避免术前预先使用苯二氮䓬类药物和阿片类药物，因为这会进一步改变患者的感觉器官，并可能导致低通气和缺氧。
- 应以平稳的方式，采用快速序贯诱导和手法使颈椎保持在中线稳定位置来实现快速控制气道，以尽量减少通气不足、高碳酸血症和低氧血症。
- 老年颅脑创伤患者麻醉的主要目的是最大限度地维持脑部氧

供，控制颅内压。因此，维持足够的脑灌注压力对确保大脑有足够的氧供至关重要，尤其是存在高 ICP 的情况下。

- 严重 TBI 患者（GCS 评分≤8 分）建议保持平均动脉压≥80 mmHg。许多老年患者患有慢性高血压，平均动脉压应维持在较高的创伤前水平。

老年创伤患者的转归

总的来说，由于慢性病患病率的增加和生理储备的下降，老年创伤患者的预后更差。

- 老年钝性创伤患者死亡率增加两倍。
- 基于创伤机制的分诊比较困难，因为低能冲击伤也会对老年人造成严重的创伤。
- 应尽早启动对谵妄和认知功能障碍的预防。提倡多学科方法，包括下列内容：
  - 优化原有的内科病情和控制感染，
  - 维持足够的氧合和脑灌注，
  - 纠正脱水和电解质失衡，
  - 提供强有力的术前镇痛和情感支持，
  - 早期活动和营养。

要点

- 老年人是人口增长最快且人数最多的群体，他们保持活跃生活方式的时间越长，越有受伤的危险。
- 老年患者更容易出现隐匿性休克。
- 年龄相关性器官功能下降、生理储备减少以及合并一种或多种慢性病，以上共同作用改变了老年患者应对创伤应激的调节能力。
- 生理年龄（而不是实足年龄）在预测老年患者，尤其是高龄患者的生存率方面更为重要。

致谢

感谢 Sylvia Y. Dolinski 在 2012 年《创伤麻醉精要》第 1 版 "老年创伤患者的麻醉管理" 一章中所做的贡献。

（杨心月译　薄禄龙校）

拓展阅读

1. Calland JF, Ingraham AM, Martin N, et al. Evaluation and management of geriatric trauma: an Eastern Association for the Surgery of Trauma practice management guideline. *J Trauma Acute Care Surg* 2012;**73**:S346–S350.

2. Deiner S, Silverstein JH, Abrams KJ. Management of trauma in the geriatric patient. *Curr Opin Anaesthesiol* 2004;**17**:165–170.

3. Galvagno SM, Smith CE, Varon AJ, et al. Pain management for blunt thoracic trauma: a joint practice management guideline from the Eastern Association for the Surgery of Trauma and Trauma Anesthesiology Society. *J Trauma Acute Care Surg* 2016;**81**:936–951.

4. Jaberi M. Geriatric trauma. In: Sieber F, ed. *Geriatric Anesthesia*. New York, NY: McGraw-Hill; 2007.

5. Joseph B, Pandit V, Zangbar B, et al. Superiority of frailty over age in predicting outcomes among geriatric trauma patients: a prospective analysis. *JAMA Surg* 2014;**149**:766–772.

6. Levy JH, Albaladejo P, Samama CM, et al. Perioperative management of the new anticoagulants: novel drugs and concepts. *Anesthesia Patient Safety Foundation Newsletter* 2017;**32**:1–28.

7. Lewis MC, Abouelenin K, Paniagua M. Geriatric trauma: special considerations in the anesthetic management of the injured elderly patient. *Anesthesiol Clin* 2007;**25**:75–90.

8. Rashiq S, Vandermeer B, Abou-Setta AM, et al. Efficacy of supplemental peripheral nerve blockade for hip fracture surgery: multiple treatment comparison. *Can J Anaesth* 2013;**60**:230–243.

9. Rossaint R, Bouillon B, Cerny V, et al. The European guideline on management of major bleeding and coagulopathy following trauma: fourth edition. *Crit Care* 2016;**20**:100.

10. Silverstein J. Trauma in the elderly. In: Smith CE, ed. *Trauma Anesthesia*, 2nd edition. New York, NY: Cambridge University Press; 2015.

11. Web-based Injury Statistics Query and Reporting System by the Centers for Disease Control and Prevention. www.cdc.gov/ncipc/wisqars/; www.cdc.gov/nchs/data/ahcd/agingtrends/. Accessed July 28, 2016.

12. Williams J, Johnson C, Ashley S, et al. Geriatric trauma. In: Wilson W, Grande C, Hoyt D, eds. *Trauma*, Volume 1. New York, NY: Informa Healthcare; 2007.

妊娠创伤患者的麻醉管理

Daria M. Moaveni，Albert J. Varon

引言

每12名妊娠女性中可能出现1例创伤患者，创伤是导致孕产妇死亡的重要非产科原因。高达20%的创伤妊娠患者需行急诊手术。导致孕产妇创伤相关死亡的最常见原因包括：机动车碰撞（49%～70%）、家庭暴力（11%～25%）以及跌落伤（9%～23%）。所有育龄期女性均应行妊娠试验，以便进行合理的围术期与产科管理。

创伤机制

钝性伤

钝性伤是妊娠期女性最为常见的受伤原因。其可致孕产妇死亡率约为2%，而胎儿死亡率达10%。

创伤可能导致以下结果：

- 早产。
- 母体与胎儿出血。
- 直接的胎儿损伤。

子宫组织（弹性）与胎盘组织（非弹性）弹性上的差异所产生的剪切力，可能导致胎盘早剥，此时若未实施紧急剖宫产则可引起孕产妇出血甚至胎儿死亡。

穿透性创伤

穿透性创伤包括枪击伤与刀刺伤。

- 60%～70% 的腹部穿透伤会导致胎儿损伤。
- 总体来说，由直接创伤、子宫胎盘破裂及母体休克所引起的胎儿死亡率高达 75%。

孕产妇死亡率约为 7%。由于妊娠期子宫增大，肠道受压移位至上腹部以避免内脏受损。对需进行胸腔置管引流的患者，建议选择第 3 或第 4 肋间隙而非第 5 肋间隙进行穿刺置管，以避免引流管误入腹腔。

烧伤

对普通烧伤患者的积极液体复苏、呼吸支持及伤口护理等处理措施，同样适用于妊娠期烧伤患者（见第 19 章）。由于第二、第三孕期的烧伤患者死亡率较高，若其烧伤面积超过体表总面积的 50%则需进行引产。脓毒症可能会引起胎儿窘迫。

并发症

引起创伤患者死亡的最常见原因包括失血性休克和脑损伤。然而，妊娠患者的特异性并发症还包括：
- 胎盘早剥。
- 子宫破裂。
- 胎膜早破。
- 早产。
- 直接性胎儿损伤。

产科问题

创伤妊娠患者发生胎膜早破、早产、自发性流产、胎盘早剥、子宫破裂、死胎及剖宫产等事件的概率显著提高。

胎盘早剥

胎盘早剥（胎盘与子宫内膜剥离）是发生钝性伤时导致胎儿死亡的最常见原因。无论对孕产妇还是胎儿，都是紧急状况。

- 母体症状与体征包括腹痛、阴道流血和宫缩。
- 体格检查可出现子宫压痛。
- 胎盘早剥超声诊断的特异性高达96%，但其敏感性仅为24%，故以此方法排除诊断并不可靠。
- 胎盘早剥患者也可能出现凝血功能障碍。

若出血情况被掩盖，患者也可能无明显症状或体征；此时孕产妇仍可能出现大出血。及时诊断、紧急引产以及早期采用血液制品（浓缩红细胞、新鲜冰冻血浆、冷沉淀、血小板）对患者进行液体复苏等措施，对母体与胎儿的预后至关重要。

子宫破裂

子宫破裂较为罕见，在孕产妇创伤中的发生率约为0.6%。其一旦发生，母体与胎儿均处于危急情况。孕产妇相关死亡率为10%，而胎儿死亡率接近100%。孕产妇临床症状可表现为腹痛，也可不出现该症状。查体可见患者出现休克症状。腹部膨隆，可触及部分胎儿。腹部触诊可出现压痛、僵硬和肌卫。通常胎心率减慢，或突然出现波形改变。此时应行紧急剖宫产手术，且需备血以用于产妇液体复苏。

胎儿结局

孕产妇发生创伤引起胎儿死亡的风险因素包括：从车辆中射落、低血压、骨盆骨折以及母体死亡。产科风险因素包括：子宫压痛、子宫破裂、胎盘早剥、阴道流血以及盆腔检查时羊水流出等。

初步检诊

在处理创伤妊娠患者时，首要措施是维持母体状态稳定，因为早期积极的母体复苏对孕产妇与胎儿预后均有益处。初步检诊包括：气道、呼吸与循环（airway，breathing，and circulation，ABC）的评估。妊娠期正常的生理改变会影响评估结果，并改变对创伤妊娠患者的处理措施（表22.1）。

表 22.1 妊娠期生理变化总结

系统	妊娠期生理改变	正常结果	妊娠期创伤患者的特殊情况
		气道	
胃肠道	↑孕激素水平 子宫增大	食管下段括约肌张力下降 胃部受机械性压迫	避免误吸： 快速序贯诱导 经口放置胃管（由于组织易损伤，不要经鼻放置）
呼吸	↑雌激素、孕激素水平	气道水肿	使用 6.0、6.5 号气管导管
呼吸	子宫增大、膈肌上移 胎儿、胎盘	↓ FRC ↑氧耗	诱导前强制预充氧
		呼吸	
呼吸	↑↑潮气量 ↑呼吸频率	呼吸性碱中毒（部分代偿） pH 7.42～7.46 $PaCO_2$ 28～32 mmHg Be 2～3 mEq/L PaO_2 100～107 mmHg	维持 $EtCO_2$ 30～35 mmHg（若肺功能正常） 妊娠期维持正常酸碱状态
	子宫增大	膈肌上移	于第 5 肋间之上 1～2 个肋间隙放置胸腔引流管
		循环	
血液	↑红细胞 ↑↑血浆容量	生理学贫血 正常血红蛋白 10～12 g/dl	
	↑血容量 40%～50%		在患者出现低血压前可能已经大量失血
心脏	↑心率 15%～25%		
	↑ CO 40%～50%		
	↓ SBP 5～15 mmHg ↓ DBP 5～15 mmHg		
心脏 生殖系统	胎儿生长压迫主动脉与下腔静脉	孕龄 20 周后出现仰卧位低血压：大血管受压使母体前负荷降低→↓ CO 减少	分娩时避免仰卧位。将背部或右髋部垫高。ACLS 期间，手法将子宫左侧移位

续表

系统	妊娠期生理改变	正常结果	妊娠期创伤患者的特殊情况
生殖系统	子宫血流量增加	子宫血流从 50～100 ml/min 增加至 700～900 ml/min	剖宫产时，子宫损伤或收缩乏力可导致大出血
心脏，肾	血容量增加 CO 增加	肾血流灌注增加 正常肌酐为 0.3～0.6 mg/dl	正常成年人肌酐水平对妊娠期来说为异常高值
血液	↑Ⅰ，Ⅶ，Ⅷ，Ⅸ，Ⅹ，Ⅻ因子 ↓Ⅺ，ⅩⅢ因子 Ⅱ，Ⅴ因子不变 ↓血小板水平或不变 ↑纤维蛋白原 ↑纤维蛋白降解产物 ↑纤溶酶原	↓PT、PTT 正常纤维蛋白原水平为 400～600 mg/dl 血小板水平可能↓20%	高凝、纤溶→易发展为 DIC 大量输血时应保持纤维蛋白原＞250 mg/dl

缩写：ACLS＝高级心脏生命支持；CO＝心排血量；DBP＝舒张压；DIC＝弥散性血管内凝血；EtCO$_2$＝呼气末 CO$_2$；FRC＝功能残气量；Hb＝血红蛋白；PaCO$_2$＝二氧化碳分压；PaO$_2$＝氧分压；PT＝凝血酶原时间；PTT＝部分凝血活酶时间；SBP＝收缩压

影像学检查

　　放射性影像学检查不可因担心胎儿射线暴露而取消、延误或推迟。孕产妇创伤的诊断与处理对母体有直接的益处，继而进一步有益于胎儿。超声、CT、MRI 均为妊娠期可接受的检查方式。若有可能，应于孕产妇腹部放置铅板以保护胎儿。放射剂量＜50 mGy（5 rad）并不增加胎儿畸形、生长受限以及流产的发生风险。诊断性影像学检查时，胎儿所受辐射水平远低于此剂量（见表 22.2）。在早期妊娠时，若孕产妇受益程度明显大于理论上的胎儿致畸风险，则应考虑使用钆射线检查。

表 22.2　胎儿射线暴露

检查类型	胎儿所受辐射剂量（mGy）
平片	
胸部 X 射线	0.0005～0.01
颈椎 X 射线	<0.001
四肢 X 射线	<0.001
腹部 X 射线	0.1～3.0
静脉肾盂造影	5～10
CT	
胸部或肺血管造影	0.01～0.66
骨盆测量（股骨头单轴截面）	<1
头颈部	1.0～10
腹部	1.3～35
盆腔	10～50

放射剂量<50 mGy（5 rad）不增加胎儿畸形、生长受限及流产风险

麻醉术前评估与术中管理

既往史

对创伤妊娠患者，应重点关注其创伤史、内科病史、外科病史及产科相关病史。产科相关病史包括孕龄、产前护理以及孕期出现的任何问题（如妊娠期高血压、子痫前期等）

体格检查

孕产妇的心率与血压是诊断血流动力学不稳定的重要生命体征。尽管妊娠期会出现心率轻微加快及收缩压与舒张压轻度下降，但这些轻度生理性变化不足以解释创伤妊娠患者发生的心动过速及低血压。由于子宫增大导致心脏位置改变，心电图可能会显示电轴左偏。妊娠期正常情况下也可出现非特异性 ST 段改变。良性心律失常包括异位性心房与心室期前收缩。

麻醉方式

区域神经阻滞和椎管内麻醉较全身麻醉更适用于状态稳定的妊娠患者，可使胎儿吸收的药物量最少。这种麻醉方式可用于上肢或下肢创伤的矫形外科手术。对病情不稳定、需要立即手术的患者，以及存在凝血障碍或可能会出现凝血障碍的患者，需行全身麻醉。

术前用药

所有孕产妇均存在误吸风险，孕激素水平升高导致食管下段括约肌张力下降，从而可能引起胃食管反流。增大的子宫还会引起胃的位置上移。妊娠期妇女胃排空延迟。不管采用何种麻醉方式，术前都应考虑给予非颗粒性抗酸药（枸橼酸钠）和（或）H_2受体拮抗剂以降低胃液酸度，一旦发生误吸则可减轻吸入性肺炎的严重程度。

体位

诱导前将孕产妇调整至适当体位至关重要。增大的子宫及乳房通常会影响喉镜的置入。

- 垫高患者的上背部、肩部与头部，使其外耳道与胸骨处于同一高度以改善喉镜暴露情况。
- 将患者右髋部抬高 30° 使子宫左侧移位，以减轻其对血管的压迫并维持前负荷。

麻醉诱导

由于食管下段括约肌张力降低，以及妊娠子宫对胃的压力，妊娠期患者是误吸的高风险人群。需气管插管的孕产妇应采取快速序贯诱导。

气道管理

对任何孕产妇，都应做好其存在困难气道的准备。在进行气道管理前应事先做好必要工具及人员的准备（如可视喉镜、高级气道设备、其他技术支持等）。对存在或怀疑存在颈椎损伤的患者，可于清醒状态下可弯曲支气管镜引导进行气管插管，或在手法中线固定下进行直接喉镜插管（详见第3章）。

图22.1示为妊娠患者于全麻下行剖宫产手术发生未预料的困难气道时推荐的处理流程。该流程同样适用于行非产科急诊手术（同时行或不行剖宫产）的创伤妊娠患者。

液体复苏与输血

复苏

应输注晶体液或血制品，以恢复血管内容量并维持子宫与胎盘的充足灌注。输注红细胞前最好应行血型交叉配型；若不得不采用非交叉配型的血制品，为避免Rh敏化，最好向孕产妇输注O型Rh阴性血。

右髋部应垫高30°以防止大血管受压并维持前负荷及心排血量。若有必要，麻黄碱和α肾上腺素受体激动剂都是可用于妊娠期的血管升压药。

输血比例

尽管许多创伤相关的文献报道浓缩红细胞（packed red blood cells，PRBCs）与新鲜冰冻血浆（fresh frozen plasma，FFP）比例为2∶1或1∶1时可改善预后，但妊娠期和产褥期女性大量输血时能够改善预后、预防凝血功能障碍的最佳输血比例尚不明确。目标导向治疗［通过血栓弹力图或旋转血栓弹性测量法测得的标准化实验室和（或）床旁即时凝血参数］可能比方案指导的治疗（按照既定的血液制品比例进行输注）效果更佳。

弥散性血管内凝血

由于内环境精细稳态失衡，孕产妇更易发生弥散性血管内凝血（disseminated intravascular coagulation，DIC）。凝血系统级联反应的激活导致广泛的血栓形成，继而引起血小板与凝血因子的大量消

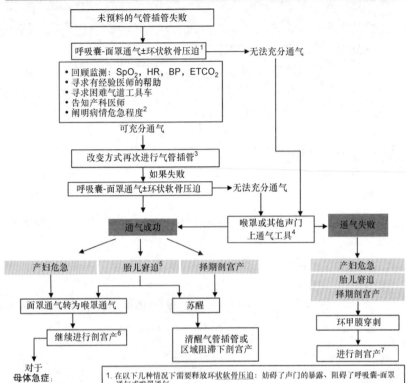

未预料的气管插管失败

呼吸囊-面罩通气±环状软骨压迫[1] → 无法充分通气

- 回顾监测：SpO_2，HR，BP，$ETCO_2$
- 寻求有经验医师的帮助
- 寻求困难气道工具车
- 告知产科医师
- 阐明病情危急程度[2]

可充分通气

改变方式再次进行气管插管[3]

如果失败

呼吸囊-面罩通气±环状软骨压迫 → 无法充分通气

通气成功　　喉罩或其他声门上通气工具[4]　　通气失败

产妇危急　　胎儿窘迫[5]　　择期剖宫产　　|　　产妇危急／胎儿窘迫／择期剖宫产

面罩通气转为喉罩通气　　苏醒　　环甲膜穿刺

继续进行剖宫产[6]　　清醒气管插管或区域阻滞下剖宫产　　进行剖宫产[7]

对于**母体急症**：产妇产后不可能快速稳定

建立稳定的通气方式（例如经喉罩纤支镜插管或气管通气套管等）

1. 在以下几种情况下需要释放环状软骨压迫：妨碍了声门的暴露、阻碍了呼吸囊-面罩通气或喉罩通气
2. 所有患者（包括亚急诊患者）为了后续的治疗决策，必须分为急诊手术患者和择期手术患者
3. 加拿大呼吸研究小组（1998）推荐，产妇进行气管插管的次数不得超过2次，而其他指南为不得超过3~4次。然而，如果呼吸道无创伤，能够维持充足的氧供，而且第3次气管插管的成功性较高，那么有理由进行第3次气管插管的尝试。需要注意的是，任何连续的尝试之前，均应将头部调整至合适位置，且应使用不同技术/设备（探条、视频喉镜、插管型喉罩、纤支镜插管等）进行尝试
4. 如果首次呼吸囊-面罩通气不成功，但使用喉罩（经典喉罩或可吸痰喉罩）或声门上通气设备足以进行通气，如果产妇病情非常危急，可以考虑直接进行剖宫产。如果产妇有误吸的高度风险和（或）剖宫产手术缓而困难，则仅进行第2次或第3次气管插管的尝试
5. 在产妇可以通气的前提下，仅出现胎儿窘迫时，则有如下两个选择：（1）为了救治胎儿而采取非保护气道上进行手术，但如果产妇有高于平时的误吸和低氧血症的风险，或者后续不能通气或气道丧失的风险（近期大餐、病态肥胖或多次气管插管致气道损伤等），则可以唤醒产妇，采取区域阻滞或清醒气管下剖宫产。虽然第二种选择可能增加胎儿的风险，但是仍然遵守了"产妇优先"的原则
6. 麻醉医师需要自主判断所有的麻醉细节，包括自身的麻醉水平、擅长的麻醉技术、任何产妇都具有自身独特的产科相关问题：（1）增加琥珀胆碱剂量或恢复自主呼吸；（2）麻醉维持的药物选择；（3）即使呼吸囊-面罩可以有效地通气，但还是要改为喉罩或者其他声门上通气设备
7. 在三种不能通气的情况下，若产妇与胎儿情况危急则需要在建立经气管气道后行紧急剖宫产。可以这么去说，此刻择期行剖宫产可能加剧胎儿窘迫，因此需要慎重考虑是否进行剖宫产手术

图 22.1　产科患者中未预料的困难气道处理流程。若母体状态不稳定，则暂时不考虑因唤醒孕产妇寻找替代气道管理方法时对胎儿情况所造成的影响。然而，在创伤妊娠患者行非急诊手术中时则应考虑胎儿的状态。改编自：Balki M，Cooke ME，Dunington S，et al. Unanticipated difficult airway in obstetric patients. Anesthesiology 2012；117：883–897

耗、过度纤溶、出血、血栓形成以及多器官衰竭。胎盘早剥是引发 DIC 的风险因素；创伤出血和（或）产科出血时大量输血也可能导致 DIC。冷沉淀（高浓度纤维蛋白原）和血小板对于妊娠期及产褥期 DIC 的治疗非常重要。目前，关于重组凝血因子Ⅶa 和浓缩纤维蛋白原的疗效和血栓栓塞风险的数据较为有限。

抗纤溶药物

妊娠期大量输血时，使用氨甲环酸的疗效和血栓栓塞风险的资料有限。

实验室评估

动脉血气、血小板水平、凝血酶原、部分凝血活酶和纤维蛋白原水平等检验结果，可用来指导对血制品的使用。

血栓弹力图（thromboelastography，TEG）或旋转血栓弹性测量法（rotational thromboelastometry，ROTEM）能够对凝血状态进行快速评估（详见第 11 章）。两项试验均报告了足月孕妇的正常值，并与其高凝状态（TEG：R 时间和 K 时间缩短，α 角和最大振幅增加；ROTEM：凝血时间和血凝块形成时间缩短，最大血凝块硬度增加）和低纤溶状态相一致。标准参考值范围尚未确定。此外，随着妊娠的进展，高凝状态会加剧，从而导致不同孕期的正常值会有所不同。

在产后出血的情况中，TEG 与 ROTEM 的结果显示最大振幅和血凝块振幅均降低（与未发生产后出血的产妇相比），这可能与低纤维蛋白原血症相关，因此提示需要输注冷沉淀或浓缩纤维蛋白原。

专门用于妊娠期创伤患者的床旁即时凝血功能检测尚未见报道。

Rh（D）阴性母亲的 Rh（D）同种免疫（Rh 敏化）

创伤妊娠患者可能出现孕产妇与胎儿出血，因此母体可能会接触胎儿的红细胞。若胎儿红细胞上存在 Rh 蛋白复合物的 D 抗原

（Rh 阳性）而母体却为 Rh 阴性，则母体将开始产生抗 D 的 IgM 抗体。IgM 免疫球蛋白无法穿透胎盘，因此胎儿不会受到影响；若孕产妇再次怀孕且胎儿仍为 Rh 阳性，那么母体抗 D IgG 抗体会通过胎盘并破坏胎儿红细胞，导致胎儿贫血并出现高排量型心力衰竭（胎儿水肿）。

- 在母体的免疫系统能产生抗体前，输注 Rh（D）免疫球蛋白 IgG 以破坏胎儿红细胞。
- 在创伤 72 h 内所有 Rh 阴性孕产妇应给予 Rh（D）免疫球蛋白。

应对所有 Rh 阴性孕产妇进行 Kleihauer–Betke 试验，以评估母体血液循环内胎儿的血液量；若母体接触胎儿血液超过 30 ml，则应追加额外剂量。

高级心脏生命支持

美国心脏协会于 2015 年对妊娠期女性的高级心脏生命支持（advanced cardiac life support，ACLS）指南进行了更新。总体来说，母体复苏可同时带来孕产妇、胎儿与新生儿的最佳结局。尽管大部分对妊娠期患者的高级生命支持手段与一般患者相同，但其中存在一项不同，值得重点强调。

- 体位：手动使子宫向左侧移位对有效的母体复苏至关重要。当孕 20 周以上的女性处于仰卧位时，妊娠期增大的子宫会压迫下腔静脉从而降低前负荷与心排血量。将子宫向左侧移位可减轻其对血管的压迫并改善前负荷（见图 22.2）。身体其余部分则仍保持平卧位以利于有效胸外按压的实施。在孕产妇复苏过程中可于床板下放置垫子使其整个身体左倾 30°，然而这会使胸外按压较难实施。需注意的是，若孕龄不明确，体格检查时触诊子宫宫底位于脐水平则孕龄约为 20 周。

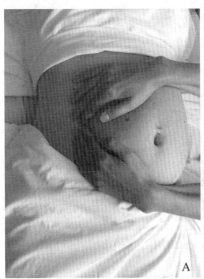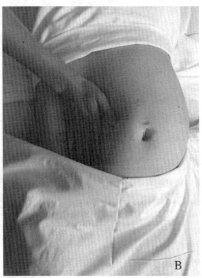

图 22.2　对孕龄超过 20 周的孕产妇，行高级心脏生命支持时应常规将子宫移向左侧。对孕龄未知的患者，体检触诊子宫宫底位于脐水平。两种手法均应避免向下的压力，以防止下腔静脉受压情况加剧。（A）双手法（较为推荐）。将子宫拉至左上部。（B）单手法。将子宫推至左上部

心搏骤停期间的紧急剖宫产手术

　　若 ACLS 未成功（4 min 后仍未恢复自主循环），则建议对发生心脏停搏且孕 20 周及以上的妊娠期患者行紧急剖宫产手术。母体心脏停搏 5 min 后，胎儿脑组织开始出现缺氧损伤，因此建议于 4 min 时开始切皮行紧急剖宫产手术。尽管 23～24 周的胎儿易于存活，但孕 20 周即出现母体血管明显受压，而剖宫产手术可改善母体的前负荷与心排血量。据报道，心脏停搏 37 min 后孕产妇仍可存活，而胎儿于母体心脏停搏 47 min 后仍可存活。然而，为尽可能获得最佳的母婴预后，建议手术时间窗仍为心脏停搏后 4 min。娩出胎儿后，胸外按压与气管插管可能更易实施（若起初未成功）。

创伤后胎心率监测

创伤后对胎心率与子宫活动的监测应持续约 2～6 h，若对胎儿心率追踪、子宫出现频繁活动或母体状态存在担忧，则可延长监测时间。其目的是对早产、胎盘早剥（子宫活动增强、不可检测的变异性、胎儿心动过缓）、胎儿灌注与氧合差（晚期减速）以及胎儿死亡等事件进行监测。

对即将行手术治疗的患者，术前与术后都要进行监测。在进行非产科手术但存在需要行剖宫产手术可能时，应对存活胎儿进行术中监护。由产科医师评估孕龄及在特定环境下剖宫产的可行性，并作出决策。术中胎儿监测应由接受过胎心监测培训的人员进行，通常为产科护士。

表 22.3 列出的清单总结了创伤妊娠患者的麻醉管理。

表 22.3　创伤妊娠患者的麻醉管理

术前用药
枸橼酸钠或 H_2 受体拮抗剂
体位
嗅花位
必要时抬高上背部和肩部，使外耳道位于胸骨水平
子宫左侧移位：垫高右髋部
诱导与气道管理
存在后备支持；若预期存在困难气道，可至手术室支援
准备好视频喉镜备用
准备好高级通气设备（如：可弯曲支气管镜、喉罩）
快速序贯诱导
环状软骨压迫
使用 6.0 号、6.5 号气管导管

麻醉维持

挥发性麻醉药,去极化与非去极化肌松药,芬太尼、吗啡等均为可安全应用于妊娠期的药物

静脉通路

1~2 路大口径静脉导管(至少 16 G)

位于膈肌水平以上

术中母体监测

根据母体情况,如有指征,行动脉置管监测

使收缩压＞100 mmHg 以维持胎盘血流灌注

麻黄碱与去氧肾上腺素均为可用于妊娠期的血管升压药物

术中胎儿监测

适应证由产科医师决定

若有指征,应由产科护士进行监测

剖宫产手术的准备

在对胎心率进行监测的情况下(存在剖宫产可能),若行剖宫产手术,则每 1 L 晶体液中加入缩宫素 20~40 单位(一线宫缩药物)静滴,并给予 0.2 mg 甲基麦角新碱和 0.25 mg 卡波前列素肌内注射(二线宫缩药物)

紧急情况(避免误吸)

确保非去极化肌松药药效已完全逆转

拔管前患者必须已完全清醒并恢复自主反应

术后去向

根据孕产妇状况,选择 PACU 或 ICU

由产科护士或产科医师间歇监测胎心率

多学科管理

多学科管理对创伤妊娠患者及其胎儿的有效术中管理极为重要。表 22.4 列出了多学科团队所发挥的重要作用。

表 22.4 创伤妊娠患者的多学科管理

麻醉团队

- 病史与体格检查
- 创伤史
- 母体生命体征，危急情况包括：
  血压<80/40 mmHg
  心率<50 次 / 分或>140 次 / 分
  呼吸频率（每分钟）<10 或>24
- 母体吸氧
- 大口径静脉通路（1～2，至少 16 G）
- 准备视频喉镜与气道支持设备

护理（创伤）

- 实验室检查：全血细胞计数、凝血酶原时间、国际标准化比率、纤维蛋白原、血型与交叉实验、KB 试验、电解质、尿素氮、肌酐、葡萄糖、肝功能、血乳酸、动脉血气、毒理学筛查、尿常规
- 大量输血方案（红细胞、新鲜冰冻血浆、冷沉淀、血小板）

创伤团队

- 高级创伤生命支持
- 超声创伤重点评估（对妊娠者与非妊娠者，检出游离液体的敏感性与特异性相似）
- 可能进行诊断性腹腔灌洗（开放，而非针穿刺）

产科医师

- 监测胎心率（<110 次 / 分，>160 次 / 分或出现晚期减速，则应警惕）
- 监测子宫活动（频率、强度）
- 超声（孕龄、是否存活、胎盘位置、胎儿表现）

护理（产科）

- 分娩时应当在场
- 准备胎儿恒温箱与新生儿复苏设备

儿科医师与新生儿专家

- 分娩时应当在场

成人创伤 ICU

- 若孕产妇情况危急，可转送

新生儿 ICU

胎儿娩出可转送

要点

- 对孕产妇进行积极复苏，可获得母体、胎儿、新生儿的最佳结局。
- 不要因妊娠而取消或延迟对母体的治疗（包括影像学检查）。
- 使子宫左侧移位有利于维持前负荷及心排血量。
- 创伤妊娠患者可能会发生 DIC。
- 大量输血期间通过监测 PT、PTT、INR 及纤维蛋白原等指标，指导血制品的使用。若条件许可，床旁即时凝血功能测定也十分具有价值。
- 除需手法使孕 20 周以上患者子宫向左侧移位，妊娠患者 ACLS 与非妊娠者并无差别。
- 当母体心脏骤停达 4 min 且仍无法恢复自主循环时，应对孕 20 周及以上的妊娠患者行剖宫产手术。
- 立即通知产科医师与儿科医师（或新生儿专家）参与患者抢救。

（徐冰译　薄禄龙校）

拓展阅读

1. American College of Obstetricians and Gynecologists' Committee on Obstetric Practice. Committee Opinion No. 656: Guidelines for Diagnostic Imaging During Pregnancy and Lactation. *Obstet Gynecol* 2016;**127**:e75–80.

2. American College of Surgeons, Committee on Trauma. *Advanced Trauma Life Support for Doctors: ATLS® Student Course Manual*, 9th edition. Chicago, IL: American College of Surgeons; 2012.

3. Balki M, Cooke ME, Dunington S, et al. Unanticipated difficult airway in obstetric patients: development of a new algorithm for formative assessment in high-fidelity simulation. *Anesthesiology* 2012;**117**:883–897.

4. Ducloy-Bouthors AS, Susen S, Wong CA, et al. Medical advances in the treatment of postpartum hemorrhage. *Anesth Analg* 2014;**119**:1140–1147.

5. Jain V, Chari R, Maslovitz S, et al. Guidelines for the management of a pregnant trauma patient. *J Obstet Gynaecol Can* 2015;**37**:553–574.

6. Jeejeebhoy FM, Zelop CM, Lipman S, et al. Cardiac Arrest in Pregnancy: A Scientific Statement from the American Heart Association. *Circulation* 2015;**132**:1747–1773.

7. Lipman S, Cohen S, Einav S, et al. The Society for Obstetric Anesthesia and Perinatology consensus statement on the management of cardiac arrest in pregnancy. *Anesth Analg* 2014;**118**:1003–1016.

8. Mendez-Figueroa H, Dahlke JD, Vrees RA, et al. Trauma in pregnancy: an updated systematic review. *Am J Obstet Gynecol* 2013;**209**:1–10.

9. Pacheco L, Howell P, Sherwood ER. Trauma and critical care. In: Chestnut DH, Wong CA, Tsen LC, Ngan Kee WD, Beilin Y, Mhyre JM, eds. *Chestnut's Obstetric Anesthesia: Principles and Practice*, 5th edition. Philadelphia, PA: Elsevier Saunders; 2014, online version.

10. Shaylor R, Weiniger CF, Austin N. National and International Guidelines for Patient Blood Management in Obstetrics: A Qualitative Review. *Anesth Analg* 2017;**124**:216–232.